從兒童精神醫學
理解發展遲緩孩子
的內心世界

找出適合教養方式，幫助慢飛兒擁有適應社會的能力

日本兒童精神科醫師 **滝川一廣** ◎著　　**王薇婷** ◎譯

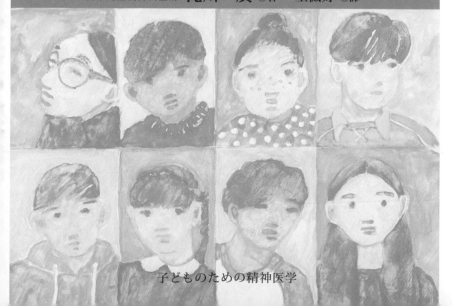

子どものための精神医学

目次 contents

第 III 部

育兒時面臨的困難
父母、支援者該如何協助？

355

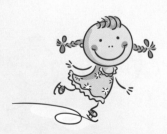
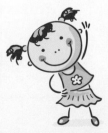

Note

....

....

重視兒童獨特性，一本兼具知識與人文關懷的作品

◎劉弘仁　台北市立關渡醫院身心科主任
台灣兒童青少年精神醫學會監事
台灣兒童青少年發展障礙學會秘書長

本書以兒童青少年精神醫學為骨架，特別聚焦於發展障礙，以一種非教科書式的筆法，深入淺出地撰寫一本白話教科書。

翻閱本書，發現最動人之處，是作者**由發展及社會觀點出發，呈現醫學觀點與照顧者之艱辛，重視每個兒童獨特性**，是一本兼具知識與人文關懷的作品。

更難得的是台灣的精神醫學與兒童青少年精神醫學的前輩們，俱皆有深厚的日本淵源，到了 21 世紀，能有本書的譯介，也讓我們得以窺見台灣少有的日本觀點，追尋前人的足跡。

而本書最貼心的地方，是作者以其數十年的臨床經驗，不只整理了歷史與理論，還提供了兒童青少年工作者與照顧者實用的策略。

誠心推薦給所有關心兒童青少年的讀者。

從事早療醫療人員及特殊教育人員的必讀好書

◎傅中珮　　輔仁大學醫學院職能治療系副教授

第一次讀到《從兒童精神醫學，理解發展遲緩孩子的內心世界》，發現這**本書是從事早期療育的醫療人員或從事特殊教育的教育人員的必讀好書**。這本書將早期療育和特殊教育的相關知識清楚且詳盡地呈現，作者滝川一廣教授先介紹兒童發展的基本理論，再介紹兒童在認知、動作、感覺知覺、語言、社交情緒等各領域的發展，接著由一般發展兒童談到特殊發展兒童的發展、特徵及診斷，並進一步給予主要照顧者、醫療人員及特教老師在照顧、治療、及教育上非常務實的建議。最後，作者也探討了醫療和特教人員較容易忽略的一塊，就是當這群兒童在長大成為青少年時，所面臨不上學、性、及霸凌等問題。

雖然我自己是一個曾經從事兒童職能治療臨床及教學工作超過 24 年的職能治療師，但在大學教書時，最令我困擾的仍是大學生不上學及霸凌的問題，一些在學業或課外表現較差的學生、沒有朋友的邊緣人，最常成為被霸凌的對象，而其他同學也很容易由於從眾行為而變成霸凌者，如果沒有好好處理校園霸凌的問題，這些被霸凌的學生最後往往走向休學或輕生一途。

讀了這本書，讓我未來在大學處理霸凌的問題時，更有信心，也更有策略。因此，也推薦這本書給家長、醫療人員、教育人員、和有這些困擾的青少年。

從生物、心理、社會層面，多視角看待孩子的問題

◎洪育遠　桃園療養院精神科醫師

醫生在診間很怕遇到一種人，就是一問三不知的家長，對孩子的狀況不關心也不了解，對於問題的判斷一點忙都幫不上。但是比起這種家長，醫生更怕的是遇到自以為是的家長，上網做了一堆功課，但說出來的卻都是似是而非的理論，再加上自己的想像加油添醋，不僅無益於醫生判斷，更可能會干擾之後治療的進行。

在此建議家長應該要捨棄網路上隨處可搜來的資訊，畢竟有太多虛假的訊息或是商業利益混雜在其中，一般人是無法輕易辨別出來的。建議應該好好挑本書來閱讀，像這本書就是很好的選擇。倒不是說這本書多麼厲害，能教會你一切醫學相關知識，但至少它提供的訊息是正確的，而且是有系統的。

看完這本書，你心中的疑惑不見得會有答案，但是你將學會如何將你的疑惑整理成一個好的問題。你可以帶著這個問題，再去請教專家。很多時候，問題問得好，問題就已經解決了一半。

這本書雖然長得像教科書，但作者用較輕鬆的語法寫成，不會讓人有種在念書準備考試的壓迫感，倒是像說故事一般的

娓娓道來，值得讀者細細品嘗。書中內容雖然是根據日本的診斷系統以及社會環境寫成，但是道理一旦讀通，在台灣也同樣有很高的參考價值。

兒童的問題，不論是兒童或是身為大人／家長的問題，都應該由生物、心理、社會層面去探討，如果企圖用單純的生病、或是心理困境、或是環境因素來解釋，都會失之於偏頗，無法看清事實的全貌。

這本書最有價值的部分，就是他**循序漸進的帶領讀者從生物、心理、社會三個層面來拓展讀者的眼界**。只有從多方面的視角來看待孩子的問題，才會使問題具有故事性，才能完整的呈現一個「人」的樣貌，而不只是一個「問題」。這樣才能找出真正解決的對策。

要知道，我們面對的永遠是一個「人」，而不是一個「問題」。

兒童青少年的教養，
需要知識作為強力後盾

◎黃雅芬醫師　　黃雅芬兒童心智診所院長

　　自 2000 年於醫學系畢業以來，我已投身精神醫學的世界整整二十年，成為一位兒童青少年精神科專科醫師也已滿十四年。這些年陸續經歷了醫學中心、區域教學醫院、基層診所、自行開業（全自費診所）、校園心理衛生中心甚至是網路支持團體（董氏基金會心理聊天室）等不同的精神醫療／心理衛生現場，我深刻體會到「醫學科普（medical popular science）」的重要性。

　　精神科醫師在診間裡，花最多時間在傾聽病患、和病患建立信賴關係、仔細觀察與提問以形成診斷陳述（diagnostic formulation），然後才是提供「衛教」和協商後續的藥物與非藥物治療。然而在台灣健保制度下的門診日常，我總有強烈的捉襟見肘之感：由於健保對於精神醫療尤其是談話性治療的給付始終過於低廉，若考量成本因素，每位病患實際上在門診中僅能分到短短幾分鐘，這樣如何能維持適當的醫療品質呢？也因此，許多兒童青少年精神科醫師其實是經年累月地默默在「做功德」：不知從何時開始，「延診」已成為每日工作的常態（早上診看到下午甚至晚上，下午診則經常看到半夜才結束）。

　　儘管如此，時間對於醫病雙方而言，還是遠遠不夠。為了

提升看診效率，醫師可能會試著採取因應策略：1、邀請病患事先（或在候診時）填寫相關問卷（以迅速獲得有助於診斷評估的關鍵資訊）；2、在看診結束前提供紙本衛教資料（幫助病患複習醫師所提示的重點，並可延伸參考其他書籍網站，促進病患對病情的掌握程度以及對醫囑的配合度，也能節省一點看診時間）。

儘管現階段的健保制度不盡理想，我們還是可以先從「預防勝於治療」的部分做起，努力教育大眾養成健康（護腦）的生活習慣並維持合宜的人際互動（定期紓壓），以降低精神疾病與心理問題的發生，來減少整體醫療資源的消耗，爭取更多時間進行制度面的改革。本書就像是這樣一本「有病治病，無病強身」的保健類教科書，也是**一本重量級的育兒指南，可以幫助縮短醫師與患者（父母／照顧者）之間的知識落差。**

兒童青少年的教養，是每一位父母（或其他主要照顧者）都必須面對的人生功課。這項功課通常會持續二十年以上或直到孩子能夠獨立生活為止。對於家有發展遲緩孩子的父母而言，照顧孩子的時間很可能長達一輩子。孩子自出生以後就不斷地在成長，除了外表的身體變化，孩子的腦部也是依照著DNA 所設定的時程持續發展著。我們現在已經透過研究知道DNA 會隨著外在環境的改變而調整一些表現機制，因此，孩子的心智發展，除了先天的生理因素以外，後天的環境因素（包括教養的方式）也扮演了不容小覷的角色。孩童照顧者若能具備這些基本觀念，在每日的生活中就能多加檢視並修正自己的

理解與接納，
讓孩子擁有適應社會的能力

◎陳玉蘭　　台北榮總早療中心兒童職能治療組長

這本《從兒童精神醫學，理解發展遲緩孩子的內心世界》，為日本著名兒童精神科醫師及心理學家滝川一廣所著。可當作《看護用精神醫學》（暫譯，中井久夫、山口直彥著）的「兒童精神醫學版」。剛接到這個審訂的任務時，先大致翻完整本，答應後看到書內容的十分之一時，就發現這實在是個艱鉅的任務，還好順利完成了。

精神醫學教科書本來就艱澀難懂，「兒童精神醫學」更是冷門，在審訂時用字遣詞如何能精準反應原作者的語意且符合醫學上的診斷分類，又符合台灣常用的名詞及現況，讓我瞬間又老了五歲。但整本書審訂下來，如倒吃甘蔗般越吃越甜，漸入佳境，有如沐春風之感，就像一個諄諄教誨的穿西裝白鬍子老教授，在傳授你知識，盡量用你聽得懂的話，灌輸他的畢生功力給你。書中前半段有時覺得滝川爺爺也太「過於詳盡」的解說及展現他的內心話了，但審訂到最後，覺得這些非常必要啊！全本一氣呵成，前後呼應，脈絡分明，立論精闢。強烈感受到滝川爺爺是位相當具有淵博學識且心懷天下，有人文精神的學者啊！

身體會有發展障礙，精神（作者所謂的人的「心」）呢？「身體的疾病」發生在大人及小孩身上，症狀或臨床處置並不會差異太大，但「心裡的疾病」呢？兒童的精神狀況還在發展中，會不斷的變化，一樣的診斷卻和大人可能完全不同，這也是兒童精神疾患無法視為成人縮小版精神疾患的原因。

　　人心是最難掌握與覺察的，治療肝腫瘤只要把肝腫瘤切除甚至換一個新肝臟即可，但我們無法把過動孩子的腦袋打開來看到底發生了什麼事？也無法把智能障礙的孩子換一個腦袋。

　　一切都要從外顯的行為去推論，所以不同的年代，對同一種症狀的精神疾病會有不同的診斷及治療方法，這整個發展的歷程，也就等同於整個精神醫學發展的脈絡，這些在文中都有立論清楚及詳盡的描述。我們常聽到的「自閉症」、「智能障礙」、「學習障礙」、「創傷性壓力症候群」，甚至是家長最關心的「注意力不足過動症」（也是身邊朋友甚或自己孩子常會遇到的），聽似熟悉，但實則陌生，你真的了解他們嗎？為什麼醫師會這樣診斷我的孩子？我的孩子跑來跑去坐不住，是不是真的有過動還是只是年紀小？學寫字教了很多次還是寫不出來，看不懂文章，是不是所謂的學習障礙？當你看完本書就會有豁然開朗，發出「喔！原來是這樣」的感嘆。

　　本書分成四大部分，一為「首先要讓大家知道的事情」，二為「養育者所面臨的困境——擁有發展障礙的孩子們」，三

持系統減弱，貧富階級擴大，發展障礙兒童的父母面臨比過去半世紀來更大的壓力，不只是經濟層面的，更有心理層面的，造成兒童虐待事件頻傳。而兒童本身也不好過，傳統社會的達人現象，讓不擅人際互動但有執著（有時是固執）的自閉症，也能因特佳的技藝或技能受到推崇，但近二十年來以農業製造業為主的日本社會改為以服務業為主，社會推崇的成功人士轉為具靈活社交手腕及察言觀色能力的 CEO 等，讓本就適應困難的自閉症，更難在社會上找到棲身生存的一角。

強大的壓力不只加於發展障礙的孩子，也加壓於一般人，導致繭居族的產生，選擇性不語症及拒學症的孩子增加，霸凌事件頻傳。最讓人感動的是，滝川爺爺不直接以審判者的角色把霸凌劃分為受害人及加害人的二分法框架，而是以客觀又溫暖寬容的角度分析霸凌可能的原因及如何因應。在社會虐待的事件中，滝川爺爺提出一味懲罰父母的失能並無法解決問題，如何能減少社會階級的差異，在懷孕初期，社工及時介入給予高風險孕婦經濟及心理上的支持，才是較有效的解決方法。這些雖然是日本的狀況，但世界經濟的潮流是一樣的，台灣也面臨類似的問題，一打開新聞，霸凌及兒童虐待問題層出不窮。

108 課綱的上路，讓全台適齡的孩子及家長感到惶恐，所謂閱讀及人文素養，讓圖像式記憶一百分，閱讀及推理能力卻只有十分的高功能自閉症孩子，不再能靠高超的背誦記憶得分。他們就算會超厲害的數學運算，背誦很多，也會因為看不懂題意或作不出作文而無法答題。

選擇性不語症的孩子，文中也提出不可強迫他們，而是須用遊戲治療方法讓孩子建立安全感，此作法也是兒童職能治療師常做的，我們會透過團體治療的遊戲方式，讓孩子放下戒心，配合心理治療輔導，孩子就能慢慢願意開口說話。

在現今如此複雜的社會中，我們如果只能送給孩子一樣最珍貴的禮物，你會送給孩子什麼呢？我想不是跑車、名錶、豪宅，而是**擁有「適應社會的能力」與一顆善良包容萬物的心。**

如何幫助發展障礙的孩子？第一步就從了解他們做起吧！這本兒童精神醫學，適合所有想了解，想更了解，已了解但想複習的家長、社會大眾、教育界人士、醫療人員，甚至是對自我狀況有疑慮想更了解自己的青少年，同時也適合當作學生精神醫學的輔助教材，雖然必須較為用力的閱讀才能吸收，但收穫一定滿滿。

★兒童精神障礙發展分布與名稱

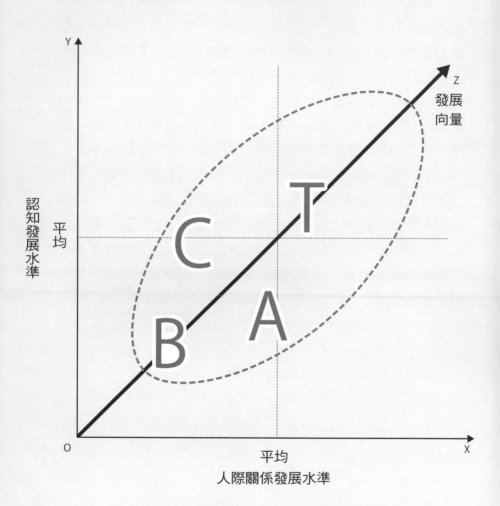

若要賦予「診斷名稱」的話，各領域的名稱如下：

A 領域 ➡ 智能障礙。
B 領域 ➡ 自閉症。
C 領域 ➡ 亞斯伯格症。
T 領域 ➡ 典型發展。

第 I 部

首先要讓
大家知道的事情

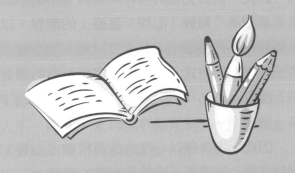

是希望能告訴讀者「兒童的本質」以及跟兒童精神障礙有關的「基本理念」、「基本的交流模式」，讓大家能善加利用，學會在僅此一次的人生中，該怎麼與正在起步的孩子相處。

「基本」並不是所謂的摘要或重點。從基本來思考，就是要從基礎或根本來思考，從基礎開始累積經驗。提供能加以實踐的基礎是本書的一大目的。只要有了穩固的基礎，無論遇到任何狀況都能隨機應變。所謂的指南或公式只能適用於相同的狀況，無法隨機應變加以活用。心急的讀者可能會因此心生不滿，但我還是希望大家能先打下穩固的基礎。

第 1 章

如何定義「心」?

本書的主題在探討兒童內心（精神）與其障礙（失衡）。
「心」或「精神」究竟為何？明知會迂迴費力也想從基礎談起。

1　哲學上的「心」、科學上的「心」

為何被視為難題？

　　「心」是什麼？若要哲學家從哲學的角度來回答，會是不小的難題。科學家若就科學角度來回答也相當複雜。原因都出自於棘手二字。

・・・・・・・・・

哲學與科學並非生來各異其道，起源同於古希臘 Philosophia，也就是「熱愛求知」。然而，近代求知對象若訴求諸己（主體）者為哲學，若為（客體）者則為自然科學。前者與倫理有關，後者則為技術。想當然爾，也有能否單純以「內（主體）」、「外（客體）」區分的疑慮。

・・・・・・・・・

　　之所以棘手是因為從「心」的問答找解答，本身就像在自

問自答。也就是發問者等同解答者，如同面對面的兩面鏡子般無限向內探求。

因此，從哲學的角度來看，這就像自蘇格拉底以來的永恆主題──「認識你自己」，也就是無止盡的問答。

另一方面，科學（尤其是自然科學）的準則是視萬物為客體對象，做研究時要與發問者的主體加以切割。基於此一準則，若研究對象為發問主體的「心」，本身就有緣木求魚的感覺。

> 想究明「心」的動機本身就是發自於「心」，知覺與思考這類探究「大腦」功能的方法本身就是來自「大腦」功能。此循環模式會帶來「人類本身別說是「心」了，在「大腦」上又能知多少？」這種哲學乃至於大腦科學的問題。這也讓原本早已分道揚鑣的「哲學」與「科學」會像回歸源頭般逐漸接近，就如大腦研究先驅的自然科學家，其思考模式多少都帶著哲學性的思辨、思索性。

----

2 精神醫學上的「心」

不探求（精神）的科學

近代以後的醫學都被稱為「自然科學」。被視為醫學一大分支的精神醫學，想當然爾也隸屬於自然科學的一員。因此，在精神醫學的相關學術研究中，就極力避免將「心」當作是直接的客體研究對象。現代的精神醫學上不會直接針對「精神」，

而是接近「精神障礙」的方式來做科學嘗試（或許各位會大感意外……）。如此一來，該如何是好？

首先要把精神障礙與常人認知的「心」加以切割，將其分類為「特殊（異類）」，區分出距離感來盡可能客觀對待。也就是將正常與異常之間的楚河漢界清楚劃分後，將精神障礙歸為異類。

接著，選擇將其「異常性」盡可能視為大腦的生物性（也就是物質性）變異的觀點。也就是試著將精神障礙當成腦內某種變異（故障）的思考模式。主角若是腦而非「精神」，因為是客體的物質，就能當成是自然科學的研究對象。

如上所述，將精神障礙視為腦的生物性異常，其所做的研究立場稱之為「生物主義」。（唯有）此方法才能以純自然科學理解精神障礙吧。

究竟極限何在？

換個角度來看，現代精神醫學的相關學術研究都不會脫離「自然科學」此一方法的範疇。

自然科學的光芒過去的確照亮了許多的未知，讓夜路變得好走許多。精神科學也是受益者之一。本書隨處可見自然科學的光芒帶來的成果。不過，問題並不是所有事物都會落在這道光芒下。本書的論述都會將其銘記在心。

3　日常生活中的「心」

相互分歧但還是有所重疊

希望大家能了解本書所稱的「心」、「精神」的定義不及哲學的深奧，也沒有自然科學的曖昧。因為這是「精神醫學」。

先別說哲學家或自然科學家，我們一般人在日常生活中都相信自己擁有「心」或是「精神」。因為我們對自己活到現在都是靠思考、感受、意志這平凡無奇的體驗事實，沒有一絲懷疑。不！就算有所質疑，這些「懷疑」本身都會被視為是一種思考、感受、意志。

與此同時，「思考」、「感情」、「意志」是由自己這個個體的內部所產生的「自身體驗」，這事實更是不容質疑。因為是源起於自身，若我沒有任何動作，外界就無法得知我的想法、我所感受到的一切，以及我的一切意志。比方說，我無法得知在我眼中看來的紅色玫瑰花，在他人眼中是否也是相同色調。因此，就將每個獨立個體內心的思考、感受與意志統稱為「心」或「精神」。

就這點來看，正如各有其主的肉體，「心」也是以人為單位，是一個個別且主觀的體驗世界。因此，自己內心堅持的價值，對其他人來說可能行不通。想必大家都曾經有過「為何對方就是不懂？」的鬱悶情緒吧？「心」就像一條條沒有交集的平行線。反之，若將自己的想法與感受說出口，就能將這些內容傳達給其他人。不僅如此，還能感同身受地去傾聽、讀取其他人想表達的事物。自己眼中的「紅」玫瑰，在他人眼中也一定是「紅」。「心」也因此有了交集。

4 「心」是共同的世界

既是主觀的世界也是共同的世界

由此可知，名為「心」的體驗世界，具備了不僅是每個人腦中的主觀世界，也能與其他人的主觀一起打造出彼此共享的共同世界的特質。有著既可是因人而異的主觀世界，也能共有與他人同心的共同世界的特質。

我們的「思考」、「感情」、「意志」並非在腦內各自獨立運行，而是透過與周遭他人的關係彼此共享。

既是個體內部、大腦內部的體驗世界，又是與個體外部、大腦外部有著深度連結的共同世界，藉此打造出名為「心」的架構，這也是個說來挺矛盾的構造。哲學將這稱為「主客一體」，而「心」的弱點或許就蘊含在這矛盾的架構之中。

....

因為這矛盾架構，讓我們得以打造出有別於其他動物的高度社會，文化的「共同性」相互依賴的同時，又能以獨立「個體」存在著的獨特（帶有矛盾的）生存模式。此一矛盾與人類之所以出現「精神障礙」之間又有多大的關連呢？

....

雖然之後也會詳加探討，但所謂的精神（心智）發展可定義為兒童獲得此一共同「心」之構造的過程。本書的最大重點便是挖掘名為「心」之共同性的構造。

5 名為「精神障礙」的「心」之狀態

互動的痛苦

　　會被稱為「疾病」或「障礙」必然會帶來程度不一的困擾或痛苦。亦或者說，這樣的困擾、痛苦本身就是所謂的「疾病」或「障礙」。困擾、痛苦的程度會因疾病種類、障礙程度有所不同。而精神障礙也存在著其特有的困擾與痛苦。

　　雖然統稱為「精神障礙」但其內容五花八門，病因、病理與症狀也都不盡相同。不過，被稱為精神障礙的「心」之狀態有個共通點，那就是「與他人有所互動時，都會產生最直接的困擾與痛苦」。先不論其病因或病理症狀為何，只要跟人有社會性（共同性）的交流，就會出現某種形式的苦痛，這樣的苦痛就是我們所稱的「精神障礙」。

　　換言之，精神障礙會告訴我們一個人的「心」多麼的有「社會性（共同性）」。

　　即便是身體疾患或障礙，也經常會受到社會活動的制約而無法進行，因此造成與他人交往時的困擾與痛苦。雖然，這些都只是連帶效果，並非這些困擾與痛苦的核心。不過，也不能將這些困擾、痛苦等閒視之。

精神障礙的本質

　　所謂的精神障礙，就是前面所提到的人「心」所孕育的共

同性，以尖銳的樣貌加以顯現。這裡的精神障礙又潛藏了有別於身體疾病的特有苦痛。這也可以稱為是精神障礙的「障礙（handicap）」本質或核心。

....

我們是否對精神障礙有著不同於身體疾病的獨特恐懼與不安呢？這個有時候是為了否定其出現的可能性（那些只會發生在某些特殊個案身上，跟自己或小孩無關）。

只將這些當成是偏見或歧視就太膚淺了，若深入探討這些特質的話，會發現這些其實不是源自於恐懼，而是證明人類是一種若失去與他人交流就活不下去的存在。對此造成威脅的就是「精神障礙」。雖然說身體疾病也會產生對死亡（也就是跟共同世界分離）的恐懼。

....

因此，精神醫學的課題就是深入探討各種精神障礙裡「與他人有所互動時，都會產生最直接的困擾與痛苦」，並且試圖找出照護與支援的方法與途徑。我們並非一出生就具備了社會共通的「與他人交流」之方法與能力。這些都是伴隨成長才逐一獲得的。因此，探討在這過程中較為遲緩或有所偏離的現象，就成為兒童精神障礙的一大範疇。此外，若在兒童期（發展期）遭遇某種身心失衡的話，就有可能造成「與他人有所互動」時的能力、交往模式的受挫。因此，我要不厭其煩地再次強調，「精神（心智）發展」是兒童精神醫學中最根本的主題。

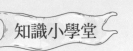

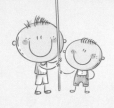

關於「障礙」這個用詞

　　「障礙」是個聽來有點刺耳的負面詞彙。出現於明治時代，英文中包含 defect, difficulty, disability, disfunction, disorder, disturbance, handicap, impediment 等各種不同意涵、語意的各式概念。其中一意是指抵抗外敵入侵的堅實堡壘。發展障礙代表的是「既定的成長模式受到阻礙」，肝功能障礙指的是「肝臟功能受損」，都不是貶低或傷害當事人的涵義。

＊　　＊　　＊

　　「精神障礙」的英語為「mental disorder」，將 disorder 譯為「障礙」。order 的語源來自於整好隊的士兵們，因而衍生出①「順序」、「秩序」、「整頓」　②「程度」、「數字位階」③「命令」、「要求」等意思。

　　dis-order 由於頭接否定連接字首，意指「脫離 order 狀態」，就是脫離原本的順序、秩序。就語源來說，並沒有「異常」或「病態」的涵義。

　　那麼，為什麼不稱為「精神疾病（mental disease）」而是「精神障礙（mental disorder）」呢？這個問題，會留到探討診斷分類的章節（第 3 章）再行講解。順帶一提，「身體障礙」的英文也不是「physical disorder」。

第2章

「精神醫學」是一門
怎樣的學問？

在探討精神「發展」的過程之前，想先回顧一下精神科學此一學
問的「發展」過程。精神醫學也是一門「了解自己」的學問。

1　精神醫學的誕生

無論是東洋或西方，醫學的歷史都能回溯到古代。不過，
精神醫學的歷史尚淺。與其說是誕生於 18 世紀末到 19 世紀初
歐洲近代公民社會正式出現之後，不如說是近代公民社會的出
現造就了此一學問。兩者的因果關係如下所述。

「自由、主體性、合理性的個人」的人類觀

近代公民社會的人類觀來自於法國大革命中「人權宣言」
（1789 年）所提倡的：「人類是各自獨立自由且具主體性的個
人。」我們並非臣服於神明或國王等絕對存在的非主體性存在，
生而平等、具主體性、沒有任何從屬關係，都是獨立自由之個
人的人類觀。現代社會的我們，基本上也是本於這樣的人類觀，
將其視為理所當然。

這樣的人類觀也是將自己當成理性且具存在合理性的人類觀。為了讓自己能發自內心認同本身的自由與主體性，就必須具備自己並不是非得靠某種超凡存在的領導，才能活下去的愚昧及非理性存在，而是「能透過一己之力（理性）對事物做出合理判斷，採取合理行動的存在」這樣的大前提。

由於近代人類積極探究事物的合理性，也因此造就了自然科學誕生與發展的根基。

3 個非合理性的存在

然而，隨著「自由、主體性、合理性的個體」此一觀念的普及，近代人類反而要面臨到「自己其實過著不自由且不具任何主體性與合理性生活的現實」這個大問題。也進一步理解到人類的「心」就是這麼地不自由且非合理性。

因此，進入近代公民社會後，該如何面對人類本身非合理性之處，就成為一大課題。而以下 3 種就被視為是採取非合理性行動的人類。

（A）罪犯的存在
（B）兒童的存在
（C）近代以前被定義為「瘋癲」的存在

如何看待這 3 類存在，就成為了學術研究的主題。前面也有提到，精神醫學是近代社會的產物，犯罪學與兒童心理學也都是進入近代社會後才出現的全新學問。

犯罪學來自於義大利的法醫學者 Lombroso.C 的《犯罪人論》（1876）。
兒童心理學的起源是德國的生理學者 Preyer. w 的《兒童的精神》
（1882）。Preyer 的書中詳實記載了自己的小孩從出生到三歲時的觀
察研究。

兒童精神醫學的特殊地位

近代社會中，針對上述 3 種存在所展現出的非合理性，提
出了以下的解讀與規範。

（A）矯正的對象

罪犯是根據本身的自由意志與主觀判斷，也就是自負其責
（知道自己觸犯了具合理性的社會規範）的情況下，做出非合
理性的行為，被認定須處以罰責進行矯正的對象。

（B）教育的對象

兒童則是在成長過程中的不成熟，而做出非合理性的行為
與判斷，須加以庇護與教育的對象。

（C）醫療的對象

過去被認為「瘋子」的人是由於某種精神機能疾病（精神
障礙），在無法控制的情況下，做出非合理性判斷與行為，須
接受醫療（治療）的對象。

如此一來，無論是罪犯也好、兒童也好、瘋子也好，都應該是有機會重新獲得或找回人類天生合理性的存在。近代公民社會也基於此一信念打造出「自由、主體性、合理性的人類」等近代人類觀。「精神醫學」就是為了醫療的存在而生。

之所以會談到這些，就是想告訴大家兒童精神醫學正是以教育的對象為主的精神醫學，也跟曾誤入歧途的少年犯罪等矯正對象的臨床實驗有關。兒童精神醫學就處在近代社會中被視為 3 大非合理性對象重疊之處這個特殊場域。這點也請大家牢記在心。

2　精神醫學的黎明期

「道德療法」（moral treatment）

就醫學史來說，法國大革命結束後不久的 1790 至 1800 年左右，法國醫學專家菲利普‧皮內爾（Philippe Pinel，1745 － 1826）解開箝制於居住在比思妥（Bicetre）療養院精神障礙者們身上的枷鎖之際，精神醫學便迎來了黎明曙光。

這充滿戲劇性的解放雖然成為了傳說，但據說實際上並非皮內爾一人所為。不過，正因為皮內爾是提倡：「雖說是精神病患者，但也應待之為獨立主體。他們的非合理性，就跟身體生病了一樣，只不過是因為其理性或感情出現病變而已。因此，不應該用鎖鍊限制其行動，而是給予醫療協助。」此一近代全新理念，並付諸行動的象徵人物，才得以名留青史吧。

既然提到了皮內爾偉大成就，就不能忽略了源自英國的「道

德療法（moral treatment）」。雖然之後被誤解為「對患者施以道德教育訓練的治療方式」，但原本是要「以道德標準對待」這些心已經生病的人，在確認了與精神障礙患者有關的人員以及社會層面的道德（人性、道義性）之後，與精神障礙者一起生活的實踐活動。

．．．．．．．．．．．．

　　道德療法（moral treatment）是英格蘭的虔誠教友派信徒威廉・塔克
　　（William Tuke，1732 ─ 1822）在 1792 年開設「約克安置收容所」
　　作為精神障礙患者的生活場域，並試著在地方上與精神障礙患者一起
　　生活，後代子孫也都繼承其業。

．．．．．．．．．．．．

分類與診斷

　　在解開了精神障礙患者的枷鎖後，皮內爾便開始進行觀察並加以分類。其範本則是博物學專家林奈（Linne. C）所編撰的植物系統分類法。

　　有別於過去將患者各式各樣的症狀統稱為「瘋癲」的混沌狀態，皮內爾認真觀察了每位患者的症狀與發病過程，藉此將精神障礙分門別類加以系統化，並根據此一分類進行診療。

　　若想將精神醫學打造為科學性的「醫學」，就必須從這方面開始著手。

　　19 世紀的精神醫學，不會以自己的主觀來判斷、解讀患者們的各種自述、行動、發病過程，而是盡可能客觀地詳實記載，並且用盡一切心力收集彙整。我們稱之為「描述性精神醫

學（descriptive psychiatry）」。

　　自皮內爾開始，歷經了一百年的努力，精神醫學界的泰斗米爾克雷佩林（Kraepelin. E，1856 － 1926）於 19 世紀末確立了最具代表性的兩大精神疾病概念──「思覺失調症與躁鬱症」，奠定了今日的精神障礙分類基礎。不過，精神醫學的「診斷分類」，自皮內爾的時代到現在，都仍是尚未得到結論的重大問題。（此問題會在第 3 章再行探討）

3　精神醫學屬於「理科」？還是「文科」？

「大腦疾病」宣言

　　早期還在摸索該如何定位精神醫學的時候，有一派學者大力主張精神障礙是屬於「精神」、「心理」層面的問題，理應歸類在哲學、文學、宗教學的人文科學範疇內，也就是應當視為「文科」學問。基於此一立場的精神醫學被稱為「浪漫派精神醫學」。其名稱由來或許是因為擁有此一想法的多為浪漫主義者吧。

．．．．．．．．．．．

德國的精神醫學家亨羅斯（Heinroth. J，1773 － 1843）或艾德爾（Ideler. k，1795 － 1860）都是浪漫派精神醫學的代表學者。前者的宗教色彩強烈，後者則是文學色彩明顯。

．．．．．．．．．．．

　　只不過，19 世紀的身體醫學，因根據包括細菌醫學的「自

然科學」方法論所研發出的相關技術大有斬獲。因此，精神醫學也選擇將自己定位為「理科」學問。

而在後面大大推了一把的是 19 世紀中葉德國精神醫學的第一人、精神醫學專家的威廉·葛利辛格（Griesinger. W，1817 － 1868）。他最讓人耳熟能詳的名言就是「精神疾病是大腦疾病」。雖然沒有確切證據證實真的出自威廉·葛利辛格之口，但此一名言之所以廣為人知，就是因為它簡潔有力地宣告了「精神醫學就是以大腦為對象的自然科學」。對近代人而言，自然科學正是自身理性（合理性）的證明，更是自由的證明。此外，直接宣告精神疾病就是「大腦病變」，讓精神障礙者得以從當時根深蒂固的宗教性、道德性的偏見中解放。

. . . .

葛利辛格是一位深信大腦解剖學相關研究，可以透過自然科學的方式解開精神障礙的謎團。他並不是位頑固的「大腦病變」論者，而是同時也注意道精神障礙的心理學層面與心理療法，擷取道德療法（moral treatment）的精髓，進行精神病院改革的臨床醫學專家。

. . . .

4　正統精神醫學

自然科學的自我規範

精神醫學就此展開了以身體醫學為研究對象的理科（自然科學）自我規範之研究。想當然，生物主義研究成為了主軸，衍伸出來的便是現代精神醫學的主流「正統精神醫學（orthodox psychiatry）」。

身體醫學建立於人體是個具合理性且符合目的性的系統這個大前提之上。無論是血液循環、溫度調解、抑或是免疫系統，人體的生理架構就是一個兼具巧妙與合理性，令人嘆為觀止的系統。

話雖如此，若身體生病（產生非合理性），就只會聯想到是被病原體入侵、細胞異常增生等，莫名的外部「侵襲」或者是內部的「故障」所造成的變異。這就是所謂的「病因」，加以鎖定並利用相關科學手段加以排除（原因療法）就成為了醫學主流。

　　由於正統精神醫學根據的是身體醫學，因此人類精神機能理應是具合理性且符合其目的性的存在。若出現非合理性的現象，就表示支撐精神機能的身體，也就是大腦某處受到侵襲或故障。這就是「精神疾病是大腦疾病」的由來。

　　遵照前述的精神醫學方法，盡量以客觀角度來掌握精神障礙的症狀，並利用這些症狀找出異常是隱藏在大腦何處。以身體醫學（生物學）的方式來解開謎團，就是精神醫學的正統運作模式。

　　這樣的精神障礙觀以及精神醫學觀都恰好符合人類為「合理的存在」的近代人類觀及自然科學的方法論。19 世紀後半到 20 世紀初，正是此一概念獲得重大成果的時代。最具代表性的有以下 2 項。

失語症的研究

　　1861 年，外科醫兼人類學家的皮埃爾‧保羅‧布羅卡

（Broca. P，1824 － 1880）所主張的保有思考能力與語言理解能力，卻失去將思考內容轉化為言語的「運動失語」（表達性失語），以及 1874 年的精神科醫生卡爾・韋尼克（Wernicke. C，1848 － 1905）主張的擁有思考能力卻只失去理解語言能力的「感覺失語」（理解性失語），都證實是因為造成病變的病灶（變異部位）隱藏在左腦特定位置（★1）。這些都是應證了威廉・葛利辛格學說的案例。

　　除了失語症外，單純失去閱讀能力的「閱讀障礙（失讀症）」、能讀不能寫的「書寫障礙（失寫症）」、僅失去計算能力的「失算症」、無法適時做出正確動作的「失用症」等，都能找出相對應的大腦領域。藉此整理出各種精神層面的功能是由大腦的哪個區塊所掌握，因此精神障礙就被定義為腦內某特定部位的故障。這樣的「大腦功能側化（簡稱腦側化）」理論也開始廣為流傳。

★1：失語症與腦

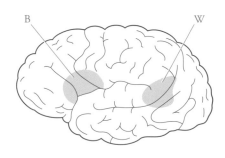

B 布羅卡氏中樞…若左腦的此處受損，雖保有智力與語言理解力，但卻失去了將思考內容化為語言的表達能力（運動失語、表達性失語）。

W 韋尼克氏區…若左腦的此處受損，雖然智力得以保留，但會失去語言理解能力（感覺失語、理解性失語）。

麻痺性癡呆的研究

1913 年，野口英世（1876 － 1928）以顯微鏡實驗証實了當時有三分之一的精神病院患者所罹患的代表性精神疾病——「麻痺性癡呆」，是由梅毒螺旋體所導致的腦內感染。這會引起躁鬱或妄想，最後導致智力衰退，末期時甚至有致死可能的嚴重精神疾病。

德國精神醫學家朱利葉斯・瓦格納・堯雷格（Wagner Jauregg，1857 － 1940）則藉此確立了以熱能來驅散大腦螺旋門體的發熱療法（1917），搭配抗生素、盤尼西林的發現（1928）及量產（1942），讓麻痺性癡呆走入歷史。

證實「精神疾病」就是「大腦病變」，並藉此成功治癒相關精神疾病的種種案例，是做為自然科學、生物主義醫學的完美勝利。

• • • • • • • • • • • •

這功績讓朱利葉斯・瓦格納・堯雷格（Wagner Jauregg，1857 － 1940）獲得了 1927 年的諾貝爾生理、醫學獎。野口英世理應共同獲獎卻徒留遺憾，隔年更因研究黃熱病不幸因罹患此病辭世。

• • • • • • • • • • • •

以這些成果為根基，精神醫學被定位為「精神的身體科學」，轉化為基於自然科學方法論的生物主義、大腦功能側化這時至今日的大潮流。布羅卡、韋尼克的時代是解剖學層級，野口英世時代則是光學顯微鏡層級。現在則進步到電子顯微鏡、分子生物學層級，甚至使用最新科技，即時掌握腦內物質

的動態等等，雖然已經進化到高度精緻化的研究，但基本的想法與方法論都大同小異。這個演化流程是精神醫學的主流，這就是「正統精神醫學」。

5 動力取向精神醫學

聚焦在非合理性的「心」

不過，精神醫學也絕非定於一尊，另外還有一條被喻為暗河的分流「動力取向精神醫學（dynamic psychiatry）」。

相較於「正統精神醫學」的人「心」運作皆有其合理性的大前提，「動力取向精神醫學」的前提則是人「心」運作其實具有各式各樣的非合理性。前面提到近代公民社會雖然主張「自由、主體性、合理性的個人」的人生觀，但自己面對的是不自由且不具任何主體性與合理性的現實生活。其中又以精神障礙為與人類理性、情感、意志相關非合理性行為的極致表現。精神醫學可分為正統精神醫學與動力取向精神醫學。下頁★2為中井久夫所製作的兩者比較。（中井 1982）

可以處理「心」的問題？

就正統精神醫學立場來看，面對精神障礙問題時，是不會碰觸到「心」的問題。因為，人「心」原本就是具合理性，沒有一絲非合理性的存在。即便出現非合理性的現象（精神障礙）也都是因為「大腦異常」所導致。

再說，人「心」這樣非客體性的存在，本就不應是「作為自然科學的精神醫學」所研究的對象，不需要做任何處理。在

自然科學的光芒照射下，以生物學的角度來研究大腦這個客體的異狀，就是精神醫學的使命。

★2：正統精神醫學與動力取向精神醫學

	「正統」精神醫學*	「動力取向」精神病學
由　來	· 平原文化 · 啟蒙主義者	· 森林文化 · 浪漫主義者
主導者	· 大學、精神醫院的精神科醫師（多少都有封閉性、專家意識特質）	· 神經學、內科學等其他分科學者、開業醫師、心理治療師、施術者（多少都有個性化、唯靈主義特質）
醫學判斷基準與傾向	· 保持距離的觀察 · 重視個別症狀及統計學結論 · 重視形式 · 從精神病中尋求範例（盡量避免多元原因論或原因論） · 悲觀論 · 重視機密性 · 探究與成人常識上的正常間距 · 傾向靜態分類（診斷）體系	· 重視相關觀察或透過治療所獲得的知識與症狀重視。 · 重視其生活史 · 重視內容（解釋） · 重視無意識的要因 · 從神經症狀中尋求範例（傾向一元原因論） · 樂觀論 · 重視假設推論 · 關懷嬰幼兒、正常人潛在與病態的一面 · 傾向動態構造與治療面
治療文化	· 擅長體制方面的精神鑑定 · 透過一般教授法來傳承 · 以消除症狀、恢復勞動力與一般常識為目標 · 將自己定位為醫學分支之一的精神科醫師 · 重視治療環境是否完備 · 重視身體療法、環境療法 · 對象：民眾	· 成黨結派，不熟悉精神鑑定 · 透過個別執行指導來傳承 · 以克服人格扭曲、發展的不成熟為目標 · 自問何為治療者 · 重視治療場域的構造 · 重視可及的心理療法 · 對象：各種層面的精英份子（權力、財富、智商等）

✱別稱——傳統的、道學的、古典的（指稱極小範圍時）、意識的（英國蘇格蘭式說法）、描述性的、現實的（社會主義圈說法）之精神科學。

節錄自中井久夫《分裂病與人類》東京大學出版會，1982年、164頁。

相較於此，若站在動力取向精神醫學的立場，來討論精神障礙的話，就勢必面對如何處理人「心」的問題。原因無他，原本就蘊含在人「心」裡的非合理性的展現方式之一，就是精神障礙。

就上述立場來看，因為非客體就盡量避開「心」來研究精神障礙，是絕對不可能的。換句話說，單靠自然科學的方法論是無法充分掌握精神障礙的。自然科學客體化的光芒也必須深入探究陽光無法照射到的陰暗處。

不過，究竟要用什麼方法呢？是否有實現的可能？這對動力取向精神醫學來說，一直是最大的課題與問題。

自「相互作用」看見內心的方法

把精神機能視為大腦運作的一環，其實並不等於將消化功能當成腸胃運作或是將內分泌功能當成甲狀腺、下垂體運作的結果。將食物加以消化吸收、分泌荷爾蒙的功能，都屬於物質性功能，並由名為腸、甲狀腺的物質負責此項任務。這樣的運作在每個獨立個體的身體（物質性）內側進行起承轉合。

不過，負責思考、感受以及有意識的精神機能，其實屬於非物質概念的運作。名為大腦的物質內部，也不會在每個人的身體裡進行起承轉合。一定會在大腦外側構築起社會性、共同性的連結，與身旁的人建立起連結，在與他人的「相互作用」下，才得以發揮功用。

「心」是蘊含共同性（關係性）的功能，可以做為與他人互動時的動力。「心」（精神）是無法單憑個人的大腦就能生成的現象。就這個層面來看，精神機能並不等同於大腦機能。

因此，動力取向精神醫學的基本方法論並非將「心」的運作視為非客體的對象來研究。研究學者反而以主體性（主觀性）的方式加以連結。透過在他人與研究者本身的「相互作用」下所產生的現象，來調查「心」的運作與失衡。在臨床上最具代表性的就是患者與治療者的「相互作用」，因此可以說是藉由個別的親身臨床經驗、治療經驗打造出來的方法論。

佛洛伊德的「潛意識」概念

最早將此方法論體系統化的就是佛洛伊德（Sigmund Freud，1856 － 1939）的精神分析學。若以狹義來看，「動力取向精神醫學」代表的是精神分析型的精神醫學。

人類為何會出現性別錯置這在生物學上看來不具任何合理性的現象呢？為什麼我們平常做的夢常常不合常理呢？從為什麼我們會犯一些不合理的小錯這個疑問開始，透過與身心方面會出現種種不合常理現象的「精神官能症」患者之間的交流，試圖釐清「心」本身不合常理的架構，就是佛洛伊德的精神分析學。

此處的關鍵概念是「潛意識」。有別於「自己是這樣想的、這樣感受到的、擁有這樣的意志」的自覺意識，還有許多我們的肉眼看不到，卻會制約或讓我們的思考、感受、意志失去控制的力量存在，佛洛伊德將這些力量統稱為為「潛意識」。

在這些力量的驅使下，人類便無法以完全自由且具主體性的存在而活著。佛洛伊德也認為這些不自由，若以身心失衡（不合常理）的形式展現出來的話，就是所謂的「精神官能症」。

「動力（dynamic）」原為力學用語。相較於槓桿、滑輪車等追求力與力之間平衡的「靜力學（statics）」，天體運行這類力與力的動態關係，就稱為「動力學（dynamics）」。因精神現象並非靜態而是屬於動態，因此就採用此一力學用語，產生了所謂的「動力取向精神醫學」。槓桿、滑輪車都是眼睛看得到的物體，但天體運行所仰賴的引力、慣性力量，則是肉眼看不到的。因此，也蘊藏研究眼睛看不到的力量（也就是無意識的力量）這個涵義。

在精神醫學或心理學裡，「動力論的（dynamic）」一詞的用途極為廣泛。佛洛伊德認為人們無意識的內心運作都是來自身體內側各種力量的相互對立，這樣的衝突就稱為「動態」。更廣義的來說，也可以代表人與人的交流裡有意識與無意識的相互作用（對人動態）。

沙利文人際理論

說到人與人之間的相互作用，美國精神醫學家沙利文（Sullivan. H, 1892 － 1949）留下了一句「精神醫學就是人際理論」的經典名言。這句話以最簡單明瞭的方式解釋了動力取向精神醫學的底蘊。

這裡所謂的「人際理論」並非誰與誰親近或交惡，讓人際關係更加圓融的「人際關係應對進退學」。人類是具有共同性、相互性的存在，在沒有與他人有任何互動的情況下，絕對不會有所謂的精神生活（精神活動）。因此，精神醫學就是根據此一事實來進行精神現象與精神障礙相關研究的學問。

不僅限於精神分析式的精神醫學，所有透過共同性、相互性的角度來處理精神障礙的立場，都是廣義上的動力取向精神

醫學。本書對孕含此一涵義的動力取向精神醫學視點相當重視。

　　精神醫學是由正統精神醫學與動力取向精神醫學這兩大學問，藉由時而碰撞時而互補的情況下，才能走到今天。無論何者為主流，精神醫學都受惠於兩者合一的雙重架構，才得以進行更具深度的研究，也才能付諸實踐。比起所有學說定於一尊，在兩大學說的相互碰撞下，讓精神醫學更能有所發揮。畢竟一塊巨石看似堅固，卻出乎意料的脆弱。

6　兒童精神醫學的開端

大器晚成

　　進入近代公民社會後，「精神醫學」才得以脫離身體醫學自立門戶。但以兒童為對象的「兒童精神醫學」成為一門新學問的時間又晚上許多。

　　1887 年德國精神醫學家（Emminghaus. H，1845 － 1904）所寫的《兒童精神障礙》被認為是第一本以兒童精神障礙為研究對象，進行系統性分析的學術書籍。如此先驅卻未受到任何矚目便消聲滅跡（遺憾的是連我都沒看過）。據說本書將兒童精神障礙分為大腦障礙與心理因素兩類。另外還提到了學校與家庭環境的問題，記載了集體歇斯底里、強迫及恐慌症的相關內容。對兒童的不良行為也著墨極深。（Dish2005）

　　1930 年，奧裔美籍精神醫師李奧肯納（Kanner. L，1894 － 1981）在大學醫院設立「兒童精神門診」，1935 年出版了《兒童精神醫學（Child Psychiatry）》的教科書。這是一

本明確以「兒童」為主題的精神醫學書籍。其意義就代表兒科正式從內科獨立，成為「兒童精神醫學」研究的開端。雖然晚了許多，但就是所謂的大器晚成。

很晚才被視為一門「學問」是有其原因的。近代公民社會將人類身上可以見到的不合理行為分成三大類時，因兒童的非合理性行為被認為是發育途中的不成熟所導致的。因此，基本上被歸類於「教育」領域而非「醫學」領域。

最初的臨床──亞維儂的野孩子

不過，兒童精神醫學「臨床」的起步，可以追溯到更久以前。

法國大革命結束後 10 年的 1799 年，在法國中部山地的亞維儂森林裡，發現了一位全身赤裸的少年，預估年齡約 12 歲。不僅動如脫兔，身手也如松鼠般敏捷，爬樹摘取橡果、栗子來吃，不吃任何肉類跟煮熟的食物，給他穿上衣服就脫掉。沒有任何社會性、文化性的感覺、感情跟認知，也聽不懂人類語言。這位少年就是知名的「亞維儂的野孩子」，當時引起社會極大關注。

伊塔爾（Itard. G，1774 － 1838）這位醫師專門照顧收留在巴黎市內啟聰學校裡的失聰少年。他當上該學校專屬醫師，也只不過是 25 歲的青年。不過，後世都將這裡定位為兒童精神醫學「臨床研究」的歷史出發點。

伊塔爾以皮內爾為師，再加上哲學家孔迪亞克（condillac）提倡「人類的認知並非與生俱來，而是隨著感覺發展，透過感覺後天獲得」的學說為本。他認為剛剛提到的那位少年在森林中孤自成長，因為生長的環境，讓他沒有機會透過感覺來獲得社會性、文化性的認知，才會呈現如此樣貌。因此，伊塔爾便

思考「透過教育喚醒其感覺，讓他獲得該有的認知，藉此脫離野人的狀態」，這也成為了他的問題意識。

另外，伊塔爾的老師皮內爾雖然也替這位少年看診，卻不認同伊塔爾的看法。他認為少年只不過是因為先天性智能障礙（當時稱之白痴）而被棄置在森林裡的兒童。因此，皮內爾認為「就算施以長期且具系統性的教育，也沒有絲毫成功的可能」。不是因為少年沒有獲得該有認知的機會，而是他一生下來就缺乏取得這一切的能力。

因為解開精神障礙者枷鎖而擁有英明醫師形象的皮內爾，這樣的觀點看起來極為冷酷。不過這是因為當時的精神病院住了許多重度「白痴（智能障礙）」患者，讓皮內爾對此感到悲觀吧。又或者是在擁有豐富資歷的皮內爾眼中看來，伊塔爾只是一個啟聰學校的菜鳥校醫，缺乏「白痴」的臨床知識與經驗，才會出現這極度危險的天真想法吧！

要是當時伊塔爾聽從皮內爾的建議，放棄少年的相關照護，歷史或許就因此改寫了吧。不過，伊塔爾選擇違抗師命，在一位了不起的女士、格蘭夫人幫忙下，對少年的教育投入極大熱忱。雖然過程中經歷種種困難，在不斷修正錯誤的情況下，少年學會以肢體語言溝通，能靠文字理解簡單的事物內容。雖然進步緩慢，到最後也學會以文字溝通。跟格蘭夫人也變得很親近。

當少年學會了肢體與文字語言後，伊塔爾嘗試教導少年所謂的聲音語言，可惜的是這些努力最後通通付諸流水。將一切心血賭在聲音語言上的伊塔爾，在身心受挫的情況下決定放棄，少年成年後則被格蘭夫人收養，1848 年默默離開人世。（滝川 2013b）

兒童精神醫學的主題近在眼前

伊塔爾所付出的努力，就是兒童精神科臨床以及障礙兒教育的起點。

在伊塔爾的努力下，少年的發展已經不再侷限於狹義的「醫學」、「醫療」，而是擴大到教育或養育領域。代表的是與兒童照護深度結合的兒童精神科臨床研究的本質。

除此之外，皮內爾與伊塔爾的對立，也成為後世反覆出現在各種情況中的兒童精神醫學主題。包括是要將兒童精神障礙視為先天或是後天的缺陷呢？其定義是屬於生物層面是還心理、社會層面的缺陷呢？無論屬於何種缺陷，是否能藉由環境或與他人的互動獲得改善？真的看不到一絲成功的希望嗎？又該如何區分呢？「心」之發展最重要的是機會還是能力呢？精神（心智）發展會如何發展？又會受到哪些阻礙呢？再說，「精神（心智）發展」到底是什麼……？

第3章
精神障礙的分類與診斷

醫學是需要診斷的。所謂的醫學診斷,是決定某種身心狀態是要收在醫學體系的哪個抽屜裡。抽屜的標籤上有診斷名(病名、障礙名)。所謂的診斷必須立基於分類上。

精神疾病該如何依體系分門別類,並貼上何種診斷標籤呢?這個關於「診斷分類」的問題,自皮內爾時代到現在仍是精神醫學的一大課題,至今,仍然討論不出一個定論。

. . . .

現在最被廣為利用的診斷分類是美國精神學會編纂的《精神疾病的診斷、統計手冊;DSM》。該書第三版(DSM-III)於1980年出版至今,每次改訂或是進行下一次改版作業時,都像得全部重新來過一樣經過反覆討論卻遲遲無法定論。

● 審定註:目前國內醫學診斷分成兩大系統 DSM 與 ICD,美國精神醫學會(American Psychiatric Association)針對精神障礙編寫精神障礙診斷和統計手冊(Diagnostic and Statistical Manual of Mental Disorder,DSM)。 提供精神科醫師精神疾病編碼、分類和診斷,是精神科專用的診斷分類系統。目前出到第五版,DSM-5。

世界衛生組織(WHO)依據疾病的特徵,按照規則將疾病分門別類,

並用編碼的方法來表示，稱之為國際疾病傷害及死因分類標準（The International Statistical Classification of Diseases and Related Health Problems, ICD-）ICD 系統。目前為第十版， ICD-10. 常為非精神疾患的其他科醫師所通用的診斷手則。

. . . .

1　何謂分類？

調整的基準為何

診斷分類無法有所定論是有原因的。

第一、事物的分類都是人類加以區分的。但自然界的一切事物都以分門別類存在著，卻「發現」這些根本稱不上是分類。什麼東西該如何區分，都只不過是人與人之間極度自由的社會規範，根本無法以超凡的「神視角」來做出絕對正確的分類。

要採取何種觀點？又該以何種基準區分？這些差異就會孕育出數以萬計的分類。所謂的合理分類，都必須基於使用者的社會共識。反言之，只要每個人都有自己的觀點、立足點跟目的，就不可能會出現讓所有人都滿意的分類。

. . . .

某國為了草莓應該歸類為「蔬菜」或「水果」對簿公堂，起因在於水果必須課稅。業者主張是「蔬菜」，因為樹上摘下來的是水果，長在草堆裡的是蔬菜。而稅務機構則主張是「水果」，因為要經過烹調才能食用的是蔬菜，可以直接吃的是水果。最後，法庭判決的結果是「水果」，其理由是能搭配主菜者是蔬菜，當成甜點則是水果。

. . . .

因此，身體的疾病也有各式不同的分類。若以症狀做為分類的話，則有「發燒疾病」、「痙攣性疾病」等。若以患病部位來區分的話，則有「呼吸器疾病」、「消化道疾病」等。而根據病因的話，則有「感染症」、「自體免疫疾病」等。

從症狀變成物證

一般來說，我們會由症狀來發覺疾病，或是因症狀所苦。因為症狀可以說是疾病的起手式，根據症狀來區分疾病，並加以診斷是最簡單明瞭的方式。

自古以來大多都是這樣的做法。問題是很多症狀不只會出現「疼痛」等主觀感受，還有「發燒」這類客觀症狀也普遍存在於各種疾病當中。因此，依症狀來分類或根據症狀來進行診斷，其實缺乏科學上的客觀性及準確性。近代醫學已經逐漸將其排除，比起症狀更加重視包含檢查數據在內的「物質性客觀見聞」。換言之，就是由身體的何處（病灶）、為何（病因）、程度（病理）、是否失衡來進行疾病分類。其中的「何處 where」與「為何 why」與「程度 how」，就改採科學物理證據來進行確認加以判斷。各項檢查的目的就在此。若是以病灶、病因、病理來分類的話，最大的優點就是可以透過診斷，直接判斷要採取何種治療法。身體疾病的近代診斷分類都已根據以上的共識有了大致的結論。

....

只要生病會立刻想說「病因是？」就是因為上述的診斷分類法已經有所定論。只不過，「原因（病因）」並非必為發病的關鍵因素。

比方說，造成結核病的原因是「結核菌」，其實大多數人都曾感染過「結核菌」，但會發病的感染者僅限一小部分，關鍵就在於那個人的營養狀態或者是免疫力。不過，就算患者的營養狀態或免疫力有問題，如果沒有結核菌的話也不會生病。因此，結核菌可以說是發病的「必要條件」。疾病的「原因（病因）」只不過是必要條件，而非絕對必要的決定條件。這個問題在探討發展障礙原因的章節會再詳述。（請參考第9章－5）

....

2 傳統的診斷分類

根據身心二元論的分類──外因與心因

由於精神醫學也是近代醫學的分支之一，因此便試圖以「病灶」、「成因」、「程度」為基準，打造出精神疾病診斷分類的體系。這時候，基本上只有「大腦」這個器官能直接掌管精神功能，因此在尋找「病灶」時，採用的就是將人的行為模式分為「內心」與「身體」兩類的分類法，也就是根據身心二元論所打造的分類法。

（A）大腦組織本身出現某種實體性（器質性）異常。簡單來說，就是大腦障礙。

例1 某人因為遇到重大火車意外，導致大腦受到嚴重傷害。原本冷靜沉著的個性從此變得易怒衝動，記憶力也隨之衰退（檢查後發現大腦有絕大範圍受到嚴重傷害）。這就被分類到，因大腦損傷的生物性負擔造成大腦組織本身運作失衡。

（B）並非大腦障礙，而是因為心理機制出現某種功能性異常。
　　簡單來說，就是心理障礙。

> 例2　雖然遭逢重大火車意外但所幸只有手腕骨折。以防萬一做了腦部
> 斷層檢查發現並無異狀。但因當場目擊死傷慘狀，不時會浮現眼
> 前。自此之後，只要一點小契機，就會回想起當時的恐怖光景，
> 因而為此所苦。不僅惡夢連連，甚至導致失眠，情緒也持續低落。
> 此就被歸類為因「心因性創傷（此例為 PTSD）」引發精神負擔
> 導致心理機制失衡。

　　可分為以上兩類。以「成因」（病因）與「程度」（病理）
來說，（A）為某種身體性（physical），也就是因某種生理性、
物質性的負擔，造成大腦組織發生故障。（B）是某種心因性
（mental），也就是因環境性、社會性的負擔導致心理機制產
生故障。

● 審定註：關於身心二元論，唯心主義主張，所有物質都是基
　於心靈存在，只有心靈存在；物理主義則相反，認為物質材
　是一切的根本，心靈只是基於物質運作而產生的現象。笛
　卡爾則提出「實體二元論（Substance dualism or Cartesian
　dualism）」。根據這理論，世界被區分為由兩種不同的實
　體（substances）所構成，也就是身（Body）和心（Mind）。
　它們是獨立自存的。感覺、思想、意識、慾望、信念、情感，
　都屬於心靈；水、衣服、山、書、車、星球等等的東西屬於
　身體物質實體。

（A）統稱為「外因性精神障礙」。所謂的外因是指感染、中毒、大腦組織損傷等，對心理機制來說，起因是來自外界的物質性、生物性負擔。

（B）統稱為「心因性精神障礙」。所謂的心因是指環境造成某種心理性、社會層面的負擔（也稱環境要因）。

第三範疇──內因的出現

若根據身心二元論，精神障礙就只能被分類為「外因性」或「心因性」其中之一（就算兩者合併亦然）。

不過，實際上卻有不能完全符合（A）或（B）的精神疾病，比方說思覺失調症與躁鬱症。這兩種頗具代表性的精神疾病，就是無法找出足以確認其為外因性精神障礙的特殊變異，也無法以心因性精神障礙來說明其心理機制的疾病。跟可以依照症狀、經過歸類為（A）或（B）的其他精神障礙有所出入。

於是便打造出第三範疇（C）的「內因性精神障礙」，將思覺失調症與躁鬱症都納入其中。「內因」指的是先天容易罹患該病的特質。

外因性精神障礙是因為剛好罹患腦炎、受到毒物侵害、腦部外傷等，也就是所謂的生物性偶發事件所引起的。

心因性精神障礙則是因為正好遭逢會引發心因性外傷（心理創傷）的事故，生活中承受過多壓力等，也就是所謂的社會性偶發事件。相較於以上兩者，內因性精神障礙（雖然不會單純因此發病）是因為引發相關疾病的特質早已存在這個人體內，受到某種刺激導致發病後，可以根據這些特質來掌握精神疾病固定發病過程。

將人分為「精神」與「身體」兩部分的「身心二元論」，就哲學家、腦科學家看來，評價都不高。因為只要深入了解，就知道人類是不可能如此簡單就一分為二的。內因性精神障礙的出現，或許就是要證明人類是無法以單純的二元論加以切割的存在。

話雖如此，新約聖經提到的「心靈固然願意，肉體卻軟弱了」，將自己的存在分為「心靈」與「身體」，可說是自古留傳至今的先人智慧，是具有一定程度能為人們帶來踏實感與安心感的自我理解方式。即便是哲學家、腦科學家在日常生活中也不免俗地用到「今日的身體狀況不好」或「心情就是好不起來」這類說詞（感受）。

分成 3 個抽屜進行整理

基於以上分析，精神醫學便將精神障礙分成外因、內因、心因 3 個大抽屜，再各自內設多個小抽屜，以這樣的方式打造出傳統的診斷分類系統。大致的架構如下。

（A）**外因性精神障礙**

器質性精神障礙

中毒性精神障礙

症狀性精神障礙（●審定註：台灣無此專有名詞，通常歸類於「器質性精神障礙」）

（B）**內因性精神障礙**

思覺失調症

躁鬱症

（C）心因性精神障礙

　　心因反應

　　神經症——現實神經症、外傷神經症、精神神經症

器質性精神障礙是大腦組織本身因出現某種故障所導致（麻痺性癡呆、阿茲海默症）。**中毒性精神障礙**是因某種中毒物質造成大腦組織生物性機能受到阻礙（酒精性精神病、毒品性精神病等。嚴重的話，甚至會造成大腦組織的障礙）。**症狀性精神障礙**是由於某種會帶來生理層面影響的身體疾病引發大腦組織生理性功能受到阻礙（由甲狀腺機能亢進引起的巴塞杜氏病等）。

心因反應為遭逢重大事故時，內心因「混亂」超越了平時可以掌握的極限，所引發的急性激烈（如精神錯亂等）反應，亦或者總是無法擺脫這「混亂」狀態。**現實神經症**則是因正在面臨某種不幸或壓力導致心理失衡。若以現今通用的診斷分類，應該就是所謂的「適應障礙」。**外傷神經症**是過去曾經有過生命或身為人的尊嚴受嚴重威脅的「外傷體驗」因而導致心理失衡，當今的分類名稱為「創傷後壓力症候群（PTSD）」。**精神神經症（類似現今的「精神官能症」）**則是上述以外的心因性心理失衡症狀。造成其失衡的心理機制，各家學說與理論立場仍舊眾說紛紜。

傳統診斷分類的缺點

　　這傳統的三分法是以精神障礙的形成過程來區分，與身體醫學分類法的概念大同小異。都是以病灶、病因、病理為基準，將疾病做結構性的分類，理論根基相當紮實。長久以來，都被視為精神障礙診斷分類的重要根據，至少仍為不少精神醫生所使用。

不過，這樣的分類法也有其缺點。一個是根源的身心二元論。先不論理論層面，就實際面來看，該如何清楚劃分「身」、「心」的範圍更是一大難題。

第二個問題點則是根據病因、病理分類雖無不妥，但每位醫學專家對最關鍵的病因、病理都會有不同的見解。

若是外因性精神障礙，因等同於身體疾病，可以從物質性的觀點來找出被視為有形物的病因、病理（應該是說，這些都被分類為「外因性精神障礙」），而不會有太大的問題。不過，內因性精神障礙或心因性精神障礙並無直接物證，換句話說，就只能靠狀況證據或透過過往經驗來推敲，若意見產生分歧就無法有所定論。依學派不同，其分類或診斷方式也會出現微妙差距或偏差，因而出現眾說紛紜的情況。精神醫學的診斷分類至今仍無法有所共識的第二個原因就來自於此。

3　操作型診斷的分類

根據症狀分組

世界衛生組織（WHO）的任務是負責各式疾病的國際調查。進行全球統計調查時，最大的問題就是各個國家、區域在診斷上沒有統一標準。因此，WHO編了一本國際疾病分類（ICD，International Statistical Classification of Disease and Related Health problems），收錄了各式疾病在進行統計時的國際分類標準，試圖藉此打造出相關診斷的國際統一標準。

一開始是以身體疾病為主，第9版時則正式擬定了精神疾病部門的統一分類標準。WHO採用的並非過去依據病因、病理的診斷分類，而是根據「症狀」。

　　就近代醫學的觀點來看，這樣的分類被批評是逆向而行，且不具任何科學性的分類法。不過，自19世紀敘述性精神醫學問世以來，精神醫學已經累積了多年的症狀記述經驗。屏除理論論述，單純只是收集相關症狀的話，就不會出現不同學派見解不一的問題。只不過，精神障礙的個別症狀其實並不具有強烈特定性。要將某個症狀與某種疾病直接做連結，可說是強人所難。更何況精神疾病的症狀多屬主觀。單靠這些不具強烈特異性與主觀的症狀，真能打造出客觀統一的分類標準嗎？說實在話，其實是不可能的。

　　因此，做為非常手段，就將精神障礙以「症狀的群聚（症候群）」方式來分組。複數症狀會排列出怎樣的組合？按照其差異性來分類，加以診斷區分。第65頁會舉例說明。

操作方便的評判標準

　　這類的診斷方式名為「操作型診斷」。過去的傳統診斷方式都是以「症狀」加上「家族史」、「生活經歷」、「發病前性格」、「發病狀況」、「經過」等來做為評判標準，努力提升其準確度。在怎樣的家庭（包含遺傳、環境因子）裡出生長大？在何種生活環境裡有過怎樣的體驗？有著怎樣的性格特徵？在何種狀況下發病（症狀的出現）？發病後的症狀產生何種變化？根據每位患者的個別特徵進行診斷，是最常見的方式。將其鎖定在「症狀」，就變成了相當簡便的診斷方式。

操作型診斷只要根據症狀項目清單進行勾選，就能機械式地找出診斷名稱。診斷結果也不太會受到診察人員個人的技術、經驗的影響。無論是誰來做，都能做出相同的結果。若是必須考量到各地醫療水準落差的全球性調查，這樣的診斷好處多多。

雖然這樣的診斷方式不太適合「必須透過了解每位患者的病因、病理，加深對個別患者的理解」的實地診療，但對無須考量其個別性，只需要掌握疾病概況的統計學調查來說相當實用。這也是這項診斷系統的目的。為了利用統計，所有診斷名稱都有其編號。

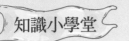

知識小學堂

過動症（Hyperkinetic disorders）

G1 注意力渙散：下列症狀中至少符合 6 項、持續 6 個月以上、其程度會引發不適應，就表示與孩子的發展階段出現落差。

（1）經常無法專注於學校的課業、工作、其他相關活動，容易粗心犯錯。

（2）進行任務、遊戲等活動時，經常無法專注。

（3）老是在提醒孩子，但感覺他都沒在聽。

（4）經常出現不遵守指示，亦或者是無法自行完成作業、雜務、任務（並非想反抗或無法理解指示）。

（5）對任務、功課的統整作業，多半不拿手。

（6）逃避甚至極度厭惡寫功課這類需要專注力的作業。

（7）常常會把學校的功課、鉛筆、玩具、教具等學業或活動所需用具搞丟。

（8）動不動就因受外部刺激而分心。

（9）平常也經常會忘東忘西。

G2 過動：下列症狀中至少符合 3 項、持續 6 個月以上、其程度會引發不適應，就表示與孩子的發展階段出現落差。

（1）坐著的時候，手腳經常不自覺地亂動，身體扭來扭去。

（2）在教室裡或是應該乖乖坐好的情況下，都會離開座位。

（3）在應該保持安靜的情況下，動不動就來回奔跑或攀爬。

（4）遊玩時過度躁動喧鬧，經常無法參加戶外活動。

（5）最大的特色是經常作出不必要的過多舉動，就算面對
社會狀況或相關要求，也不會有任何改變。

G3　衝動性：下列症狀中至少符合 1 項、持續 6 個月以上、其
程度會引發不適應，就表示與孩子的發展階段出現落差。

（1）問題還沒問完，就常常要搶先他人回答。

（2）無法排隊等待，玩遊戲或團體行動時也不顧先後順序。

（3）常會阻止或妨礙別人。

（4）在一般社會常識來看應該要保持低調的地方，常會說
出一些不得體的話。

G4　7 歲前發病

（以下省略）

註　解　依序確認上述症狀（＝所觀察之行為），若勾選的症狀項目超過指
定數字，即可判定為「過動症」。

然而，以下省略的部分因為包含不分狀況經常看到這些症狀、明顯
引發極度不適應，以及就算符合症狀項目的標準，但因為同時也符
合廣泛性發展障礙等的評判基準，故不列入過動症（會以廣泛性發
展障礙的診斷優先）等，都為診斷分類表附加的但書。

● 審定註：國內常用的診斷標準有兩種。一為世界衛生組織出版的《世界通用疾病分類手冊》第十版（ICD-10, International Classification of Disease-10，又稱為「國際通用的疾病分類表」），其中過動稱為「過度活躍症」（Hyperkinetic Disorder, HKD）。

另一為 DSM 診斷系統，是國內心智科常用的標準目前為第五版，病名為「注意力不足過動症（Attention-deficit/Hyperactivity Disorder, ADHD）」。分為「混和型」、「不專注型」及「過動／衝動型」三種；依嚴重程度分為輕度、中度及重度。DSMV 的 ADHD 分類為三種：不專注、過動／衝動及混合型表現，分別對應 ICD-10 編碼為 F90.0、F90.1、F90.2。不同於 DSM-5 準則提到的 12 歲，ICD-10 要求症狀為 7 歲之前就出現。DSM 診斷標準如下表（出自 DSM-5 精神疾病診斷準則手冊中文版，台灣精神醫學會，2014，合記出版社）

ADHD 診斷標準 (DSM-5)

不專心（Inattention）

- □（1）粗心大意，常不注意細節，愛出錯。
- □（2）無法在工作或遊戲活動中維持專注力。
- □（3）心不在焉，不留心別人的說話。
- □（4）無法集中精神聽從或完成指令（缺乏組織能力）。
- □（5）無法自己安排或籌畫工作和活動（做事沒有條理）。
- □（6）逃避、抗拒須專心進行的工作，譬如寫功課。
- □（7）常遺失物件。
- □（8）易被外界吸引而容易分心。

□（9）常忘記每天該做的事。

（九項中有六項吻合且持續至少六個月）

過動及衝動（Hyperactivity and impulsivity）

□（1）坐立不安。

□（2）要求坐著時會離開坐位。

□（3）不該坐立不安的場合，會爬上爬落或跑來跑去。

□（4）無法安靜的參與遊戲或玩耍。

□（5）總是動個不停或好像「身上裝了馬達」。

□（6）話太多。

□（7）別人問題還沒問完就搶著回答。

□（8）在需要輪候進行的活動中無法安靜等候，常插隊。

□（9）插嘴，打斷別人（譬如打斷別人的談話或遊戲）。

（九項中有六項吻合且持續至少六個月）

診斷同時需附合下述條件

會表現出影響患者正常工作，學業及社交。

◎上述的症狀出現時間超過六個月（17 歲以上的個案，診斷只要符合各 5 項指標）。

◎當症狀符合（1）但排除（2）時為不專注型；當症狀符合（2）但排除（1）時為過動－衝動型；當症狀符合（1）及（2）時為混和型。

◎症狀於 12 歲前已經存在。

◎上述症狀的發生要排除精神分裂症或其他精神障礙的疾病如情緒障礙、焦慮障礙、精神分裂、人格障礙、藥物中毒或戒斷症狀等。

即便是 WHO 的國際分類也有不足之處。美國精神醫學會認為 ICD － 9 依舊存在缺失，因此根據美國國內醫學、醫療的實際狀況制訂了獨自的標準。在這個標準裡，也可以看到所謂「社會有所共識的約定俗成」的本質。名稱為 DSM － Ⅲ（Diagnostic and Statistical Manual of Mental Disorders,Third Edition（1980））。

雖然只是美國國內版，但由於美國的國際影響力遠勝聯合國組織，DSM 在反覆改版後也在全世界的精神學界廣為流傳，與 WHO 的國際標準同時並存。

4　兒童精神醫學的診斷分類

能穿得下大人的外套嗎？

精神醫學的誕生是以成人患者為對象，因此一直以來都沒有專屬於兒童的精神障礙分類體系，基本上都是直接採用成人的精神障礙診斷分類。因此，就像大人的外套，小孩子穿起來一定不合身，這樣的診斷分類也出現了種種問題。最大的問題是成人的精神障礙屬於精神（心智）發展完成後的失衡，兒童的精神障礙則是精神（心智）發展過程中的失衡，兩者之間是否能等同視之？

現今 ICD、DSM 等，單以症狀為基準的操作型診斷，也必然不會考慮到這當中的差異。無論是兒童或成人，只要出現

分類則又有一套 ICF 系統。但教育上獲得資源的障礙分類則和醫療上的診斷不同，是依「特殊教育法第三條」明訂之「身心障礙」，分成智能障礙、視覺障礙、聽覺障礙、語言障礙、肢體障礙、身體病弱、情緒行為障礙、學習障礙、多重障礙、自閉症、發展遲緩及其他障礙，共十二類。

（4）就在對狀況一知半解的情況下，每當出現全新的診斷名稱或稱呼時，社會上就會產生又出現全新兒童障礙、兒童問題的錯覺。

因此，根據上述情況，我認為有必要讓大家先了解「診斷」到底是怎麼一回事？重新認識其涵義。

5 精神醫學的「診斷」是什麼？

觀察行動模式

剛剛提到的診斷是要決定要放到哪個人工製作的「分類」抽屜。換言之，診斷名稱並非存在於兒童內部的某種稱呼，而是位於兒童外部、人工打造的「抽屜」名稱。比方說，A 君診斷為「自閉症」指的並非是 A 君等同自閉症的存在，只是若將 A 君某部分的行為模式加以篩選統整後，要將其放入精神醫學分類的話，最適合的就是貼著「自閉症」標籤的抽屜。

之所以會提到行為模式，是因為相較於根據病灶、病因、病理來挑選分類的身體醫學，精神醫學的操作型診斷是根據「症狀」來挑選適合的分類。而精神醫學的症狀指的是一個人

的行為模式（說話舉止）。採取怎樣的行動？展現出怎樣的表情或態度？是否能清楚說明自己感受到的煩惱或痛苦？如何說明自己的狀態或周遭情況等等……。

除了臨床症狀之外，「心理檢查」也是進行診斷的手法之一。不過，心理檢查也會根據行為，也就是根據言行舉止（如何回答醫生設定的問題？能做怎麼樣的工作？畫了什麼畫之類的）來推測精神狀態的檢查法。這跟血液、放射線檢查有所不同。「行為模式」只是外側的觀察，從本人的內側來看就是「體驗模式」。我們無法直接掌握他人的體驗，只能根據某人「行為（言行舉止）」來進行間接推測。仰賴這類推測（也別無他法）的就是現今的精神醫學診斷。

從少數派來看當中的「失衡」

既然如此，怎樣的行為模式才會被視為「症狀」呢？可從社會上的少數派所展現出的行為模式看出某種程度的「失衡（disorder）」。因此，在與人相處時感到困擾與痛苦。就這層涵義來看，被認為不具合理性的行為模式，便是精神醫學上的「症狀」。

ICD、DSM 並非「精神疾病（mental disease）」的分類，而是「精神障礙（mental disorder）」的分類。前面提到的 disorder 並非原義的「異常」或「病態」，而是單指脫離日常（ordinary）秩序的狀態。翻成「障礙」，其原本涵義便隨之消失。若要說為什麼不是 disease 而是

此，會直接連接到與「精神障礙」相同的身體、生理證據，也就是所謂的生物學指標不一定存在。

（4）人類的精神現象並不是可以在大腦內自行完結的存在，而是與外在的社會、共同關係息息相關。因此，精神現象與其失衡都無法光憑個人腦內的物質、生理性動態來加以定位。

. . . .

與診斷結果不會完全一致

（2）因為診斷是將結果收到分類裡，就像我們不可能買衣服時隨便一拿就是合身的成衣，所以一定會出現「用以當腰帶短，用以束衣袖長」這樣無法完全一致的個案。

這就是為什麼即便使用的是操作型診斷，不同的診斷人員還是會做出截然不同結果的一大原因。為了減少這樣的狀況，我們只能盡量做出一個能通通收納其中的分類，或是盡可能增加分類。只不過，太大的分類就跟太大件的衣服一樣，根本就穿不到。抽屜太多的話，只會離分類整理的初衷越來越遠。因此，最重要的就是思考這些分類的目的為何。

就算無法診斷也能提供援助

（3）找不到符合某個孩子行為模式的分類。不過，「無法進行診斷」並不等於無法理解這個孩子或是找不到任何援助方式。

就算找不到分類也能加以理解進而提供協助。反言之，只

是把東西通通收到抽屜，並不能算是理解或援助。因為，抽屜是有別於這個孩子的外部物品，但理解、援助是必須打入這個孩子心中的。希望大家能深刻理解其中的差異。

. . . .

轟動一時的女童連續殺人事件，其被告的精神鑑定（診斷），因鑑定人不同出現了相去甚遠的結果。這讓世間對精神醫學診斷的可信度產生質疑。不過，無論是何種結果，負責鑑定的都是精神醫學界擁有舉足輕重地位的佼佼者。被告的行為相當與眾不同，因此找不到得以分類的診斷抽屜。若勉強收入既有抽屜裡，就會出現究竟要當成腰帶或束衣帶的爭論。精神醫學診斷進行的是要將某種行動群歸類成何種類型的「判斷」（解釋），因此史無前例的特殊行為是無法納入既有類型，出現不同的鑑定結果也沒什麼好大驚小怪的。

每個病人都會要求醫生替自己進行「診斷」，唯有能滿足其需求的醫生才具有專業性甚至成為權威。不過，有時候清楚表明無法「診斷」（找不到合適的分類）其實也無損其專業性。

. . . .

診斷是有意義的

（4）雖然沒有收進分類，也能理解並提供援助，但也並非一無是處，釐清診斷目的也是很重要的。

就來聊聊診斷的時機與其必要性吧！

（a）正如 ICD 的國際分類是為其量身打造般，進行統計相關的調查研究時，若沒有根據一定基準，並擁有高度

一致的分類，就無法進行統計。

（b）進行研究時，同樣使用「自閉症」這個專有名稱的研究者，若根據不同的定義與基準來挑選研究對象的話，研究領域難保不會陷入各說各話的「巴別塔」。學術研究說到底還是需要有一定標準的診斷（名稱）。

- - - - - - - - - - -

直接進行診療的臨床醫生之間，就算定義、基準有所不同也不會出現「巴別塔」現象。因為患者就站在自己面前。醫生轉診資料中的診斷名稱其實沒有那麼重要。相較之下，過往的治療過程與內容才是最重要的情報。

- - - - - - - - - - -

● 審定註：關於巴別塔效應，來自聖經舊約中的創世紀第十一章：「『他們說：來吧！我們要建造一座城和一座塔，塔頂通天，為要傳揚我們的名，免得我們分散在全地上。』」本來的故事是當時人類聯合起來興建希望能通往天堂的高塔；為了阻止人類的計畫，上帝讓人類說不同的語言，使人類相互之間不能溝通，計畫因此失敗，人類自此各散東西。引申的意思是指「因為沒有共通的語言而使溝通困難」。

（c）醫療建立在各式各樣的行政體系之上，而行政一定會要求診斷。因為無論是保險診療制度、醫療社福制度以及身心障礙社福制度，其服務對象都不是「人」，而是「疾病（障礙）」，並藉此將其制度化。出示病名（障礙名稱）是診斷的必備條件。很多時候，是否能獲得醫療服務也都取決於病名（障礙名稱）。民間

系統（醫療保險、失業、休學、失業補償等）也都以此為基準。即便是現行的教育制度，若沒有診斷名稱也是無法進行「特殊教育」的。

. . . .

保險診療制度裡，有一份俗稱「保險病名」的診斷名稱特殊表格。會根據診斷名稱來規定適用於保險給付的藥物或醫療方式。

. . . .

（d）每個人內心都有拿到「名字」才能心安的一面。從小我們就認定要從意義（認知）來認識這個世界，也就是活在「語言的世界」。詳細內容會留到語言發展的章節再行說明。不過，人類都要在發現事物皆有其「名」後，才會開口或是有所認知（請參考第 8 章－11）。幫事物取名後，才第一次體認到「啊！我知道了！」的安心感。因此，我們才會動不動就說這是「OO」。

問題是如果自己因為身體不舒服就醫時，聽到了「OO」的診斷名稱後，是否能立刻感到安心呢？其實事情並沒有那麼單純。

前述的（a）跟（b）是依此進行調查研究，最後一定會有所回報。問題是這對正站在自己面前的人來說，並沒有直接的關係。只不過是調查機構或是研究人員的需求。

（c）則是藉此決定能獲得的服務項目，對患者來說是最有直接關係的。不過，其本質還是取決於醫療與行政之間的協

調，進而轉化為制度。充其量只是現有制度下的問題。

（d）提到「其實事情並沒有那麼單純」，則是因為進行治療、援助時，出現與個別患者有直接關連的「診斷」意義等臨床問題。以下將做詳細說明。

············

由於操作型診斷是根據選項進行機械式勾選，因此要進行自我診斷也絕非難事。事實上，無論是自我診斷或是幫身邊的人進行診斷的案例也日益增加。因此，在進行診斷時，需留意以下幾點。

操作型診斷是採計分制。勾選符合的選項，若其數量達到某種程度，就可診斷出屬於何種障礙的架構。但是目前還看不到「這樣的障礙，平常不會出現這樣的舉動」，或是「若符合這些條件，罹患此一障礙的可能性就會降低」的逆向勾選項目並加以扣分的制度。這是一個很大的問題。再加上，操作型診斷的每個選項，其實都不具有特定性。因此，若懷疑自己是「OO障礙」時，以這樣的計分方式來確認的話，其實分數都很高。綜合以上幾點，我們可以說操作型判斷很容易出現過度診斷（其實沒有，但診斷出來卻有的誤診）。

············

6　「診斷」的涵意

擁有「接納與安心」的力量

對於生活在語言世界的我們來說，「名字」擁有巨大的力量。知道叫什麼名字，就等於跨出理解的第一步。賦予某項事

物名字，就能與身旁的人分享。因此，取名可以帶來接納與安心的力量。診斷不外乎是讓人願意接納並感到安心的「醫學命名」，很多上門求診的孩子跟家長都是為此而來。因此，醫生也必須謹慎回應。

為什麼總是提不起勁？為什麼老是坐不住？為什麼一整天動不動就跑去洗手，到底是怎麼了？

當本人或身邊的人出現這樣的困惑與不安時，就會被賦予「憂鬱症」、「ADHD」、「強迫症」等名稱。這些現象並不僅限個人，而是一種極為普遍的現象。換句話說就是「已知的現象」。這到底有多重要呢？大家可以想想跑遍大小醫院卻找不出生的是什麼病的時候，應該就能明白了吧？所謂的「已知」代表的是社會已經對這些經驗有了共同的認知，如此一來就會鬆了一口氣（但若是充滿負面、偏見涵義的共同認知就另當別論）。

當醫生告訴病人「是OO」時，傳達的是「這個病我很熟啦！（擁有足夠的知識與經驗）」這樣的訊息。這是非常重要的。等於告訴對方能運用自己的所學，盡一切努力的意思。無法妄下診斷（取名），就是因為深藏了這樣的意義。真正的治療也就此展開。

充其量只是治療的門票

話雖如此，麻煩的是對當事者的兒童與身邊的人來說，必要的不只是知道名稱，而是要知道該如何理解孩子正在經歷的過程，以及該提供何種具體協助。

診斷名稱是外界給孩子的人工「抽屜」標籤。並不表示開了這個抽屜，就能看到裡面塞滿了對孩子個人的「理解」或「援助」，也不是每個抽屜都能收納得恰到好處。

更何況，有別於近代醫學的一般診斷，「操作型診斷」並非依據病因、病理，而是單以症狀分類來進行診斷，因此有無法直接進行治療的缺點。

打造出操作型診斷的研究者本身也知道這個缺點。因此，在 DSM－Ⅲ 裡，加入了精神障礙（Ⅰ軸）、精神呆滯（智能障礙）與人格障礙（Ⅱ軸）、身體狀況（Ⅲ軸）、環境狀況（Ⅳ軸）、整體適應狀況（Ⅴ軸）來進行綜合判斷的「多軸診斷」，藉此賦予其臨床性。不過，這也只是將所有條件通通排在一起，無法全面掌握問題點，並進行結構性的理解。

雖然說「名稱」很重要，但診斷名稱充其量只是為了進行診療的門票。進場後，再珍貴的門票就變成一張薄薄的紙片。開始治療後，對本人與身邊的人來說，對這個孩子的理解與支援都比診斷名稱來得重要。因此，需要的並不是名稱，而是了解這孩子是怎樣的一個孩子？目前的狀況如何？身邊的大人在擔心什麼？如此一來，該如何處理才好？等個別且具體的判斷。此外，進行治療（或是治療狀況並不理想）時，也必須根據這些判斷隨時進行調整與修正。

這些就是廣義的診斷。並非分類的「診斷（diagnosis）」，而是代表理解的「診斷陳述（formulation）」。必須讓本人、

家人以及跟這孩子有所關連的人們都能理解，才稱得上是診斷。因此，需要的是從這些理解中孕育出具有治療性的「診斷陳述（formulation）」。

. . . .

日本兒童精神醫學界的代表人物‧牧田清志（1915 － 1988）晚年主張的就是這個「診斷陳述 formulation」（我也因此才知道這個單字）。他認為兒童精神科醫師的工作，並非診斷（diagnosis）出這孩子生了什麼病，而是要了解他是一個怎樣的孩子、成長背景、所處的環境、目前遭遇到的困境以及孩子與家人的需求等。唯有掌握整體狀況，才能深入理解並打造出最適合這個孩子的治療模式，這才是我想強調的「診斷陳述 formulation」。診斷（diagnosis）只不過是其中的一小部分。這樣的主張讓人深感佩服。

. . . .

第 4 章

該如何理解「精神（心智）發展」？

精神（心智）發展相關理論相當多元。之後的章節，也會介紹幾個代表性的發展論。不過，從其龐大數量來看，就能知道發展論並沒有所謂的「決定版」。

「身體」構造也會逐漸發展。但就身體的發展來看，並不會出現多種發展論共存共榮的情況。這是因為身體發展的基本流程，都是依照由 DNA 這個先天條件所描繪出的設計圖，讓「身體」的構造、功能，都受到相對應的物質條件（營養或物理化學上的刺激）支撐而逐漸邁向成熟。成長的過程都具有固定模式與普遍性。不過，關鍵就在身體的發展並非完全都是由 DNA 設計圖所掌控。有研究便證實透過後天環境因素所描繪的設計圖來加以修正的可能性。

1 為何沒有決定版呢？

會視社會狀況有所改變

我們「心」的構造，並不是只在個人「腦」內就能成立，

而是必須透過與外界建立起社會性、共通性的聯繫才得以成立。因此，讓此一架構得以成立的發展過程，不單單只是讓大腦神經組織按照 DNA 程式達到成熟，而是要讓孩子從外界（社會化）學習「人心」應具備的共通性、社會性的過程。

因此，我們可以說精神（心智）發展的多元性，取決自存在於社會裡的文化型態。沒有任何可以跨越不同時代、文化，亙古不變的精神（心智）發展。由此可知，根本不可能會有跨越不同時代、文化差異、具有一般普遍性的發展理論，也就是所謂的發展論決定版。

. . . .

比方説，在現代發展論中被視為重要發展階段的「青春期（青少年期）」，過去並不存在。只要擁有生殖能力，就被歸類為「成人（大人）」。進入近代後，高度複雜化的社會導致即便已經獲得生殖能力、符合生物學上成人的條件，但要做為社會一份子自立生活，還是有一定的困難度，甚至還得繼續受到父母的保護。因此，出現了「青春期（青少年期）」這個進入近代社會後，才首度出現的發展階段（請參考第 16 章－ 2）。

. . . .

因此，按理來說（正確來說），孩子是要「這樣扶養長大」的精神（心智）發展，也就是所謂的「正常發展」是不存在的。一般認為的正常發展，充其量只不過是在該時代與社會裡，找來許多以最常見的養育方式扶養長大的孩子，取其平均值後所得到的發展模式（典型）（●審定註：典型，傳統發育型，指照多數兒童的發展數據取其平均值建立出所謂的發展里

程碑。）罷了。換句話說，精神（心智）發展這玩意並沒有一個最讓人耳熟能詳的決定版。

近年來，以「典型發展」這個詞彙來取代「正常發展」，也是基於相同的道理。本書接下來也打算使用這個詞彙。若沒有「正常發展」一詞，就不會出現所謂的「異常發展」。因此，「發展障礙（developmental disorder）」並非發展過程出現「異常（abnormal）」。之後幾章會針對此點進一步詳細說明。

無法涵蓋一切

更何況，「心」的運作是相當複雜多岐的，要將其一網打盡簡直是天方夜譚。因此，再精緻的發展論也無法囊括一切，發展論必定包含了要將重點擺在哪個發展領域，要從何處切入的「方法論」等特徵。

雖然沒有俗稱的決定版，但這並不表示這學說就一文不值。只要釐清精神（心智）發展及精神（心智）發展論的本質，還是可以派上用場，並且是有其必要性的。

在此，我們要先撥開不必要的旁枝散葉，從探討「精神（心智）發展」基本構造這點開始吧！

2　辨識的發展，關係的發展

「辨識」與「聯繫」

　　人是無法生存在一無所知的世界裡。只要活著，就必須知道自己生活的世界是什麼樣子。剛出生的嬰兒要做的第一件事，就是靠自己的力量去探索、捕捉周遭未知的一切。換句話說，等著呱呱落地嬰兒的就是「辨識世界」這重大任務。

　　不過，只有知道也是無法活下去的，必須採取行動並與這世界建立關係才行，這個世界同樣也會採取一些行動。而嬰兒的另一個任務，就是要靠自己的力量來接近並與這個未知的世界建立關係。換句話說，另一個等著嬰兒的重大任務，就是與世界建立相互關係。

（A）更加深入且廣泛地去辨識周遭世界（辨識的發展）。
（B）更加深入且廣泛地與周遭世界建立關係（關係的發展）。

　　從呱呱落地那一刻開始，嬰兒便展開了這兩大任務。若將其過程稱為「精神（心智）發展」的話，解釋起來就更加簡單易懂了。所謂的精神（心智）發展，是從（A）跟（B）這兩大主軸開始的。到此為止，可將其定義為跨越時代與文化，且具普遍性的精神（心智）發展「基本構造」。

人類世界的固有性──活在觀念的世界中

　　這個基本構造不單單只有跨越了時代、文化且具普遍性。

即便放在人類以外的所有動物身上也都適用。幼蟲或雛鳥想必也是以蟲、鳥本身的認知去辨識這個出生後初次相遇的世界，再用蟲、鳥自己的方法一步步與外界建立關係，逐漸成長為成蟲、成鳥。無論是水母或蚯蚓，本質應該都是一致的吧！

　　當然人類也是一樣，只要是生物，就會在物質環境的包圍下，透過與這個世界的物質性聯繫來過活。只不過，人類與其他動物的差別，就在於認知上的差異。對阿米巴蟲、水母、蟲鳥來說，周遭世界是由各種物體組成的天然自然物質世界。與這個自然世界建立物質性的聯繫，就是動物們的基本生存模式。

　　但是，人類生活中所謂的本質性「世界」並不在此。對我們人類來說，所謂的「世界」，並非單純的物質性自然世界，而是由人類本身的悠久歷史，經年累月構築出的「人類世界」。換句話說，就是一個兼具社會與文化性的共同世界，人類就活在這個被定義為「第二自然」的共同世界裡。這個世界並非由「物質」，而是由「觀念」，也就是所謂的意義（概念）及約定（規範）構築而成的，這就是來到這世上的孩子們，必須辨識並建立關係的人類固有世界。人類特有的精神（心智）發展構造也由此而生。

. . . .

　　廚房裡的老鼠會將那裡的牆壁、櫃子、流理台的形狀、位置，看成是各式各樣的物質，透過物質性的感知來辨識廚房這個世界。並透過在牆上打洞、找到櫥櫃裡的起司大吃特吃，或是聽到腳步聲就立刻躲回洞裡等方式，跟廚房這個世界建立關係。這些都是透過物品所建立的物質性辨識與關聯。剛出生的小老鼠必須辨識並建立關係的，就是這

樣的世界。

對進出廚房的人類來說,這裡是一個名為「廚房」,用來製作料理的地方。「牆壁」是為了與其他房間有所區隔,「櫃子」是用來收納物品的家具,「流理台」是為了使用水所打造出的檯子。每個人都是用這樣的方式來辨識廚房這個世界。並且透過在廚房裡做菜、到了約定俗成的用餐時間,就把飯菜端到餐桌上,跟家人一起用餐,建立起跟廚房這個世界的關係。這些都是根據人類本身所構築的「意義」與「約定」(規範)來認知的世界。就算身處在同一間廚房裡,但老鼠跟人類卻存在於兩個不同的「世界」。人類的嬰兒在成長的過程中必須辨識並建立關係的,就是這樣的世界。

‧‧‧‧‧‧‧‧‧‧‧

因此,精神(心智)發展可以說是由以下 2 大條件構築而成的。

(A)辨識的發展

並非單純只是將世界視為某種物品,並以物質面的感知來加以辨識區分,而是將其視為是一個由周遭的人透過歷史、社會、文化面來構築並共有的「意義」或「約定」,進而建構而成的觀念世界,再進行辨識區分。

(B)關係的發展

並非單純只是將其視為物品,藉此與某個環境、世界建立物質層面的關係,而是與身邊的人建立人際關係、社會聯繫的發展。

3 「辨識」與「認知」的區別

老鼠會「認知」但不會「辨識」

在此雖然是用語（概念）的問題，但英文將「名為知曉的『心』之作用」，稱為 cognition。這個單字，有時譯為「認知」，有時則譯為「辨識」。兩者之間有語感上的微妙差異。認知比較像是科學用語，辨識則較偏向哲學用語。不過，使用上多半視為同義字。相較於此，本書會明確區別「認知（cognition）」與「辨識（recognition）」的不同，使用時也會小心斟酌。

．．．．．．．．．．

廚房的桌上，擺著具備某種顏色、形狀及味道的東西。它跟擺在它旁邊具備某種顏色、形狀及味道的東西，就感覺來說有所不同（★3）。我們人類可明確分辨這感覺上的差異。假設老鼠也在那，仔細觀察後可以發現，老鼠也跟我們一樣，可以透過感覺來分辨出兩者的不同。一個吃得津津有味，另一個則不屑一顧。

．．．．．．．．．．

像這樣透過感官系統，以感知來分辨其中差異的，在此稱為「認知（cognition）」。我跟老鼠都「認知」到了桌上的物品。

不過，我們不同於老鼠的是，人類並非單靠「感知」來分辨兩者差異。而是可以清楚區分出左邊的黃色固體是名為「起司」的食品，旁邊那個白色圓筒則是被稱為「咖啡杯」的器皿。

像這樣透過意義加以概念化的理解方式（辨識方式）——雖然過去也被稱為「認知（cognition）」，造成不小混淆——但為了釐清兩者的不同，本書中稱之為「辨識（recognition）」。若不明確區分的話，恐怕會造成人類心理上的誤會，帶來更大的混亂。

★3：老鼠、起司、咖啡杯

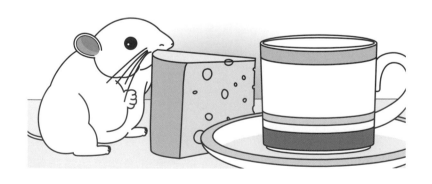

4 精神（心智）發展的基本構造

辨識是靠關係支撐的

老鼠是靠「認知」來了解自己生活的世界，而人類則是透過「辨識」來了解的。

因此，本書中選擇使用「辨識的發展」而非「認知的發展」。另外，也可以稱為「理解的發展」或「知性的發展」吧。一般被稱為「智能」的，大致上來說，想成是「辨識」的潛能（ potential ）或達成能力（achievement ）就可以了。

同樣地，若就人類世界的首要前提，也就是人與人之間社會性（共通性）關係的世界此一涵義來看，「關係的發展」也可以稱為「社會性（共通性）的發展」。

因此，辨識的發展便擁有了在關係的發展支撐下，往前邁進的構造。所謂的辨識，並非透過感覺器官以最真實的原貌來感知這個世界，而是透過社會性、文化性的「意義」或「約定」來重新理解。這樣的社會性（共通性）、文化性的辨識方法是不可能自力習得的，而是要透過與已經共同擁有此一方式的大人們的密切接觸，才有可能。

關係是靠辨識支撐的

另一方面，關係的發展背後也有辨識的發展支持著。這是因為人類是必須有所關聯的世界，是一個社會關係相當複雜的世界。若要在此拓展自己建立關係的能力，就必須具備可以掌握人類的社會性行動之涵義或約定的能力，也就是辨識的力量。

人的每個行動背後都有不同的意義。「可以對別人這麼做，但做出那樣的行為是不被允許的。」透過了解這些五花八門的涵義或約定，來支撐所謂的社會性。

雖說精神（心智）發展是由「辨識的發展」與「關係的發展」這兩大主軸構築而成，但這兩大軸心並非各自獨立，而是相互支撐的。精神（心智）發展則是這兩大軸心的前進方向。也就是說，辨識的發展會促進關係的發展，而關係的發展也會促進辨識的發展……並藉此推動精神（心智）發展的整體發展。就如★4的圖表所示。

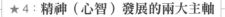

★4：精神（心智）發展的兩大主軸

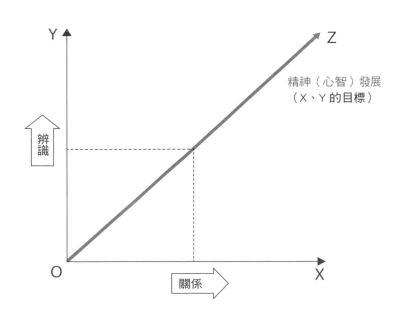

皮亞傑是 Y 軸，佛洛伊德是 X 軸

圖表看似簡單，但還是希望讀者能牢記腦中。

為什麼最具代表性的發展障礙可大致區分為「智能障礙（心智遲緩）群組」與「自閉症類群障礙群組」呢？發展理論五花八門，為什麼基本上都是以皮亞傑的發展論與佛洛伊德的發展論這兩個古典學說做為代表呢？

這些疑問的解答，都在這個圖表裡。之後還會再談到發展障礙，這裡就先來聊聊發展理論吧！

從上頁★4來看，皮亞傑的發展論，就是沿著 Y 軸描繪發展的發展論，基本上來說描繪的是辨識（理解）的發展過程。佛洛伊德的學說則是沿著 X 軸的發展論，基本上來說描繪的是關係（社會性）的發展過程。由兩大主軸構築而成的精神（心智）發展本質構造，必然會產生這兩大相互對照呼應的發展論。

不管是皮亞傑還是佛洛伊德，都是相當優秀的古典學說。下個章節就為大家進行詳細解說。

第 5 章

皮亞傑的發展論

皮亞傑（Piaget，1896 － 1980），10 歲時寫了一篇白麻雀觀察論文投稿到博物館雜誌，15 歲時發表了軟體動物研究論文。此篇內容受到專家的矚目，突顯出他的早熟、智慧和才華，也讓他以年輕動物學者的身分，展開了學術生涯的第一步。但是，在動物學領域出人頭地後，於二十幾歲時轉而關心發展心理學。

　　皮亞傑最感興趣的就是人類的「知性」。人類擁有其他動物沒有的高度知性。這是為什麼呢？名為人類的動物是什麼……？又是怎麼發展出知性這樣東西的呢？

　　因此，當說到精神（心智）發展是如何理解周遭世界的「辨識發展」，及如何與周遭世界產生關連的「關係發展」這兩軸時，就是將焦點擺在「知性的發展」這點，來探討發展的過程。

1　同化與調節

攝入外部環境，並配合它改變自己

　　精神（心智）發展指的是「心靈」的構成或運作朝向某種

事物逐漸變化（前進）的現象。因此，必定有一股推動它的力量在運作。而這股推動知性的發展往前邁進的原動力究竟是什麼呢？

因為皮亞傑是以動物學起家，便把觀察重點放在「生物在環境中，如何成長」這點上。生物會靠著融入環境而活。比方說從環境中攝取營養，藉此培育自己的身體、維持生存活動。一般稱為「同化（assimilation）」。但是，這並非只是單純的攝入，而是以更好的方式從環境中攝取營養，讓生存活動變得更加穩定，並配合外界環境逐漸改變自己的身體或活動方式。這就是所謂的「調節（accommodation）」。

樹木的成長靠的是從環境中攝取的水、光、二氧化碳（同化），成長時枝椏會朝容易接收陽光的方向延伸，樹根則會往較易取得水分的方向伸長（調節）。幼獅吃斑馬肉長大（同化），但在成長的過程中，會逐漸長成有利於在賽班納大草原上追逐斑馬的身體構造及運動能力（調節）。

作為發展原動力的「均衡化」

生物於是將同化與調節作為車子的前後輪，讓自己能更加適應環境，這就是發展的過程。因此，維持環境與本身狀態間協調性與穩定性平衡的力量，一定要持續運作。皮亞傑將這股力量命名為「均衡化（equilibration）」。

推進同化與調節的，就是這股「均衡化」的力量。皮亞傑認為讓動物能在環境中維持穩定生存的同化與調節作用，也就是所謂的均衡化，正是促進生物發展（成長）的原動力。

無論樹木、蚯蚓或獅子，世上所有生物都具備這樣的發展

構造。不過，各物種都有個別被賦予的條件，並且要根據此條件才能進行同化與調節。因此，就算把蚯蚓丟到非洲賽班納大草原，也不會出現為適應草原環境而透過同化與調節，最終演化出獅子般的身體構造或運動能力的「均衡化」狀態。

2　知性的發展

將重點擺在知性上的近代人類觀

　　皮亞傑認為知性的發展也是透過同化與調節，也就是所謂的均衡化架構來推進的。「難道知性也跟樹木、蚯蚓或獅子一樣都是生物嗎？」或許有人會提出這種不懷好意的質疑吧？

　　所謂的知性，除了支撐人類這種生物的生存外，也協助維持其基本運作。若對人類來說知性活動就是生存活動的話，將其視為相同構造其實也無妨。就把人類當成是被賦予這種條件的生物吧！一般都認為這就是皮亞傑的主張。

　　將人類存在或精神的本源置於「知性」（理性）之上，主張合理性、邏輯性正是「精神」本質的主張，名為唯智主義。就這層意義來看，皮亞傑貫徹了唯智主義。若貫徹將人類視為理性（合理）存在的近代人類觀的話，最終就會達到這樣的唯智主義。這就是皮亞傑的人類觀。因此皮亞傑的作為，在精神醫學的範疇中，也就理所當然地被納入正統精神醫學發展過程中。

　　因此，皮亞傑的精神（心智）發展論變成了讓知性的運作升級到更具邏輯性（＝合理性）的路徑。

3　基模（Schema）

　　人類的知性來自於外界（環境）賦予的體驗，藉此建構起本身對外界、體驗的獨特「理解」，也就是「同化」。皮亞傑則將其稱為「基模（scheme）」。Scheme是帶有「圖示」、「構圖」等涵義的詞彙。雖然是不易理解的抽象概念，但指的就是具備某種聯繫的事物，在腦中所描繪出的感覺印象吧。

　　以嬰兒為例，當奶瓶出現在眼前就有奶可喝。雖然嬰兒的理解方式並非透過這樣的「語言（概念）」，不過因為每天都要喝好幾次奶，最終嬰兒一定會變成只要奶瓶出現在自己面前，就會發出愉悅聲響的狀態，我們可以將其認為是嬰兒本身產生了某種獨特「理解」。因此，我們可以解釋為嬰兒獲得了來自非言語性（非概念性）事物的圖示性理解，也就是所謂的「基模」。奶瓶的視覺效果、吸吮的動作、牛奶的味覺、吞嚥運動、飽腹的身體感覺等，這一連串感覺與運動的組合，在腦中轉化為感覺性圖示的結果，就是「基模」。

　　這時候，媽媽可以讓嬰兒試著拿取手搖鈴。嬰兒會按照過往的基模，將手搖鈴放進嘴裡吸吮。不過，卻品嚐不到半點美味的牛奶味道。透過這樣的體驗，嬰兒會建構出全新的基模。類似「從手搖鈴喝不到奶，奶瓶跟手搖鈴不一樣」的理解。雖然不是以言語的方式將其視為一種概念，但真要將其文字化的話，就類似這樣的基模吧。像這樣重建基模的過程，就是所謂的「調節」。

主動、自主性世界的理解

在這樣累積經驗的過程中，不斷重複同化與調節的運作，打造出更為複雜且高度的「理解」，也就是更為複雜高等的「基模」，藉此更為合理地去適應環境，正是知性的運作，同時也可以稱為知性的發展，這就是皮亞傑的精神（心智）發展原理。

人類對外界的理解，並非被動地以生理性的感覺、知覺照單全收外界的一切，而是主動將其塑造成某種形式加以重新理解。皮亞傑主張的「基模」便精準地抓住這點。所謂的「基模」，便是像這樣透過主動、自主性所構成的理解圖示。

皮亞傑的優點就是像這樣，確實掌握了面對「辨識」時，人類知性運作所具備的主動性與自主性的特質，且事實是此一特質早在嬰兒期，就已經開始發揮作用。孩子是一邊自主、主動理解這個世界，一邊步上精神（心智）發展之路的。

但卻看不見關係

不過，這其中也潛藏著皮亞傑的缺點，就是過度偏重其主動性，演變成彷彿孩子都是靠自己一個人走在發展這條路上的發展論。欠缺了「關係發展」會促進並支撐「辨識發展」的觀點。雖然，皮亞傑也將「成熟」、「經驗」納入會促進精神（心智）發展的條件中，提出了所謂的「社會性傳達」，但卻少了更進一步的探討。

皮亞傑從客觀觀察、實驗來探討精神（心智）發展的手法，或許並不適用於孩子透過與成人的密切接觸，逐步獲得辨識的過程。因此，每個人主動塑造出的獨特基模，也就是人與人之

間為什麼能共通、共享各自的主觀或體驗世界這個問題，講得艱澀一點，就是「互為主體性」的問題，是無法透過皮亞傑的發展論來解開其中的謎團。

. . . .

皮亞傑的研究依據皆來自於在家中觀察自家三個孩子的實際經驗，並非使用實驗室裡較為嚴謹的研究方式。因此，當初也出現了「不具科學性」的批評聲浪。不過，這是不知精神（心智）發展為何物的批判。讀了皮亞傑《智慧的發生》這本書，腦中就會浮現隱藏在這些論述背後，積極與孩子互動的爸爸皮亞傑的身影（當時有多少能這麼樂意與孩子相處的爸爸呢）。孩子並不是在實驗室中成長的，而是在家庭中長大的。這或許就是皮亞傑發展研究的優點吧。不過，從自身角度出發的觀察性記述，以及欠缺其代表意義與扮演角色之分析，便成為其弱點。

現代的研究學者，以現在的孩子們為對象，將皮亞傑的研究以更高層級的方式重新實驗後，得出了「就實際情況來看，皮亞傑可能低估了嬰幼兒能力與發展進程」的結論。這或許代表因實驗精準度的提升，讓學者得以發現更為正確的事實。另一方面，也指出了身體發展所出現的「加速現象」（伴隨社會的文明化、高度化，身體發育也加快的現象），也同樣出現在智能發展上的可能性。精神（心智）發展並非普遍性事物而是社會與文化的函數，因此出現加速現象也不足為奇。

. . . .

4　發展 4 階段

皮亞傑將知性的發展分為四大階段。精神（心智）發展指的就是孩子一步步走上這些階段的過程。

感覺動作期（Sensorimotor stage）：0 ～ 2 歲

前運思期（Preoperational stage）：2 ～ 7 歲

具體運思期（Concrete Operational stage）：7 ～ 11 歲

形式運思期（Formal Operational stage）：11 ～ 16 歲

階段 1：感覺動作期

「認知」性的基模構築

獲得語言之前的知性階段。幾乎等同於嬰兒期到幼兒初期。

雖然嬰兒的體驗世界一開始是以反射或生理反應開始的，但透過反覆修正錯誤行為（皮亞傑稱之為「循環反應」）後的同化與調節，孩子便能構築出對外界或體驗的獨特認知基模。這已經不是被動的反射或生理反應，而是蘊含了某些意圖或目的的主動動作，自主性、主動性地想去理解外部世界的心理作用，可以說是為廣義上的「知性」。

隨著同化與調節作用不斷累積，就如同前述奶瓶或手搖鈴的例子，基模會變得越來越複雜。不過，由於還處於尚未達到語言（意義、概念）認知程度的體驗世界，所以還不具有任何邏輯性。邏輯是要透過概念（語言）的運作始能成立的。故這裡所指的體驗世界，並非來自邏輯，而是透過感覺或動作等最直接的身體體驗打造出來的世界。

「邏輯基礎」成立期

這個時期，透過消失在隔壁房間的母親身影再次出現，或

是反覆「看不到看不到～哇！」（邊說邊用手遮臉又突然出現的遊戲）這種母親用手遮住臉又打開的動作等，這些體驗的反覆進行，若寫成文字，就表示孩子建立了一個「事物就算看不見卻也持續存在」的基模，皮亞傑將此稱呼為「物體恆存概念」。

像這樣經由感覺動作期，觀察各種事物（感覺）、用自己的嘴或手腳去接觸物品（動作）的日子持續累積，另外再加上事物的「恆存」，嬰兒就會辨識到（構築出這樣的基模），在事物與事物之間存在著所謂的「聯繫」或「因果」（一哭媽媽就會出現，搖動手搖鈴就會發出聲響等等）。

將事物之間當成關係或因果來理解並加以連結後，才會讓嬰兒產生所謂的「邏輯」。再者，若沒有對恆存性信任，無論是何種理論皆為空談。「透過邏輯來辨識這個世界，並以此為據生活在這世上」像這樣知性運作的基礎，就是成立於感覺動作期的。

階段 2：前運思期

「辨識」性的知性開始運作

習得社會性語言，可透過意義或約定來理解事物的概念性思考，也是辨識的力量與正規的「知性」開始運作的階段。幾乎等同於幼兒期。

皮亞傑將此一時期的重點擺在出現將某種事物以另一種事物來表現的「象徵機能」（把積木當成電車來玩之類）上，將其視為推進語言習得的強大力量。把在眼前走動，會喵喵叫的

四腳生物，以聲音（「喵喵」、「貓」）這種截然不同的事物來加以象徵的，正是語言。

不過，幼兒階段的知性主要還是受到感覺動作期的影響，很容易被在尚未出現仰賴認知性感覺及知覺邏輯前的「直覺」拉走。因此，時不時就會出現把捏圓的黏土拉長，量就會增加、將深水杯的水倒進較淺的寬盤量就會變少，或是拉大排在狹小間隔裡十顆彈珠之間的距離，數量就會變多的錯覺。

即便有「恆存」但還不算是「守恆」

就算擁有了「對象從軀體感覺的範圍裡消失，並不代表其存在消失」的「恆存」理解，但這個階段尚未形成即便知覺上的形態改變，但總量未變的「守恆（conservation）」等相關理解。皮亞傑的有趣之處就在於，他能透過下了各種工夫、且簡單明瞭的實驗，讓類似這種兒童具備的知性特質，更為具體且具實證性地顯現出來。

「守恆」的理解速度較慢，是因為對「恆存性」的理解，只要透過「就算突然看不見母親的臉，但還是會再出現」這個事實體驗，並反覆出現即可。但對「守恆」的理解則必須形成「只要總量沒有增減，結果都是一樣的」這個理論。這時候雖說已經開始透過言語進行辨識性的概念思考，但對邏輯性的概念操作能力尚未成熟。簡單來說，就是還無法充分進行「邏輯思考」，因此會被感覺性的認知，也就是「外觀」欺騙。

為了達到像這樣「守恆」的邏輯性理解，就必須鍛鍊出「將拉成長條的黏土搓圓的話，就會恢復原狀（總量是沒有

任何變化的才對）」這樣的大腦運作方式才行。

　　相當重視此一運作方式的皮亞傑稱之為「可逆操作」。在前運思期，是還無法達到此一階段的。

無法從對方的角度來看事情

　　另外，在這個階段，也尚未養成站在對方的角度、他人的觀點來理解事物的辨識方法，只會從自身角度來理解一切事物。對於那些跟自己站在不同位置來看事物的人，也會認為對方看到的就跟自己一樣等等。

　　可用來證實此一論點的就是皮亞傑的「三山實驗」，這個實驗是先讓孩子從四個方向來觀察如（★5）這個由三座山組成的模型，再請他坐在模型正面，問孩子坐在他對面的人看起來如何？右側的人看起來如何？從左側來看又是如何？讓他由各個角度拍攝的照片中，挑選出最適合的一張。就結果來看，大多數的幼兒都會選擇自己眼前所見的正前方照片。這就是前述的「自己看起來是這樣」，這種所謂知覺上的「被外表欺騙」。

　　像這樣無法轉換觀點，只能從自身角度去理解的狀況，皮亞傑稱為「自我中心性（egocentricity）」，並將其視為幼兒知性的一大特徵，而高度重視。並非由自身觀點而是對方的角度重新理解的行為，就廣義來說，也算是一種可逆操作，幼兒還無法善加運用。

　　更進一步來說，這個階段的孩子，會認為石頭是有生命的或是樹木也看得見聽得到，對這種不合邏輯且具神祕性的事物深信不疑。皮亞傑將之稱為「萬物有靈論（animisme）」，與

自我中心性並列幼兒知性的兩大特徵。不過，也可以從「我也是有生命的，看得見聽得到，所以石頭或樹木都跟我一樣」這種自我中心性的觀點來加以理解。將其透過「萬物有靈論」更進一步與未開化社會的原始心性相互連結這點，是否能定義為皮亞傑的西歐近代唯智主義呢？

★5：三山實驗

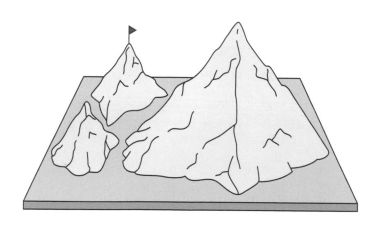

英國的人類學者泰勒認為宗教的起源，來自於活在未開化社會的人們將動植物或自然物質視為有靈魂的存在來信仰這件事，並將其命名為「animisme」。這就是萬物有靈論這個用詞的由來。Anima 在拉丁語中代表了「氣息」或「靈魂」。

階段 3：具體運思期

開始會算數

　　可以有邏輯地去思考「10 個 100 元的糖果，買 25 個要付多少錢呢？」這種具體、實際問題的知性階段。幾乎等同於學齡期。

　　自己有 5 顆糖果，拿了 2 顆給弟弟，就剩 3 顆（5-2=3）。弟弟要是把那 2 顆還給我的話，應該就變回原本的 5 個（3+2=5）等等，無法進行可逆操作就無法計算。不過，這僅限於像糖果的數量，這種在實際生活中可見、可聽、可碰觸的具體體驗，可能還無法單靠邏輯來理解相關事物。

　　雖然開始會解釋，可以用自己的邏輯進行思考，但這些都還離不開與自身有關的具體生活體驗與欲望。因此，被視為是還留有只會固執己見、無法延伸到一般論述，演變成「小孩的歪理」的階段。

階段 4：形式運思期

可進行抽象概念操作

　　擺脫了具體且具生活性的事物或想像，可透過抽象概念的操作，進行邏輯思考的知性階段，幾乎等同於青春期以後～成人期。

　　先不提太難的部分，簡單來說，就是能自在運用「數學等級」的思考模式，也是可以驅動數理邏輯（就是將道理當成道

理仔細思考）的階段。

算數的加減乘除，是透過點心要怎麼分、買東西花多少錢等生活場景的具體印象來掌握，不過數學就沒辦法了。一進入聯立方程式、三角函數、微積分，數學就會開始離算數的具體性越來越遠。因此，皮亞傑認為只要學會這些極度抽象的邏輯操作，知性運作就能達到其應該達成的目標。

若舉數學以外的例子，遇到「以民主主義思想原理的觀點來看，美國發動的伊拉克戰爭有何問題點？」這類較為抽象的理念性問題，換個說法就是遠離具體、日常生活意識的問題時，只有到這個階段才能進行邏輯性（非情感性）思考。

另一方面，「不夠踏實」

反過來看的話，因為這也代表可以進行非日常體驗的純觀念性思維，或許會被認為只會說大話，或是懷抱不切實際的妄想，這也大大突顯了所謂的「青春期心性」。

5　精神（心智）發展的最終階段

數學知性的邏輯

話說回來，雖然到目前為止，用「邏輯」或「邏輯性」之類的詞彙用得很理所當然。但當某個想法變得更有邏輯，或是可進行更高層次的邏輯操作時，此時的「邏輯性」又代表了什麼呢？要去哪裡找出判斷 A 想法比 B 想法更具「邏輯性」的

客觀基準呢？

　　若將精神（心智）發展視為讓人擁有更具邏輯的知性之途徑，就一定會面臨這樣的疑惑吧！這個問題著實不易。而皮亞傑就是在數理邏輯、數學裡尋找其基準與根據的。

　　皮亞傑的發展論本身，針對孩子行為舉止的觀察與實驗有更具體且更容易達到的途徑。不過，要藉此構築其論述邏輯時，就會變得極為抽象，內容也很艱澀。

　　說實在的，真的很難懂。若能暢行無阻地讀完這些的話，就可以說這個人是達到了形式運思期或是知性完成的階段。

論理與心理一致？！

　　皮亞傑的發展論持續發展下去，純粹數學般的世界或許就會成為人類知性的最高極致。若達到形式運思期最後平衡狀態的「邏輯與心理就會呈現一致」的話（皮亞傑 1998），應該就是理性的、合理的存在這近代人類觀的終極目標吧。

　　皮亞傑的發展論是立足於將人類視為「合理性（理性的）」存在的近代人生觀之上，以及描繪孩童是如何按部就班，一步步擁有做為社會人士（成年人）應具備的合理性（論理性）思考的發展理論。

第 6 章

佛洛伊德的發展論

佛洛伊德（Sigmund Freud，1856 － 1939）是維也納出身。根據中樞神經系統的腦病理學理論進行腦性麻痺、失語症的相關研究，並留下不少具體成就的醫學學者。不過，最後還是轉向做起精神官能症的研究。

　　相對於皮亞傑將重點擺在知性的合理性、邏輯性的獲得過程，佛洛伊德研究的是人類心靈的非合理性。佛洛伊德認為人類本源乃至於精神的本源是非理性的，追求的也正是非合理性。所謂精神官能症患者，與腦性麻痺或失語症患者不同，大腦組織沒有任何病變，但身心卻出現種種不合理現象。

∙∙∙∙∙∙∙∙∙∙∙∙

以「歇斯底里（Hysteria）」為例，就身體醫學的角度來看一切正常，但運動、感覺功能出現障礙，又或者是意識出現異常。「恐慌症（panic disorder）」是在外界沒有太大不安的情況下，感到極度恐慌的狀態。「強迫症（Obsessive-Compulsive Disorder, OCD）」則是患者本人也很清楚這樣其實一點意義也沒有或是根本不合理，但還是堅持某個特定的觀念或行為。「恐懼症（phobia disorder）」則會對於特定的事物抱持超乎常理的過度恐懼等等。

∙∙∙∙∙∙∙∙∙∙∙∙

從精神官能症的出現與該患者的生長歷程有一定關聯的問題意識出發，佛洛伊德開始將焦點擺在精神（心智）發展。人與人之間的互動與關係的發展，就成了佛洛依德最為關注的重點，並打造出一套以此為主軸的發展論。

19 世紀最受到矚目的事物裡，也包含了性倒錯。若從性最原始的目的是「生殖」這點來思考的話，還蠻多人將兩者完全切割，做出相當不合理的「性」行為。不過，除此之外，其實跟一般人大同小異。該如何針對這點去思考呢？對強調「人類是合理存在」的近代人類觀來說，這是一個大問題。佛洛伊德就是根據這點展開其發展論。

德國精神科醫生克拉夫特‧艾賓（Krafft-Ebing，1840 — 1902），在《性病態（Psychopathia sexualis）》（1886）裡提到的詳細分類，即為性倒錯學術研究的起點。書中將其分為同性戀、戀童癖、戀物癖等「性對象」的倒錯，以及施虐和受虐等「性目標」的倒錯。正如其書名所述，他將性偏離視為一種性格偏差。

1　幼兒期性慾

對愛撫行為的渴求

佛洛伊德並非將性倒錯視為某種「偏差」或「病理」，而是認為人類的性慾皆始於此。換句話說，人類的性交不完全等同於生殖行為。雖然會被定義成一種定型發展，並朝此方向邁

進。不過，並非一開始就是如此，最後也不一定會演變成這樣的結果。人類的性愛一開始是來自於嬰兒渴望照顧者親密行為這種身心未分化的深層欲望。

佛洛伊德稱這種強烈的欲望為「幼兒期性慾（infantile sexuality）」，是其發展理論裡一個極為關鍵的概念。雖然也可以翻成「幼兒性慾」，但卻經常遭人誤解。他的意思並不是說嬰兒已經具有成年人普遍擁有的「性慾」（對生殖行為的極度渴望，也就是俗稱的性慾）。佛洛伊德認為這種不具備任何情慾的性愛，更貼近古希臘哲學家柏拉圖（Plato）的「愛神」（也就是所謂的柏拉圖式性愛）。

關鍵在於雙向與一體性

為什麼將其命名為「幼兒期性慾」？撫養嬰兒（照顧者）的父母經常會無意識地擁抱、磨蹭臉龐或親吻自己的孩子。若將育兒視為一種保護孩子的安全、給予營養並傳授生存所需技能的話，這些舉動看起來都是多餘（不必要的）。不過，大家能想像少了這些親密舉動的育兒生活嗎？

更何況，這些並非父母的一意孤行，而是可以讓鬧脾氣的嬰兒停止哭鬧，重拾生氣的喜悅。隨著運動能力的發達，孩子甚至還會主動要求這些親密行為。就這點來看，嬰幼兒對父母的親密行為也有強烈的渴望，而這樣的渴求更激發了父母的親密行為，從這裡就可以看出親子間雙向一體的交流。

另外，還有一個與其極為類似的情況。在成人的性愛生活中，伴侶之間也會出現擁抱、耳鬢廝磨、接吻等的愛撫行為。若單純為了保留物種的話，直接性交就能達到生物學上的目的，

這些行為都是多餘且非必要性的。不過,大家應該無法想像少了這些愛撫的戀愛或性愛生活。這些親密行為,也都具備了無法輕言判斷是由誰主導的雙向與一體性。

發現兩者之間共同點的佛洛伊德,認為親密的愛撫行為以及強烈渴求這些行為所帶來的安心與滿足感,才是人類「性愛」的核心,而不是對生殖行為(性交)的欲望。對愛撫的渴望是與生俱來的生物力量,在呱呱落地之際就已經存在。

由於這樣的力量在嬰幼兒期到兒童期之間,並不會產生如成人期般對生殖行為的衝動。因此,其核心只有對親密接觸的純潔渴望。這樣的渴望也促進了人際關係的發展。為了跟成人期(性器期)的性愛有所區隔,佛洛伊德便將孩童對性愛的渴求命名為「幼兒期性慾」。

. . . .

雖然被定義為性倒錯之一的 pedophilia(戀童癖),有時在日文中也會被譯為「幼兒性愛」。不過,本書所稱的「幼兒期性慾」原文為 infantile sexuality。

. . . .

性愛是邁向共同性的原動力

嬰幼兒期的性愛與生殖(性交)無關這點,若就性原本的生物學目的來看,會被視為一種「倒錯」的性愛。不過,從嬰幼兒期開始,這股發自內心深處渴望與特定對象親密結合與交流的力量便持續發揮作用,最終發展為與生殖行為息息有關的成人性愛。尋求這樣的結合或交流的力量,正是促進人際關係發展(社

會性發展）的原動力。這點也是佛洛伊德發展論的核心。

　　性愛是來自源於個體內部生命與生理需求的力量，也是一股促進與外界其他個體產生相互且具社會性聯繫的強大力量。因此，性愛便成為讓起初以生命體的形式來到這世上、被視為個體性與生物性存在的兒童，能一步步成為共同性、社會性存在的力量。相較於將這股促進精神（心智）發展的原動力稱為「均衡化」的皮亞傑，佛洛伊德則將其稱之為「性愛」。

2　欲力（libido）

假想能量

　　佛洛伊德認為若將性愛視為驅動精神（心智）發展的動力（引擎），就需要能產生其動力的能量（燃料）。當時是一個將物理學所確立的「能量」概念定義為先進科學，並將其導入許多領域的時代。同年代的法國精神學皮埃爾・傑尼特（Pierre Janet，1859 － 1947）也根據能量理論，提出了「心理力量（force psychologique）」的概念。

　　佛洛伊德則將這假想能量命名為「欲力（libido）」，在拉丁文裡指的是欲望。佛洛伊德認為欲力（libido）應該是可用科學方式加以量測，並且具備生物學的實體能量。若能透過能量動態描繪出物質活動的話，人類的精神活動就能透過欲力（libido）動態的形式加以繪製。也因為這樣的想法，讓佛洛伊德理論裡將個人的「內心」世界視為一種機械式的物理裝置。

讀到這裡,大家可能會認為佛洛伊德理論是一套過於物質主義與機械化的過時落伍學說。這是因為一般的學說或理論通常都只擷取最前面的部分,所以,動不動就覺得它過時了。

或許是因為如此,佛洛伊德的欲力(libido)理論裡有不少難以理解的部分。不過,簡單來說,應該就是人們在人生的不同階段都會將心思放在不同的對象上。對象是誰?力道有多強?針對這些問題,佛洛伊德嘗試透過名為「欲力(libido)」這個抽象的量化運作,歸納出一定的法則。物理學將事物視為能量的運作,經濟學則是將其視為貨幣的運作,從中歸納出一套法則。

對象是誰?

雖說我們的心意都是放在物質對象上,而身為社會性存在的我們重視的一定是「人類」。這樣的心意,在嬰幼兒期強烈地投射在父母身上,促進了人際關係的發展,再逐漸演變為投注在特定異性身上至死不渝的成人性愛。接著,若跟這位異性結婚生子,這樣的心意就會轉到孩子身上,成為撫養他長大的動力。雖然投射的對象、形式有所改變,但一定能找到貫穿其中的普遍性原則。

燒開熱水跟核能發電同屬「熱能」原理,買糖果跟併購大企業用的都是「貨幣」。即便外觀不同,但事物的本質與原理卻沒有絲毫改變。同樣地,嬰幼兒對父母的愛、成年後的投射

對象轉為情人，有了孩子之後則將全部心力都放在孩子身上等，將自己的心意放在各式各樣的人事物上，其原理皆來自「欲力（libido）」。這就是佛洛伊德欲力（libido）假設的基礎。

3　人格發展 5 階段

佛洛伊德將人格發展分為 5 個階段，並以成年後性愛時會碰觸到的身體器官來命名。透過幼兒期性愛交流來推動，最終一定會發展為成年男女性愛的「人際關係發展」之創見，就是藉此將其化為可能。

只不過，當時的風土民情、人與人之間的相處模式也會大大影響到人際關係（社會性）的發展。因此，佛洛伊德發展理論也並非全盤適用生活在現代社會的我們。

口腔期（oral stage）：**大約 0 至 1 歲**
肛門期（anal stage）：**大約 1 ～ 3 歲**
性器期（phallic stage）：**大約 3 ～ 6 歲**
潛伏期（latent stage）：**大約 6 ～ 12 歲**
兩性期（genital stage）：**12 歲左右**

階段 1：口腔期

親子交流的管道

透過哺乳所促成的親密接觸，讓嘴唇成為親子交流重要管

道的時期。幾乎等同於嬰兒期。

哺乳這個行為不單單只是讓嬰兒補充營養消除飢餓感。佛洛伊德更強調被母親溫柔擁抱並透過乳頭吸吮著溫熱母乳時，嬰兒內心會產生無比的喜悅、滿足與安心感。就精神（心智）發展來說，這些感受都是相當重要。透過日復一日的哺乳，會加深嬰兒與養育者之間的親密（佛洛伊德將其稱為性愛）關係。

．．．．．．．．．．．．

> 佛洛伊德為了強調「性愛」是促進發展的概念，因此相當重視哺乳也就是吸吮乳頭（最終極就是接吻）這個讓口腔獲得滿足的動作。雖然說如此一來，就能讓大家更好理解哺乳這個行為，但除了哺乳外，這段期間裡各種身體管理的相關照顧，其實都扮演了相同的角色。以換尿布為例，養育者換尿布的動作不單只是為了管理嬰兒的身體狀況，透過撫摸、抱起等動作，（幾乎在無意識的情況下）達到愛撫的效果。嬰兒則會同時感受到換掉被尿浸濕的冰冷尿布後，身體的舒適感以及透過愛撫所獲得性愛的滿足感。
>
> 愛利克‧艾瑞克森（Erik H. Erikson，1902 － 1994）也根據佛洛伊德這套理論，研發出「透過養育者在嬰兒期的細心呵護，其所感受到對周遭一切的基本安心感與信任感，會深植孩童心中」的論述，並將其稱之為「基本信任（basic trust）」。

．．．．．．．．．．．．

階段 2：肛門期

成為社會性存在的第一步

透過如廁訓練的親密接觸，讓肛門成為親子交流重要管道

的時期。幾乎等同於幼兒期前半。如同「排便順暢」這句話所述，排泄時會帶來快感。這是因為生理需求獲得滿足。透過如廁訓練，讓幼兒從養育者身上學到這樣的快感並非在自己喜歡的時候以自己喜歡的方式獲得滿足，而是必須遵守「排泄一定要到廁所」的社會、文化規範。讓他們知道尿在床上或是尿在大家面前是不可以的，也是一種丟臉的行為。

雖然我們人類常常做出一些丟臉的行為。不過，一般來說，是不會當著眾人面前公然排泄的。這是因為我們內心對這樣的行為有所排斥。佛洛伊德將這些社會、文化規範深植人心，因而讓個人的行動有所限制的力量稱為「超我（über-Ich，英文superego）」，代表的是超越自我（ego）的強大社會力量。

同理可證，我們不會動不動就想殺人，是因為「殺人是一件很恐怖的事」這個規範早已形成了強而有力的超我。

....

根據 2004 年戴夫‧葛司曼（Dave Grossman）的戰爭心理學研究，即便是被允許（命令）公然殺人，在若不先動手，死的就是自己的戰場上，真的敢將準心瞄向敵軍扣下扳機的人，不會超過兩成。因此，美軍在越戰時透過感化作用、有條件的心理學技法等訓練，將擺脫超我的軍隊送上戰場。戰爭結束後從越南回來的軍人，因重度適應不良引發了社會問題。自此也讓美國精神醫學有了創傷後壓力症候群（posttraumatic stress disorder，PTSD）的概念。這被定義為殘酷戰場上的「創傷經歷」問題，但真的僅止於此嗎？

....

● 審定註：本我（id），自我（ego），超我（superego）。佛洛

伊德提出的人格理論，人格包括了三部份：本我、自我、超我。三部分在同一人身上因不同事件而互相作用，形成一個人的人格，反應在外在行為表現。「本我」是指人的行為會滿足人類的基本需求，如飢、渴、性。故本我主義強的人追求享樂，做事偏向滿足自我的需求，為「利己主義」者。「超我」是指個體在生活中，接受社會文化道德規範的教養而逐漸形成的，例如良心、道德和自我實現理想等，「超我」強的人為「利他主義」者。「自我」則介於本我與超我之間，是指當自我的需求（本我）受到社會規範或現實面考量，無法得到立即需求而必須退而求其次調整自己的行為，稱之為自我。

透過如廁訓練等教養行為，讓幼兒對社會共有的規範（規則）有所自覺，並藉此踏出成為社會性存在（社會人）的第一步。

邁向自主、主動性控制

幼兒之所以願意接受這些訓練，是基於口腔期，跟養育者所培養出的性愛關係。如果能從頭到尾都乖乖坐在小馬桶上大便，父母就會展現出「如獲至寶」的喜悅。引以為傲並感到喜悅的幼兒也能透過如廁訓練來激勵自己。

與此同時，對過去都只能單方面接受父母付出的幼兒來說，這也成為自己第一次讓父母感到喜悅的體驗。藉此讓所謂的主動、自主性深植心中。

要讓主動性變得更加確實，就會開始一段「不再只是乖乖聽父母指示而坐上小馬桶，偶爾會反抗，不開心的話也可能會尿得到處都是」的時期。透過時而服從、時而反抗的行為，幼

兒才能真正獲得自主並主動控制自己的欲求、行動的力量。

　　這就是所謂的「第一反抗期」，也被稱為「不要不要期」。這些反抗行為經常被稱為是「展現自我」，可以當作是所謂「自我」正式開始萌芽的時期。

. . . .

　　「自我」在佛洛伊德的德文原文裡寫作「Ich（拉丁語為 ego，英文為 I）」，就是我們在說「我怎樣怎樣」時裡的「我」。為什麼人會出現「我」這個自我意識呢？佛洛伊德認為做為生物性存在時產生的生命、本能的欲求（快感原理）與做為社會性存在被強加的社會規範或現實制約（現實原理）之間所產生的矛盾相互折衝下，就出現所謂的「我」這個自我意識。透過各種教養訓練，孩子開始感受到快感原理與現實原理之間的相互對立，「我（Ich）」便從中萌芽。

. . . .

意志的力量

　　一般都將這控制的力量稱為「意志」。「那孩子的意志堅強」意指這孩子能主動控制（該壓抑時就壓抑，該堅持時就堅持）自己的衝動、欲望。「意志薄弱」就表示這孩子只能被動地受到衝動、欲望的控制。

. . . .

　　佛洛伊德相當重視如廁訓練並將其命名為「肛門期」，是因為他認為這段時期的「教養訓練」都是為了帶領孩子進入社會、文化規範（規矩）的世界，透過遵從規範培養出自我控制的意志力。

此外，佛洛伊德也認為如廁訓練過度寬鬆或嚴格，都會影響到孩子人格的形成。因此，提出了「肛門人格」的性格類型。只不過，「如廁訓練」真的如佛洛伊德所說的，在兒童的人格形成中扮演決定性的角色嗎？這樣的疑問也再次證實了佛洛伊德理論早已過時。

不過，除了如廁訓練，這段期間所有的「教養訓練」會對意志發展造成重大影響的論點則是無庸置疑。過度消極或強硬都會妨礙自我控制能力的發展。阻礙意志發展的實例，在極度偏差的養育環境下成長的孩子之相關臨床實驗中經常可以看到（請參考第 15 章－ 9）。

. . . .

階段 3：性器期

如何解決與父母的三角關係課題？

是否擁有陰莖是讓孩子開始意識到男女有別的時期。佛洛伊德認為這時期的孩子會意識到該如何解決身為男性的父親、身為女性的母親跟自己之間的「三角關係」這個發展課題，並對此課題極為重視。而這段時期幾乎等同於幼兒期後半。

進入此一時期後，孩子發現到男孩子有小雞雞，但是女孩子沒有的事實。對大多數的男孩子來說，有小雞雞是一件值得驕傲的事，也因此產生了「小雞雞不見的話該怎麼辦？」的不安（閹割恐懼，Kastrationsangst）。另一方面，女孩子則會產生「如果自己也有小雞雞的話，就能跟男生一樣臭屁了」的羨慕心態（陰莖羨妒 Penisneid）。

有了性別意識後，男孩子對母親的性愛依戀就會隨之加深，開始擁有類似「只要爸爸不在的話，我可以一直待在媽媽身邊

了」這類就算打敗父親也想獨占母親的渴望。不過，男孩子對父親也有一份感情在，矛盾心理也因此而生。我也喜歡爸爸。再加上，抱持著若父親發現自己將其視為礙事存在這件事的話，說不定會遭到譴責的不安（「要是被罰拿掉小雞雞的話怎麼辦？」的閹割恐懼）。

融合了包含願望、矛盾、恐懼的複雜心態，佛洛伊德以希臘悲劇《伊底帕斯王》為名，將其稱之為「伊底帕斯情結（Oedipuskomplex）」（又稱戀母情結）。故事講述的是伊底帕斯在不知情的情況下殺了父親，迎娶自己母親的故事。「情結」在精神分析用語裡代表的是「複雜的內心狀態」（並非俗稱的「自卑」）。

女孩子則恰好相反，因為擁有想打敗母親獨占父親（類似「想當爸爸的新娘」的心態）的願望，讓人懷抱相同的矛盾與不安。分析心理學的創始人榮格（Carl Gustav Jung，1875 － 1961）便以希臘悲劇女主角為名，將其命名為「伊萊克特拉情結（Electra Complex）」（又稱戀父情結）。

衝突與其克服方式

佛洛伊德將重點擺在該如何化解此一情結所產生的衝突。衝突指的是同時擁有相互矛盾、互不兩立的願望所產生的心理現象。從嬰兒期到幼兒期前半，只知道實現願望時的滿足感與願望無法實現時的挫敗感的兒童，在這時候第一次感受到相互矛盾的願望帶來的衝突。雖然人本來就活在各種矛盾之中，但這卻是人生第一次遭遇到的矛盾衝突。

佛洛伊德認為男孩子只要將想打敗父親獨占母親這充滿矛

盾無法實現的願望加以轉化，就能擺脫伊底帕斯情結。「只要自己也成為跟爸爸一樣的男性，媽媽就會喜歡我了吧！」。這樣的想法讓男孩子將父親視為男性典範，變得更有男子氣概。女孩子恰好相反，則會以母親為典範，變得更有女人味。換句話說，就是讓自己的性別認同明確之際，也能確立自我。

　　不過，佛洛伊德也認為要是轉化（矛盾處理初體驗）失敗的話，就會被困在無法解決的伊底帕斯情結深淵中無法確立自我，長大後也無法處理面臨的各種矛盾，提高心理失衡（精神官能症）的風險。

．．．．．．．．．．．．．

　　精神（心智）發展深受文化的影響。我們必須思考的是「閹割恐懼」和「陰莖羨妒」等心理模式誕生當時，雖然佛洛伊德所處的時代與社會已經算是所謂的近代社會，但男性至上、家父長制的價值觀與生活模式，在當時家庭與社會仍就根深蒂固，但這就是當時的育兒環境。跟我們所處的現代社會無法一概而論。「伊底帕斯情結」又是如何呢？西歐的文化背景因家父長制的傳統觀念，再加上大人與小孩的界線涇渭分明。故將天一黑孩子就會立刻被趕出臥室，讓父母享受兩人世界這件事視為理所當然。只不過佛洛伊德將孩子跟父母之間視為「三角關係」的問題意識，在現代社會中應該將其改造為更具普遍性的架構。對此將做更深入的探討（請參考第 8 章－ 13）。

．．．．．．．．．．．．．

階段 4：潛伏期

將心思移往家庭以外的時期

　　將與養育者（父母）的性愛交流視為孩童精神（心智）發

展主題的傾向，隱沒（潛在化）於背景之中，取而代之的是將家庭以外的世界所產生的社會交流視為一大主題的時期，幾乎等同學齡期。到目前為止，都將重點擺在與家庭內主要養育者間性愛交流的心理能量（欲力），之後開始會轉化為對於在家庭以外的世界裡，社會人際關係或知識技能探求的旺盛熱情。佛洛伊德認為因為有這樣的潛伏期，讓人類才得以擁有高度文明文化。順帶一提，潛伏期也是兒童對「性意識」的萌芽期。進入潛伏期後，變得更加旺盛的探求心與求知欲，讓這時期的孩子對「性世界」這個大人的祕密領域充滿好奇，也開始對異性產生興趣與憧憬。只不過，對特定異性所產生的「成人性愛（戀愛）渴望」則必須等待下一個階段的兩性期。

階段 5：兩性期

邁向成人性愛的世界

這是將家人以外的他人（一般來說是異性）的性愛關愛視為重大主題的時期。這時候才首度將性愛視為可以促進生殖（性交），在成人的解釋中帶有「性慾」的成人性愛。換句話說，就是正式成年。約莫是青春期以後。佛洛伊德認為在這個時期，人際關係的發展基本上都大致完成。佛洛伊德的發展理論大膽地描述孩童如何透過與家人的性愛（性交）行為轉化為成熟的大人。隨著時代進步，社會中的勞動場域與私人育兒場合有了明顯的區隔。以所謂的「近代家庭」時代為背景，從中誕生了透過家人之間的親暱交流，讓兒童邁向社會化過程的發展理論（滝川 1994）。

第 7 章

精神（心智）發展歷程

如第 93 頁圖所示（★4），在精神（心智）發展基本架構中，辨
識發展（Y）和關係發展（X）是相輔相成。精神（心智）發展以
兩個向量（Z）進行。孩子沿著 Z 箭頭前進的過程，是精神（心智）
發展的唯一途徑（請參考第 4 章－4）。

　　前面兩章會先介紹皮亞傑與佛洛伊德的發展論，不僅僅是
因為兩位學者的論述都是最基本的古典學說。前者代表的是
「辨識（理解）的發展」（Y 軸），後者則代表「關係（社會性）
發展」（X 軸）。將兩者加以重疊，就能完整呈現精神（心智）
發展的全貌。

　　抱持「廣泛性發展障礙（pervasive developmental disorder，
PDD，包括自閉症、雷特氏症等）」（內容之後會再詳述）的
孩子們，也會經歷相同的精神（心智）發展歷程。單就精神（心
智）發展的觀點來看，神經學典範與發展障礙的發展「構造」，
在質的方面並沒有太大的差異，兩者要走的路都一樣。差別只
在於發展障礙的步調較慢，可能無法符合社會多數平均發展水
準的相對差距而已。不過，這樣的相對差距卻會讓發展「內容」
產生差異。這樣的差距在我們的社會中往往會轉化為巨大的屏
障。然而這種種的困難，就是所謂的「障礙（handicap）」。

另外，在衝撞這些巨大屏障的同時，也要想辦法努力活下去。這些看在無須付出這些努力的一般人眼中，淨是一些「特異獨行」或「異常」的行為。不過，若對精神（心智）發展的途徑有一些辨識的話，就會明白這些絕對不是什麼「異常」行為，而是非做不可的適應與努力。

　　因此，只要徹底掌握精神（心智）發展的歷程，就能更進一步了解發展障礙。希望大家都能牢記這點。接下來，就來聊聊神經學典範的發展歷程吧！

. . . .

　　雖然在第II部會有更進一步的說明，但將發展障礙分為「智能障礙」和「自閉症類群障礙」絕非偶然。精神（心智）發展是由認知發展與關係發展兩大主軸所組成的。智能障礙是因為認知發展的遲緩，自閉症類群障礙則是關係發展出現遲緩。

　　剛剛有提到辨識發展與關係發展是相輔相成的，但反過來說，這也代表若其中一方出現遲緩，另一方也會跟著出問題。雖然「智能障礙」與「自閉症類群障礙」在診斷分類上分屬兩類，但實際上卻沒有一條明確的分界線。這是因為只要有一方遲緩，另一方又必定會遲緩。無論是辨識發展或關係發展都出現嚴重遲緩的「自閉症」，一定會帶來這樣的發展構造，並不是只將智能障礙與自閉症類群障礙這「兩種不同的障礙」合併在一起。

. . . .

1 精神（心智）發展歷程

曲線從急轉彎到水平

　　就來看一下精神（心智）發展的歷程吧！就過往的經驗來看，發展並非隨年齡直線成長，而是如下（★6）的曲線。

　　0歲，1歲和2歲的曲線猶如急轉彎，之後則隨年齡增加逐漸趨緩，到了某個年紀後，就幾乎呈現水平狀態。而大部分人到了呈現水平的年齡時，就會達到社會的平均發展水準。這是最常見的精神（心智）發展歷程。

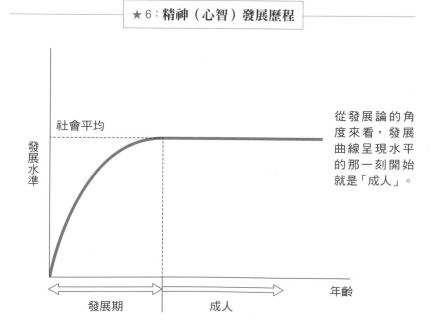

★6：精神（心智）發展歷程

從發展論的角度來看，發展曲線呈現水平的那一刻開始就是「成人」。

社會平均

發展水準

年齡

發展期　　成人

多數人的精神（心智）發展軌跡並非呈現隨年齡增加持續延伸的直線，而是逐漸趨向水平的曲線，是因為人類的精神機能架構是邁向某種「完成體」的過程。從曲線趨向水平，代表的是心理運作的架構（構造）已經接近完成的階段。

. . . .

精神（心智）發展裡，當然也有人類是終其一生都在持續發展的存在，不會有「結束（完成）」一天的論述（生涯發展理論）。若不是從結構性，而是內容性的觀點來看精神（心智）發展的話，這樣的論述其實也沒錯。長大成人後，也會面臨無數人生課題，累積各式各樣的經驗或努力，讓人的心靈有所成長，變得更豐富充實。而這點同樣也會出現在發展障礙中，終其一生都在持續成長。

. . . .

呈現水平時就是「大人」

「大人」與「小孩」的分界線並沒有明確定義。

生物學中可以清楚劃分，只要擁有生殖能力就是「大人」（成體），尚未擁有生殖能力前都是「小孩」（幼體）。

以日本為例，一般社會的認知是 19 歲以前都是「未成年」，滿 20 歲就是「大人」（成年），可以喝酒，也被賦予投票權（2016年起，投票權降至 18 歲）（編註：台灣預計將下修滿 18 歲即已成年）。兒童福祉法則明文規定未滿 18 歲都是「小孩」（兒童）。民法規定的結婚年齡，男生要滿 18 歲，女生則要滿 16 歲。刑法的適用對象則是 14 歲以上。

由上述可知，「小孩」的定義可視社會實際狀況自由調整。

從發展論的觀點來看，發展途徑呈現曲線的時期是「小孩」（持續發展中），趨向水平時就是「大人」（接近完成階段）。發展論的論述都會以 18 歲為界，那之前都屬於「發展期」。

有發展較快的孩子，也有速度較慢的孩子

就以往經驗來看，並非所有孩子都會呈現出相同的發展曲線（★7左）。無論是因發育較快而呈現急轉彎「早熟」狀態的孩子（A），還是步調較為緩慢的「晚熟」孩子（B），呈現出的發展曲線各有不同。

同理可證，曲線趨近水平時，每個人所呈現的狀態與程度更是天差地別（★7右）。大多數人幾乎都落在社會平均水準，其中當然也會有人大幅超越平均，相反地也會有人被遠遠拋在後頭。從高到低，都可能能呈現出連續且大幅度的發展曲線。

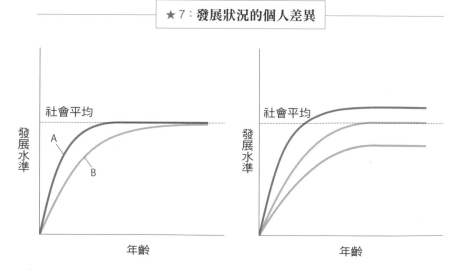

★7：發展狀況的個人差異

總而言之，發展較快的孩子，成長速度大家有目共睹，超過平均的機率也較高。若是較為遲緩的孩子，可能在還沒抵達高點前就直接趨向水平。不過，這些都只是機率問題，也是有不少「少時了了，大未必佳」或「大器晚成」的例子。

. . . .

　　「發展障礙」指的是在這個因快慢、高低個人差異的大範圍裡，某種精神機能的發展，是在同年齡層平均水準之上或之下。根據（1）是哪一種精神機能的發展出現遲緩以及（2）遲緩程度來劃分。（第 9 章－1，第 186 頁★ 17）。

　　若精神（心智）發展會隨年齡直線成長的話，速度較慢的孩子，一步一步慢慢來的話，應該也能達到高水準（差別只在速度快慢）。不過，因精神（心智）發展具備邁向某種「完成體」的構造，就算追不上也會進入完成階段，只好在未達平均值的情況下趨向水平（會出現高低差）。

　　與此同時，這樣的事實也代表「發展障礙」也是一種發展還算有聲有色的「完成體」，而非未完成的「缺陷體」，因為多了遲緩這個要素，完成體的呈現方式跟神經學典範只不過是有些「不同」。之後也會談到，將發展遲緩者視為未熟（未完成）、幼稚的存在是不對的。

　　智能障礙裡有個叫做「智能遲滯（mental retardation）」的醫學用語。此一現象，與其稱為發展「障礙」，不如說是發展「遲緩」。另外，英語的 mental 或名詞的 mind，可能比較貼近「大腦」，而非「心」，「智能」的語感較強。「Mental test」指的就是智能測驗。Mental retardation 並非「精神層面」的遲滯，照翻的話，應該是「智能遲緩」吧。自古以來，也流傳著「大隻雞慢啼」這句話。

　　「遲滯、遲緩」等詞彙，原本並不帶有任何否定或歧視意味。世上萬

物必須「前進」才是好事，「落後」就是不好的，非得進步不可這樣的想法，是近代社會才產生的觀念。追求進步或是被進步追著跑，真的有那麼好嗎？另外，精神（心智）發展（mental development）裡的 develop 指的是「開啟、拓展」，而不是「前進、進步」的意思。

. . . .

2　推動精神（心智）發展的力量

促進發展的原動力不只一個

每個人的精神（心智）發展歷程為什麼會有如此懸殊的差異呢？這其實與皮亞傑或佛洛伊德所探討的「什麼是推動精神（心智）發展的原動力？」這問題有關。因為這會讓人聯想到發展歷程的「快、慢」是受到這些不同原動力的影響。

因為皮亞傑和佛洛伊德只取了精神（心智）發展其中一個主軸，導致兩位學者設想的原動力也都只有一個。不過，想了解在辨識發展與關係發展相輔相成的情況下，才能持續推進的精神（心智）發展全貌，不能只取其中之一，而是要有「促進發展的原動力是結合了各種力量後的綜合力」的想法。

因此，我整理了幾個促進精神（心智）發展需要的力量（潛力），其複合關係則如（★8）所示。

物質條件（a）與（b）

首先是大腦的生物學基礎（a）。大腦是根據 DNA 設計圖的規劃，達到物質面的成熟。這樣的成熟也成為了支撐發展的

生物學力量，這是其中之一。

　　不過，這並不代表只要大腦設計圖設計得相當精美，就能促進精神（心智）發展。大腦生物學的成熟，必須要有各種物質性營養或感覺性刺激加以支撐（b）。營養這點，我想無須多加說明。至於刺激的話，生物實驗已經證實即便發展初始期是處於一個沒有任何視覺刺激的環境裡，視覺器官、中樞神經系統都十分正常的情況下，視覺功能，也就是所謂「透過視覺來分辨事物」的認知運作發展，還是會受到阻礙的事實。

★8：精神（心智）發展的潛力

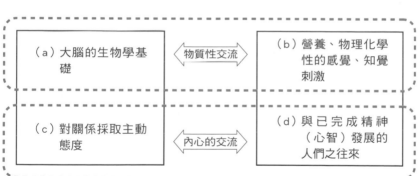

作為人類的生物性（個體性）存在　（a）×（b）
作為人類的社會性（共同性）存在　（c）×（d）
個體方面的因素（a）×（c）
環境方面的因素（b）×（d）

（a）×（b）×（c）×（d）＝發展

關係條件（c）和（d）

從前頁（★8）上排的相互作用來看，只要整合了大腦的生物學基礎（a）與來自環境的物質條件（b），就能促進精神（心智）發展嗎？就人類的情況來說，只有這樣是不夠的。大多數的動物應該單靠（a）×（b）就夠了。這是因為以最基本的認知程度來了解這個世界，與被定義為物質界的世界產生聯繫，便得以生存。

相較於此，人類則是藉由辨識程度，也就是人類是透過由社會、文化面延伸出來的意義或約定來了解這個世界，必須跟以人類共同世界為前提所打造出的世界有所互動。因此，為了達到發展的目的，早就已經完成精神（心智）發展。換句話說，共同擁有社會、文化的人們（以養育者為中心的大人們）為這個世界所付出的努力，絕對是不可或缺的。

更進一步來說，單靠大人的努力並不夠，孩子也必須有所回應。像這樣孩子主動積極接近大人的力量（c），也是必要的。若缺乏此力量的話，就無法與大人有所互動或建立關係，發展就會跟著遲緩。

若就人類的精神（心智）發展來看，下排的交流（c）×（d）是絕對不可或缺的。佛洛伊德將其命名為「幼兒期性慾」並定義為發展原動力的，就是這個（c）。約翰‧鮑比（Bowlby，1907 － 1990）和安士渥斯（Ainsworth, M.，1913 － 1999）所說的「依附」，也是這個（c）（請參考第 8章－3）。皮亞傑也相當重視孩子本身對外界感到好奇而產生的自動自發探索心。

推動發展的就是具備這 4 大條件的綜合力量

★ 8（第 131 頁）中，將（a）、（b）橫向匡列，是因為這展現了人類是「生物性、個體性存在」的一面。

下排的（c）、（d）以橫向匡列，則是因為這展現了人類是「社會性、共同性存在」的一面。我們並非單純是以生物個體的形式，而是透過社會、文化共同擁有這世界的形式活在這世上。因此，（c）、（d）是精神（心智）發展的必備條件。

接下來，就從縱向來看。（a）、（c）以縱向匡列後，就會呈現出發展時個體內側、孩子所具備的要素。大腦的生物學基礎有多穩固？主動與他人互動的意願、接近力有多強？這些都可說是「孩子所具備的發展要素」。

相較於此，（b）、（d）以縱向匡列後，就會呈現出發展時，個體外側及環境的要素。身處的環境是否能賦予促進孩子大腦成熟的所需物質條件？周遭的人能給這個孩子帶來多少社會性的互動？這些都可稱為「環境面的發展要素」。

根據以上所述，從（a）到（d）這 4 個條件相互結合後的綜合力量，就能推動精神（心智）發展。反言之，若少了某個條件，就有可能產生不足，造成發展遲緩。

在探討發展障礙的原因時，經常會出現究竟是「個體方面的因素」？還是「環境方面的因素」？「生物因素」還是「社會因素」？的爭論（就像伊塔爾跟皮內爾針對「野孩子」的爭辯）。只不過，這些爭辯都沒有所謂的正確答案。在協助發展遲緩的孩子時，不是針對其中一項條件，而是統整這 4 大條件，努力找出能讓這孩子稍微有一點改善的方法，才是最重要的。

造成發展遲緩的原因，最為人所知的就是（a）先天、後天性的大腦生物性障礙。（b）的不利條件，如因嬰幼兒期缺乏光線刺激，因此影響到視覺功能發展的案例少之又少。不過，營養不良導致的發展遲緩，卻是一個在貧困國家不容忽視的問題。（c）所造成的發展遲緩，則常見於自閉症類群障礙。（d）的話，則可以「兒童虐待（child abuse）」為例。孩子出生沒多久便遭到棄養，或是長期都以極端異常的方式來育兒，都會引發嚴重的發展遲緩。

3 為什麼會產生個人差異？

沒有可以左右發展的特定因子

促進精神（心智）發展的力量（潛力）是由第 131 頁（a）～（d）這 4 個條件排列組合而成的，而這 4 個條件又是由各式各樣的因子所組成的。以（a）的大腦生物學基礎為例，仔細研究後會發現它也是由許多基因（DNA）所組成的。（b）、（c）、（d）也各有不同的組成要素，十分複雜多元。因此，可以說發展速度的快慢或程度的高低，皆取決於眾多要素的排列組合。

假設影響發展的要素極為有限，因擁有或缺乏某些特定少數因子就會「ALL OR NOTHING」的話，精神（心智）發展就只會出現「神經學典範」或「發展障礙」這兩種非連續性且一翻兩瞪眼的結果。不過，實際上因為它是取決眾多要素的排列組合，發展程度便呈現出切也切不斷的連續性，兩者之間找不到一條明確的分界線。因此，英國精神科醫生潘洛斯

（Penrose, L，1898 － 1972），就透過智商來加以驗證的。

雖然是常態分布，但曲線會稍微拉高

潘洛斯的主要研究內容為智力測驗的數值分布，也就是辨識發展程度的社會性分布。

從很早以前開始，潘洛斯就提出了「智能商數或許是呈現常態分布」的主張。這是因為若是由眾多要素排列組合出來的量，就會呈現出機率論中的常態分布。

常態分布指的是雖然大多都落在平均值附近，但無論是高過或低於平均值，皆是具連續性的大範圍。只不過，離平均值越遠，數量就越低，因此形成了左右對稱的鐘型曲線。我們的身高、體重、腳程都是如此。

潘洛斯更透過多數人的智力測驗結果，來驗證自己「智力發展程度是否為常態分布」的假設。結果正如下頁★9所示，是相當接近常態分布的。尤其是高於平均值（IQ100）的部分，是與機率論的分布曲線完全一致的。問題是若真的符合機率論的話，即便低於平均值也會是常態分布，其分布曲線應該也會是左右對稱的鐘型（圖表的虛線部分）。不過，就實際數據來看，就會像圖中實線的部分，低於平均的話，曲線會稍微高些。

生理群與病理群

潘洛斯根據此結果將智能發展遲緩分為2大類。

一類是因自然現象（生理現象）所造成的遲緩，潘洛斯將其命名為「生理群」。因智能發展水準受到眾多因素的影響，

又呈現常態分布，所以必然會有一定的機率出現遠低於平均值的人，即為下頁圖中虛線以下的部分。

　　不過，這些並不是異常現象或病理現象，而是基於機率論必定會出現的天生個體差異（個人差異）。像這樣自然產生的個體差異，被稱為「正常偏差」。生理群指的就是這類正常偏差的發展遲緩，而不是某種異常（病理）引發的發展障礙。這就好像無論是低於或高於平均身高的人，在團體裡都會占有一定比例。不過，這些都不是生病（障礙）或異常所引起的。

★9：智能發展分布圖

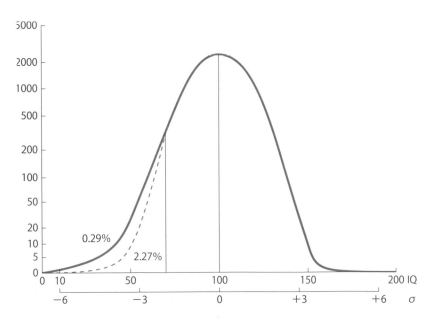

潘洛斯《智力缺陷的醫學（The Biology of Mental Defect）》秋山聰平譯、慶應通信、1971 年製圖

另一類則是潘洛斯命名為「病理群」，是由某些病理因素造成的發展遲緩。如果沒有這些的話，就不會出現應該沒有發展遲緩的孩子，卻因某些病理現象過度強烈，造成其發展遲緩。可以從大腦或環境中找到確切病因，這些都是造成發展遲緩的原因。來自天生個體差異的生理群，再加上這個病理群，就會讓實測數值的分布曲線的左側稍微提高一點點。

. . . .

潘洛斯的研究是以智力測驗的數據為指標，得出了「辨識發展的程度，基本上是呈現常態分布」的結論。另外，因「辨識發展」與「關係發展」相輔相成，「關係發展」的程度也同樣受到許多要素的影響，因此，基本上關係發展的程度呈現常態分布曲線的可能性相當高。

拜倫・科恩（Sacha　Baron　Cohen）以一般團體為對象所做的社會程度問卷　調查（2001），也得出了常態分布的結論。日本的小兒科醫生鷲見聰則利用名古屋市的疫情調查，證實了關係發展的程度也趨近常態分布的事實（鷲見 2015）正如潘洛斯導出「智能障礙多半都來自天生的個體差異」的結論，上述研究也顯示了「大多數的自閉症類群障礙也是起源於天生個體差異」的可能性。

. . . .

　　精神（心智）發展因具備在眾多因素的影響下持續向前邁進的特質，造就了其必然產生類似「遲緩」這類個體差異的本質。這或許就是「發展障礙」此一現象的「根本原因」。這樣的「遲緩」所帶來的結果，將會在第 II 部詳述。

第 8 章

「共有」發展的精神（心智）發展

本章將更具體地來探討精神（心智）發展的具體歷程。接下來要探討的內容將以★8（第 131 頁）（c）×（d）的部分，「往社會存在發展的人類固有路線」為主。藉此應該可以清楚看到「人類的『心』雖是發生於個體大腦內部的現象，但同時也涵蓋個體以外、社會的、共同的範圍」的特質。

　　精神（心智）發展指的是原本獨自生活在媽媽子宮裡的嬰兒，自呱呱落地的那一刻起，便一步一步地步入和身邊的人們共有的人類世界，之後自己也成為與他人共有這個世界一員的這段歷程。因此，精神（心智）發展具備了「共有的發展」和「共同性的獲得」兩大構造，而這其中更蘊含了精神（心智）發展的本質。

　　所謂的精神（心智）發展不可能是如植物生長般的單獨演進過程，而是一種透過與養育者（一般是父母）的持續交流所產生的演進歷程。故本章將聚焦於此，範圍則鎖定在新生兒期開始到幼兒期結束的階段。這段時間也是「心」的基本構造大致底定的階段。

　　自古以來對「精神（心智）發展」都有宛如白紙的新生兒因受到各種

來自外在環境的影響，造就出各自不同「個性」的刻板印象。不過，事實上正好相反。根據美國精神醫學學者切斯（S. Chess）等人所做的嬰兒氣質研究，得出了孩子出生時便已具有極大差異，無論是在感覺、感受、反應、活動或其它種種資質上，每個孩子都具有生物性的個體差異（切斯（S. Chess）& 湯瑪士（Thomas，1981））。就此論述來看，嬰兒呱呱落地的那一刻才是最有「個性」的。

然而，嬰兒並不會一直保持這種「個性」持續成長，其個性（生物性的個體差異）的差別程度，會透過與環境的相互作用趨向平庸，進而往社會的「平均人（average man）」發展。這樣的過程就是一種最制式的精神（心智）發展過程。雖然這個世界並不存在百分之百的「平均人」。

. . . .

1　淺眠和微笑

生理性微笑是交流的起點

　　對剛出生的嬰兒而言，外界是一個充滿未知的事物，籠罩著種種未分化且混沌的知覺刺激，是極度不安的世界。因此，新生兒大部分時間都處於淺眠狀態，藉此來避開過度刺激所帶來的不安與混亂。

　　另一方面，正因為充滿未知，所以必須想辦法了解外界的一切。這樣的活動從新生兒期就已經展開。學者將其命名為「探索活動（探索行為）」。

　　在這個時期，為了不吵醒淺眠的嬰兒，養育者（父母）會想辦法打造出一個安靜穩定、沒有過度刺激的環境。在安穩的睡眠狀態下，嬰兒很快就會露出微笑。

這是處於睡眠狀態時出現的現象，科學將其定義為一種不具人際關係（社會性）意義的「生理性微笑」。可是，父母當然不會這樣認為。微笑是一種只會出現在人類身上的現象，欲進行人際交流這類社會性活動時，微笑便扮演十分重要的角色。這樣的生理性微笑，就是交流的起點。

· · · · · · · · · · ·

就實際情況來看，嬰兒看到人的臉會微笑，約莫是在 3 個月大時。但這樣的微笑並不是只針對特定人物，而是一種看到「人臉」所產生的反應。無論是看到誰的臉，嬰兒都會以微笑回應。實驗證明：「即便不是人臉，只要在一個圓形圖案的正中間點上兩個黑點，小嬰兒都會出現微笑反應」。

不過，為人父母的當然不會這樣認為。他們會將嬰兒的微笑視為是一種嬰兒回應自己的愛的表情，因此，也會以微笑回應或抱抱嬰兒。持續重複這些動作的結果，會讓嬰兒從幾個月大開始就能清楚分辨養育者與其他人的長相，並開始對養育者微笑（選擇性微笑）。這就是具有人際交流意義的「社會性微笑」的起點。

· · · · · · · · · · ·

2　哭泣和母性（mothering）

哭泣不只是為了生存

不過，寶寶的淺眠勢必會被打斷。這是因為某種不適轉化成強烈的刺激侵襲。不適指的是當生存受到某種形式的威脅時所產生的感覺。感到不悅時，動物為了生存就會採取行動來消

除這種感覺。不過,新生兒或嬰兒尚未養成憑一己之力來消除不悅、保護自己的能力。因此,必須透過哭泣來吸引養育者的注意,請養育者幫忙排除這種不適。由此可之,寶寶的啼哭也具備了警報器的功能。

所以,嬰兒才會動不動就哭,就像把哭當成是自己的工作一樣。然而,嬰兒每次哭,並不單純只是為了生存而已。對精神(心智)發展而言,哭泣也發揮了極為重要的作用。

嬰兒感到不悅的原因五花八門,有可能是因為肚子餓了、覺得冷、覺得熱或是痛等。問題是嬰幼兒無法一開始就清楚分辨自己是「肚子餓」、還是因為「冷」、「熱」或「痛」。他們最初感受到的是一種尚未心智化、模糊不清的不適,哭泣則是因此所生的反射或生理反應。

嬰兒的感官世界就是從這類被動性的反射或生理反應開始的,再透過探索式的接觸(循環反應),往主動理解的階段發展,進而發展出各式各樣的認知基模。此過程就是皮亞傑的發展論提到的感覺動作期。因皮亞傑的論述中只提到了孩子的主動行為,所以我想進一步探討養育者該如何協助其發展。

視為「擁有心智活動存在」的照顧,促進其心智發展

嬰兒大哭時,養育者(父母)該如何反應呢?基本上不會有父母會想說自己心肝寶貝的哭聲只不過是未心智化時的不適所造成的生理反應或是被動的反射動作,而是會將其視為孩子對自己的一種「訴求」,也就是孩子所採取的主動溝通模式。這也代表父母已經將嬰兒視為是一個擁有意志的存在個體,跟自己一樣能感受或有想法。換言之,父母視嬰兒為一個擁有「心

智活動」的存在個體。

不過，這只是父母（對孩子）的「親情」（移情作用）表現，就「科學」的角度來看，或許不正確。

嬰兒的精神（心智）發展仰賴的正是父母的「親情」。自出生的那一刻起（不，自存在於子宮的那一刻起），孩子就已被視為是一個「擁有心智活動的存在」，孩子也才得以成長為「擁有心智活動的存在」。若套用佛洛依德的論述，這樣的親情展現出了父母對親生骨肉的強烈愛欲關係。

回應「訴求」的父母──母性

父母會想「這個孩子的訴求是什麼？」是想告訴我「肚子餓了」？是覺得冷、覺得寂寞？還是尿布濕了呢？大人們會以一般認知的社會共通感覺或情感來解讀嬰兒哭泣的原因。覺得孩子是餓了就餵牛奶看看，冷了就蓋個被子，檢查一下尿布，發現濕了就換，大人們會根據每次的狀況來做判斷，在錯誤中反覆嘗試，努力回應孩子的「訴求」。這種照顧嬰兒的作為就稱為「母性」。

透過「母性」的相關作為，若順利消除了不適，嬰兒就會停止哭泣。照顧嬰兒就是一種反覆摸索的過程。內容雖然單純，但卻需要十足的耐心與關心。

母性能帶來什麼？

每天反覆進行這些母性的作為，會帶來什麼樣的結果呢？可以分成三點來看。

①主動能力的感覺

　　只要哭，就能透過養育者來消除自己的不適。透過這樣的經驗累積，讓原本因不適所產生的反射性、生理性的哭泣反應，轉化為透過哭泣要求養育者來消除自己不適的主動行為。人要是沒有這些主動性是活不下去的，而這樣的哭泣就是主動性的萌芽。這種主動能力的感覺，用我們平常使用的語言來說，就是「自信」的萌芽。

②被保護的感覺

　　「只要哭，就可以消除不適。只要哭，就能得到保護。」這樣的體驗日積月累後，身體就會記住這種被身邊的人保護著以及對周遭世界的「安心」感。這就是心理學家艾瑞克森（Erikson）所說的「基本信任（basic trust）」。有了這個最初的基礎，無論將來面臨何種困境，也會秉持著對周遭世界或對本身的信任，克服種種難關。

③身體感覺的心智化

　　透過這些身體上的照顧，身體感覺的心智化將會越來越明顯。關於此點，後面會再論述（請參考第8章－4、第10章－6）。

．．．．．．．．．．．．

　　當然嬰兒並非是以這裡所說的，「安心、自信、信任」等語言概念來理解自身的體驗。他們是以身體，也就是用肌膚直接感受這些無法以言語表現的體驗。大人也只能用自己的理解方式勉強將其翻譯出來，並不是直接訪問嬰兒確認的。

　　因此，發展心理學或發展理論中，難免會出現一些成人對嬰幼兒所做

的「臆測」或「投射」，也可能是來自於揣摩臆測的「故事」。

不過，學者還是透過各式各樣的觀察事實來證實了這些揣摩臆測，認為嬰兒絕非是未知、無法理解的存在，反而應該是跟我們一樣的存在（是可以理解的存在）。這和父母親堅信孩子具備和自己相同的「心智」且相互連繫的道理是一樣的。

....

3　母性和依附

依附就是孩子的「親近」

鳥類或哺乳類在無法自我保護的幼獸時期，都具備依靠父母來保護自身安全的行為模式。這是一種已經被設定好的生物行為，動物行為學被稱之為「依附（attachment）」，也就是「依偎」的意思。小班嘴鴨行動時，會跟在母鴨後頭排成一列，就是最好的例子。

在人類的嬰兒身上也能看到這樣的依附行為。英國精神醫學專家約翰‧鮑比（John Bowlby）和其共同研究夥伴瑪麗‧愛因斯沃斯（Mary Ainsworth）都強調了依附在精神（心智）發展中所扮演的角色。雖然，就學術用語來說，是被翻譯成「依附」。不過，平常常用的「親近」一詞，或許更貼近原意。

若回到促進精神（心智）發展的潛力圖★8（第131頁）來看，這應該呼應了「（c）對關係採取主動態度」吧。雖然這和佛洛依德所稱的「幼兒性慾」重疊，但鮑比避免了此用語帶來的情色印象，改以動物行為學的概念來重新論述。

「依附」在動物行為學上的定義是「因危機而感到不安或恐懼的個體，藉由依靠其他特定個體的行為，嘗試找回安全感的一種性向」。在正常環境中，這個「特定個體」指的都是父母。

此定義中也隱含了動物幼仔在父母身上尋求「安全」（安心）遠勝過「愛」的思維。愛因斯沃斯（Ainsworth）設計了一種叫「陌生情境程序（SSP）」的實驗。她讓1歲大的嬰兒「在陌生的地方和陌生人獨處」，藉此來調查當嬰兒經歷過這種危機後，會對父母做出什麼反應。實驗結果證明了人類也具備所謂的依附行為，而且這樣行為還可以分成幾種類型。

不過，對擁有高度社會性、共同生存模式的人類來說，孩子的依附行為並非只是為了自身安全而依靠其他特定個體的「動物學行為」，而是進一步發展成為尋求與他人關係的「社會性行為」。換句話說，這與被稱為「愛」的心理作用是有所關連的。對我們來說，「愛」與「安心」是緊緊相連的。

人類的嬰幼兒就算安全沒有受到威脅，也會想找爸媽，黏著爸媽。這就是一種「撒嬌」的行為。人類的依附行為具備了這種特質，因此是無法單以動物行為學的定義來解釋。

誘發母性的能力

跟小班嘴鴨不同的是，嬰兒因運動能力受限，無法主動靠近父母。因此當感覺生命受到威脅時，就會藉由哭泣要求父母靠近。若就這層意義來看，哭泣亦可視為是一種依附行為。讓父母主動靠近嬰兒的依附行為，就是母性。由此可知，嬰兒的

依附與其他動物不同，只有孩子單方作為是不夠的，還要加上父母也要靠近孩子的雙向互動，依附行為才能成立。

若嬰兒的依附行為只是為了尋求生存的安全保障，養育者也只需要在嬰兒哭泣時，幫忙餵奶、換尿布、調整體溫，避免他們覺得太熱或太冷等等，只要幫嬰兒做好身體管理（安全管理），維持其生存權應該就夠了。

然而為人父母的通常不會只做到這種程度。只要聽到嬰兒哭聲，就會抱抱孩子、撫摸孩子或是磨蹭孩子的臉頰，透過愛撫動作（就佛洛依德的觀點來看，就是與幼兒性愛有關的行為）來滿足嬰兒的「撒嬌」，而這就是母性。由此可知，母職不僅僅保護嬰兒的生存權，還具備了促進關係發展的功能。

4　感覺的共有（心智化）

有了來自外部的調整，身體感覺才會分化

肚子餓了就餵奶，冷了就蓋被，母性根據的是我們大人的身體感受。而這也意味著，因嬰兒無法自力調整身體感覺，所以必須有大人從旁協助。隨著經驗的不斷累積，雖然還無法以「肚子餓」或「冷」之類的語言（概念）來辨識不同的身體感覺，但嬰兒已逐漸養成得以區別出不同感覺的認知能力。這也是先前提到的「身體感覺心智化（第 143 頁）」。

最好的證據就是隨母職經驗的累積，父母逐漸能分辨出寶寶哭泣的原因，如「應該是尿布濕了吧？」、「應該是肚子餓了吧？」等等。不同原因造成的不適，都會展現在嬰兒的哭聲

上，這也代表嬰兒已經開始認知到身體感覺的差異性，這就是身體感覺的心智化。如此一來，照顧嬰兒的工作，就會變得更加順手。

能辨識出自己孩子的哭聲

有一個實驗是先將父母和嬰兒集合起來，再請父母試著辨識自己孩子的哭聲。結果顯示每位父母都能清楚分辨出自己孩子哭泣的原因。不過，只要一換成了別人的孩子，就無法聽出來了。這是因為每個孩子都有自己獨特的哭法，並不存在「這時候會這樣哭」的一般性。因此，父母都是根據自身經驗來辨識孩子的哭聲，而這也是（僅限於）親子之間開始有了「感覺體驗的共有」。

雖然還無法以「熱」或「冷」等一般大眾所認知的語言（概念）來與第三者分享自身感受的「社會性共有」，但對嬰兒來說，這已經是與他人（養育者）分享本身體驗，是「心靈」共有的起點。這也代表原本只存在寶寶腦內獨自體驗的感覺世界與外側的養育者感覺世界正式有了連結。

母性創造發展的基礎

若將嬰兒透過平日的照顧工作（母性）持續發展的過程繪製成圖表，就如下頁★ 10 所示。這個過程最早是由兒童精神醫學專家黑川新二教授所提出，本圖表就是根據黑川的原圖稍微加工而成的。

由此可知，餵奶、換尿布這些乍看以為是身體管理的母性，

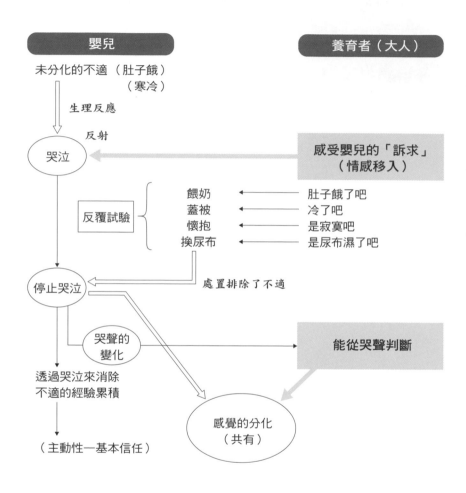

圖表是根據黑川新二《自閉症與孩童心理研究（暫譯）》第 101 頁所繪製。（社會評論社、2016 年）

其實是幫忙打造出安全感、基本信任等「關係發展」、身體感覺心智化及共有的「辨識發展」基礎，在精神（心智）發展上扮演舉足輕重的角色。

. . . .

在打造身體感覺分化或關係發展基礎上，母性扮演舉足輕重角色這件事，可參考因放棄母性造成極度養育不全，導致孩童在身體感覺的心智化或社會性發展出現遲緩的事例（請參考第 15 章－ 9 ）。

. . . .

5　脖子硬了和探索行為

掃描所有的刺激

　　3 個月大時，嬰兒脖子就會變硬。這時候，嬰兒就能自由移動視線注視想觀察的事物，試圖了解周遭世界，這樣的探索活動也變得更加自由自在。嬰兒的哭泣及回應嬰兒哭泣的母性所萌發的主動性及安全感，都促使嬰兒更加積極去探索未知的外部世界。

. . . .

在嬰幼兒健檢中，「脖子的硬度」也是確認其發育情況的一大重點。對身邊事物感到好奇並想進一步觀察探索活動，但進度落後的話，會推遲脖子變硬的發育時程。如此一來，又會造成主動探索行為的進度更加落後。因此，「脖子的硬度」就成為了確認是否出現發展遲緩的重要指標。

. . . .

緊盯著吸引自己注意的物品不放，用眼睛追著會動的東西跑，臉會轉向聲音的來源等，就像是要了解未知外界的一切，嬰兒期的探索都是由一而再再而三地將目光移到周遭一切事物（無論是物品或人）而開始的。換句話說，就是要將身旁所有刺激通通掃描起來的感覺。

為什麼會將注意力轉向「人」呢？

　　到頭來，嬰兒想積極探索的對象，還是會轉向以負責照顧嬰兒的養育者為首的所有「人」。嬰兒會盯著大人的臉或姿態，視線追著大人的動作跑，持續反覆觀察。同時也會開始常常看著自己的雙手，連自己的身體都成為嬰兒積極探索的對象。

　　雖然一開始是將目光移向所有對象的探索活動，但探索對象會慢慢地從「事物」轉向「人」。出生後 4～5 個月，嬰兒會開始區分對「物品」與對「人」的興趣。這又是為什麼呢？

　　相較於以物品為對象的單向觀察，以人為對象的探索活動，會引發觀察對象的反應。不管盯著什麼東西看，它都不會有任何改變。但人（特別是養育者）若發現寶寶正在看著自己，就會自然而然地做出如回看寶寶、對著寶寶笑、出聲打招呼、靠近寶寶、抱起寶寶等接近行為。

　　對人的探索活動，會促使觀察對象做出接近行為。這樣的差異，能讓嬰兒分辨出「物品」與「人」的不同。其中又以總是出現在自己身邊，做出接近行為的「人（養育者）」，因與其它對象有顯著差異，讓寶寶視為獨一無二的存在。最好的證據就是，一般來說在出生幾個月後，嬰兒就能明確分辨出那個人（養育者）並展現笑容（選擇性微笑）。

6　安心的共有與探索

已知的增加導致對未知的不安──認生的原理

　　對嬰幼兒來說，身旁的一切都充滿未知，處在一堆自己不懂也應付不來的事物中。越小的孩子越容易感到不安，所以才會動不動就放聲大哭。嬰兒期的哭泣來自於身體感覺的不適，但進入幼兒期後，因內心感到不安或混亂而哭的情況增加，哭泣的時候也會增多。不過，在這樣的過程中，還是會持續累積探索活動，讓已知的事物不斷增加。

　　這也代表原本的渾沌未明世界，逐漸可分為「已知（熟悉的事物）」和「未知（不熟悉的事物）」，讓孩子明確地意識到什麼是「未知」，對未知的不安與戒心也更加顯著。最簡單易懂的例子就是嬰兒 8 個月大時就會開始「認生」。遇到陌生對象，尤其是發現這個「人」往自己靠過來時，嬰兒就會開始抗拒、有所警戒，我們將其稱為「認生」。

　　此時，還無法自我保護的幼兒，會緊緊靠著自己熟悉的對象、養育者（父母），藉此來獲取安全感（安心）。幼兒看到陌生人時會緊抱著母親，將臉埋在母親的懷裡等等的舉動，都是所謂的「依附」。

孩子會感受到父母帶來的「安心」

　　看到幼兒出現這些舉動時，不會有父母選擇把孩子推開，或者責備孩子說：「這有什麼好怕的！」而是會緊緊抱著、抓著自己的嬰兒，用冷靜沉穩的口氣告訴孩子說：「沒事啦！是

隔壁的叔叔喔！」重要的是這樣的互動不僅當場安撫了孩子的不安情緒，更對孩子的精神（心智）發展也起了很大的作用。

　　看到「陌生人」時，養育著並不會出現如嬰兒般的不安或戒心。因此，嬰兒不只因為被抱住而受到保護，還能透過與養育者的肌膚之親得到安全感，藉此獲得名為「安心」的「情感共有」。 有了「共有」的保護，嬰兒便悄悄地探索起未知的對象。他會躲在母親懷裡偷偷觀察陌生人的一舉一動。幼兒不僅會觀察那個人的一舉一動，還會注意母親與對方相處的氣氛，覺得「好像可以放心」時，就會卸下心防，對陌生人展開更為積極的觀察。當對方發現（報以微笑等）並加以回應時，就能

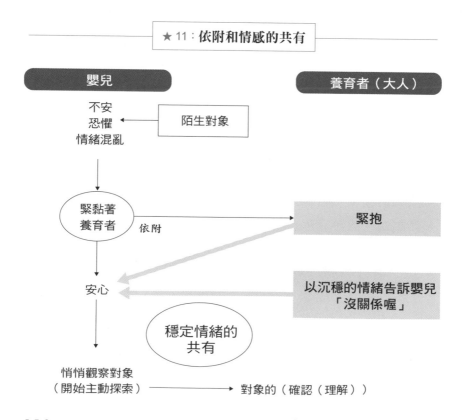

★ 11：依附和情感的共有

嬰兒　　　　　　　　　　　　　　　　養育者（大人）

不安
恐懼　　　←　陌生對象
情緒混亂

緊黏著
養育者　　依附　　　　　　　　　　　緊抱

安心　　　　　　　　　　　以沉穩的情緒告訴嬰兒
　　　　　　　　　　　　　　「沒關係喔」

　　　　　穩定情緒的
　　　　　　共有

悄悄觀察對象
（開始主動探索）　────→　對象的（確認（理解））

透過對人的探索活動帶來相互交流。經由這樣的相互交流，那個人在嬰兒心中就會從「未知」的存在轉化成「已知」的存在。嬰兒也可藉此增加「認識的人、親近的人」，持續拓展社會人際關係的世界。其過程如★ 11 所示。

安心帶來好奇心

我們也是如此，在感覺不到任何安全感、安心的狀況下，「陌生的事物」只會帶來不安或戒心。不過，在具備安全感、感覺安心時，反而會引發好奇心或一探究竟的心。在充滿未知的世界裡，嬰幼兒之所以能主動積極地進行探索活動，用自己的方式來了解世界，就是因為有來自包含養育者在內的大人們的保護，進而產生安全感的結果。

辨識的發展來自關係的支持，就是這個意思。

7 牙牙學語和情感的共有

咕咕語→應答→牙牙學語（babbling）

雖然嬰兒的發音是由哭泣開始的，但出生 1～2 個月後就會發出哭泣以外的聲音。像「啊～啊～」「咕～咕～」這種名為「咕咕聲 （cooing）」的單音節簡單發音。相較於感到不悅的哭泣，咕咕聲則是因為覺得舒服而發出的聲音。

咕咕聲是一種自然生成的生理性發聲，並不具備任何人際關係上的意義或作用。因為嬰兒獨自一人時也會發出咕咕聲，

即便是不知聲音為何物的重度聽障兒，到了此一階段也會開始發出咕咕聲。

然而，早已將孩子當成和自己一樣，是擁有「心智活動」存在的大人們（養育者）絕對不會將其視為毫無意義的生理性發聲。大人會認為孩子正在對自己說話，甚至開心地回應或是跟孩子搭話，開啟了大人與孩子間的應答關係。一來一往之間，咕咕聲逐漸轉化為，如「噠～噠～」、「叭叭叭」這類由更加複雜的音節所組成的發音，就稱為「牙牙學語（babbling）」。

咕咕聲是自然發生的生理現象，但牙牙學語並不是。牙牙學語是因為大人們將咕咕語當成是嬰兒在跟自己說話並加以回應。若大人們只把咕咕語當成是一種「生理性發聲」，也沒有人加以回應的話，就不會出現牙牙學語了。

現實生活中，不會有父母完全無視孩子的咕咕聲。重度聽障兒雖然也會發出咕咕聲，但這樣的咕咕聲並不會發展成牙牙學語，也是不爭的事實。這應該是因為聽障兒聽不到身邊大人的回應，結果就跟沒人回應是一樣的。由此可知，咕咕聲必須要有來自周遭的聲音回應，才能發展為牙牙學語。

交談的形成

牙牙學語的出現，約莫是在 6 個月大左右。這些都還算不上是有意義的語言，不過養育者已完全將其視為是一種「談話」，對咕咕聲的回應更是積極。如附和般地，不斷重複「是

喔！是喔！」或是模仿嬰兒的說話方式等等。

　　到了這個階段，和咕咕聲不同，幼兒發出的聲音，也會開始意識到大人的回應。牙牙學語的孩子有時候會突然安靜地看著對方，彷彿正在等待對方的回應。只要對方有所回應，幼兒就會更加活潑地回應。於是出現了相互的、雙向的發聲，也就是所謂的「交談」。一旦轉化為「交談」，就會形成很棒的溝通，而這也是往後要獲得聲音語言的重要基礎。

情感交流的溝通

　　雖然說是溝通，但並非是將「意思」傳達給彼此。這裡所傳達與共享的是「情感」。仔細觀察以牙牙學語交談的場面，會發現雙方都開心地看著對方發出聲音，時間上也幾乎是同步。於是產生了親密的情感交流、彼此情感相互交融的「共有」狀態。

　　精神醫學專家丹尼爾・史登（Daniel N. Stern，1934 － 2012）將像這樣彼此的情感波長相互重疊並且合而為一的現象，命名為「情感調諧（affect attunement）」。其過程如下頁★ 12 所示。

　　我們並非在各自的腦內孤獨感受來自內心深處的種種情感，而是和他人共同分享，並透過這樣的分享，來處理自己的情感。人類能分享彼此情感這點，可以從幼兒期的調諧理論看見其原點。從透過牙牙學語和養育者共享愉悅心情開始，進而發展出與他人分享喜怒哀樂及種種複雜情感的能力。

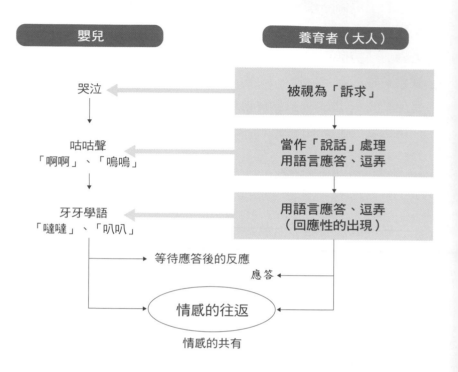

8 關心的共有

探索活動更加活躍

在認知裡有了「人」和「物」的區別，再加上與他人共有的安心、情感變得更加確實。有了這些支持，讓嬰兒對事物的探索活動變得更加旺盛活躍。嬰兒的運動能力也有所提升，不只盯著看，還會想伸手拿取、觸摸、放進嘴裡、握住或拉扯等，動用了所有的感覺與運動能力持續探索這個世界。

．．．．．．．．．．

皮亞傑對這個發展過程進行了詳細的觀察與論述。透過更為活躍的探索活動，嬰兒開始了解身旁的一切都是具有固定形狀、特質的實體，也了解外界是由具備各種特質的實體所組成的。而且就算所謂的實體消失在自己眼前（眼睛看不到），也並非完全消失（「物體恆存（object permanence）」）。雖然，在此階段尚未具備語言表達能力，也並非概念性的理解，不過已經形成了這樣的認知基模。

．．．．．．．．．．．

這樣的探索活動正如皮亞傑所強調的，是嬰兒自動自發的行為。不過，這其實是嬰兒身邊的大人，特別是養育者在背後扮演了極為重要的角色。

大人們不經意的動作

第一，周遭的大人會自然而然地將嬰兒的探索活動引導到一定的方向。比方說，大人會搖手搖鈴或吹笛子給嬰兒看，試圖讓嬰兒的視線轉至我們在社會上所共有的「意義」與「規範」。換言之，就算一點點也好，大人們總是在誘導孩子往促進理解發展的方向走。

第二，大人會不斷的與嬰兒分享嬰兒感興趣的事物。對嬰兒來說，外界是一個還無法以意義來區分（尚未概念化）的混沌知覺世界，但就大人來看，外界早已是一個被區分（被分割）為「有意義的事物」和「無意義的事物」，擁有既定秩序的世界。

因此，有時當嬰兒盯著小貓小狗這些對大人來說是有意義的對象看時，我們會立刻察覺到。而且不會有養育者認為跟還

聽不懂人話的嬰兒講再多也沒用，反而會跟嬰兒說：「貓咪好可愛喔！」「是狗狗喔！」跟著嬰兒將目光（關注）轉移到這些對象上。

雖然無法一一反應，但就好像受到孩子的刺激般，養育者每天都會重複這樣的行為。另外，大人也沒有將探索活動全都託付給孩子，只要有機會，大人們就會說：「你看，是花喔。」「你看，小狗狗喔。」像這樣主動告訴孩子那些對大人來說具有某些意義的事物。

這樣的交集始於大人也一起將目光（關心）放在嬰兒正在關注的事物時。日積月累之後，嬰兒也會開始循著大人的視線，對大人關注的事物產生興趣，因而演變為大人與小孩都在關注相同對象，這就是「興趣的共有」。

這在發展心理學中被稱為「共享式注意力（joint attention, JA）」，是發展的一大重點。若共享式注意力較為遲緩的話，就會造成精神（心智）發展，尤其是關係（社會性）發展的進度大幅落後。（★ 13）

「有意義」和「沒意義」的劃分

這裡的重點就是大人不可能對嬰兒關注的一切事物都有興趣。嬰兒在進行探索活動時，盯著（對我們大人來說）不是很有意義的對象看時，我們並不會特別注意到它，可能看一眼就算了。就算注意到，也只會說：「哇！是牆壁上的髒污耶。」、「是垃圾耶。」不會一起陪著看。雖然並非刻意，但大人自然而然就會做出這樣的選擇。

這會讓嬰兒認為外界可以分成大人「會跟自己一起關注、有興趣的事物」和「不會跟自己一起關注、沒興趣的事物」。藉此將外界劃分為「有意義、必須關注的事物」與「沒意義、不必關注的事物」的想法，並深深烙印在嬰兒心中。關於此點，我會在發展障礙的章節裡進行詳細的探討（請參考第 10 章－14）。

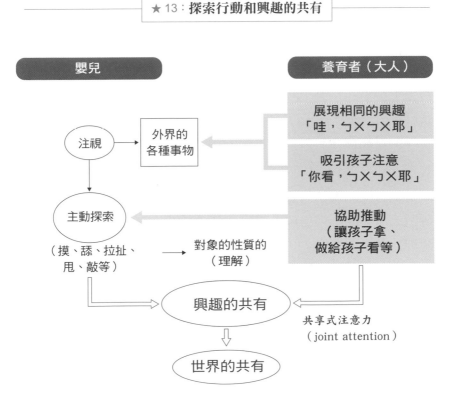

★ 13：探索行動和興趣的共有

9 模仿和行為的共有

受到同構性支持的模仿

　　熱衷於探索活動的這段期間，嬰兒最感興趣的就是身邊這些每天都跟自己進行交流的大人們，而且還會一直觀察大人們的言行舉止。另外，也會探索式地觀察自己的身體與動作，從中找出自己與身邊大人（養育者）身體特徵的共通點，並將其視為基模。認為自己跟身邊的人都是「同類」（發展心理學家、濱田壽美男主張的「同構性」）的感覺。嬰兒注意到的不只是視覺上的相似性，還包括共有的感覺、情感與關注等等共有經驗的累積，這也大大影響到上述「同類」感覺形成。

　　當自己和對方是「同類」的感覺正式確立後，就會試著模仿對方的動作，做出想跟對方「相同動作」的「模仿」行為。這就是所謂的「行為的共有」（★ 14）。

　　這樣的模仿行為約莫出現在 10 ～ 11 個月大的時候。像和養育者玩「看不見！看不見！」、「拍拍頭」等等親密遊戲時，孩子就會開始模仿養育者呈現在自己面前的動作，再慢慢脫離遊戲領域，開始模仿像「掰掰」、「給我」這類具有社會意義的行為舉止。

. . . .

　　大約出生半年後，嬰兒開始愛上「看不見！看不見！」的躲貓貓遊戲。借用皮亞傑的論述，這就是和「物體恆存」的認知合而為一的現象。不斷重複「暫時消失在自己眼前的父母臉龐又再次出現」的動作，讓孩子樂在其中。這就是「躲貓貓」這遊戲的樂趣所在。

若借用佛洛依德的理論，打開雙手後看到的父母笑容，嬰兒也會跟著開懷大笑。看到這一幕覺得嬰兒很可愛的父母，就會繼續重複相同動作來逗弄嬰兒。透過遊戲感受到的愛欲、情愛一體感與情感的共有體驗，就是這遊戲的最大樂趣。

為什麼模仿一開始是來自這樣的「遊戲」行為呢？理由包括（１）這是養育者直接對（嬰兒）自己所做的作為。（２）遊戲動作簡單易懂。（３）這樣的遊戲會帶來愉快的情感共有。

. . . .

```
★ 14：行為的共有（模仿）
```

情感共有體驗 ⎫
興趣共有體驗 ⎭ 的累積

↓

注意到自己和對方（大人）
共通的存在

↓

```
行為的共有（模仿）
```

主動模仿對方行為
（動作、行為舉止）的心理活動

↓   ↓

對世界（理解）   與世界的（關係）
的急速發展   急速發展

　　學會模仿後，嬰兒的精神（心智）發展就會更上一層樓。這是因為原本單憑一己之力的探索變得更有效率。以了解湯匙的「意義」為例，嬰兒不但可以自己摸索，若能透過觀察大人如何使用並加以模仿的話，就會更加簡單易懂。而這也加快了「辨識的發展」的速度。

　　除此之外，透過藉由模仿對方的行為來加以體驗，還能促進嬰兒的「去中心化（decentralization）」發展，讓嬰兒從對方的觀點而非自身觀點來了解外界事物。雖然還只是做做樣子，但已經能表現出像「掰掰」這種社會禮節。雖然不了解其中含意，但透過觀察大人在某些時間點做出的某些行為並加以模仿，孩子們便能慢慢學會這些社會行為。如此一來，也能加快「關係（社會性的）的發展」。像這樣，同時加快辨識與關係的發展速度，就是所謂的「長智慧」。

10　教養和意志的發展

上完廁所要洗手，吃飯要用筷子

　　當孩子學會透過模仿來效法大人的行為時，大人就會開始引導孩子學習一些符合社會、文化規範的行為。這些被稱為「教養」的行為，在孩子滿 1 歲，進入幼兒期即可展開。

　　不管在哪裡排泄，都不會對生存造成影響。吃飯時不管是

用筷子或用手抓，並不會影響到營養的攝取。不過，並不會出現因此就放任孩子不管的養育者。因為上完廁所要洗手，吃飯要用筷子跟碗，都是我們必須共同遵守的社會、文化規範。希望將孩子培育成跟自己一樣的「社會性的存在」，這樣的心願會促使父母更加重視孩子的教養。

出生沒多久的幼兒當然沒有「這是文化」、「這是社會規範」、「所以必須認真學習」的概念，不過當彼此間擁有依附、性愛連結的父母告訴自己「要這樣做」時，幼兒就會乖乖照做。另外，看到父母也會使用洗手間、用筷子跟碗吃飯時，幼兒也會浮現「自己也會很想這麼做」的想法，促進他們更加積極地模仿父母的行為。「教養」一詞雖然也包含了「訓練（discipline）」的語意，但這不是訓練，而是以親子間的親密交流為基礎的作為。

培養控制欲望的能力

教養最直接的目的是培養孩子自己上廁所、學會使用湯匙筷子或穿脫衣服的「自理能力」。不過，其實不僅限於此。透過教養，能讓幼兒明白這個世界存在許多重要的規範與規則，也要學會遵守這些規範，控制本身欲望與衝動的能力。這些對精神（心智）發展來說，都具有相當重要的意義。

就算想尿尿也要忍到坐上馬桶，就算肚子餓也要等到吃飯的時間，就算美食當前，在說完「開動了」之前，都要抑制自己的食慾。控制就是從這樣的抑制開始的。不過，抑制並非控制。一坐上馬桶，就要努力排泄。說完「我要開動了」，就認真吃飯。為了滿足自己的衝動跟欲望，就必須先學會控制。衝動與欲望都是來自本身的需求。

動物通常不太會去控制自己的衝動和欲望，因為這是生存必須的。動物一切行為都是依照生物性、生命性的衝動和欲望（佛洛伊德所說的「本我（德文為 Es）」），藉以提高存活機率。人類也是，動物本來應該也是如此。

但由於人類已經打造出一個高度成熟的社會，並且共同生活在這環境中。在此環境下，如果每個人都單憑自己的衝動和欲望行動的話，所謂的社會就無法成立了。因此，唯有人類必須依循社會規範（佛洛伊德所說的「超我（德文為 Über-Ich）」），靠著自己的力量來控制本身的衝動和欲望，以及伴隨而來的種種情緒。故這種自我控制的能力並非與生俱來的生物本能，而是一種透過後天學習的「社會能力」。

因此，當關係（社會性）的發展出現一定程度的遲緩時，或多或少都會削弱衝動和欲望的自我控制能力。

從生命性、生物性事物開始，進而發展到對人或社會性事物。人類一直過著不斷與各式各樣的衝動和欲望碰撞的生活。並且必須隨時配合社會規範與狀況，有時必須努力抑制，有時則必須努力滿足，藉此來控制本身的行為。這樣的能力以及藉此來實現某些願望的能力，通常都被稱為「意志」。

這是想在人類社會生存下去的重要力量。而教養的最大目的就是打造出培養此一能力的基礎。

11　語言的開端

　　一般來說，只要進入得以展開教養的 1 歲時，孩子就會開始獲得語言能力。語言也是人類打造出的一種社會、文化規範。而教養和獲得語言能力的時間點有所重疊也絕非偶然。不同於教養的是，就算沒有大人的刻意引導，孩子也有能自然而然且自發性習得語言的能力。不過，其實在獲得語言能力的過程中，大人會在不自覺的情況下牽扯極深。

　　而在探討獲得語言能力的過程前，必須先跟人家講解一下語言具備了何種構造。

語言的構造──指示性（辨識）和表達性（關係）

　　首先，想請大家思考一下語言具有何種構造。

　　若是作為資訊傳達信號系統的語言，那在蜜蜂或海豚身上都看得到。不過，人類使用的語言並非只是單純的信號，而是一套為了區別世界的意義（概念）或者是約定（規範）的體系。人類之所以能透過辨識而非認知的方式來解讀一切事物，都是根據此一獨特的語言功能。這樣的功能就稱為語言的「指示性」。以「這是○○」來指示（或辨識）對象的功能。

　　與此同時，人類的語言也是相互交流的管道，我們透過語言來分享彼此的體驗，建立起彼此的「關係」。在這種情況下，語言不再只是相互傳達訊息的工具，更可以用來分享彼此的情感。這就稱為語言的「表達性」，例如使用「哎呀！」之類的言詞來表達情感。情感是透過人與人之間的交流不斷產生的，甚至還具備了改變人與人關係的強大力量。

指示性（辨識）和表達性（關係）都會以不同程度穿插在我們使用的語言當中。比方說，「今天天氣不好」是一種指示性的表現，只是為了表現對氣候的辨識。相較於此，若是「今天的天氣真的很糟耶！」這句話，就有了表達性的含意。想表達的除了對天氣的辨識外，還多了說話者想跟聽話者分享的情緒在裡面。若改成「今天天氣超爛的！」的話，表達性就變得更強，更多了說話者本身對壞天氣的情緒（情感）表現。

　　由指示性和表達性組成的語言構造，可以和由「辨識發展」和「關係發展」構成的精神（心智）發展構造相互對應。語言發展的相關研究經常只把焦點擺在指示性的發展上。但喃語期裡的「情感共有」（史登所說的「情感調諧理論」，請參考第155頁）是語言溝通的起點。而語言發展更可定義為在表達性的基礎上構築指示性的過程。

比方說，嬰兒說出的第一聲「媽媽」，並不是「妳是母親」的指示性表現，而是代表「媽媽！」的表達性表現。另外，幼兒很快就學會「討厭！」、「不要！」是因為這些都是顯露出高情感性的表現。

　　接下來要講解的是獲得語言能力的過程，大致可分為以下5個階段。

（一）手指指示（pointing）

「手指指示」受到重視的 3 大理由

　　從 8 個月大～ 10 個月後，嬰兒開始懂得「手指指示」。看到大家都感到興趣的對象時，嬰兒會用手去指的動作，是透過「用手指指著某特定對象，來加以提示」的肢體表現行為。所謂「手指指示」是指對相同對象一起感到有興趣時，在相互注意協調上，先行用手指指示該對象的動作表現。就發展的角度來看，一開始是先注意對方用手指指出的東西，再慢慢演變成自己用手指指著東西要對方注意。

　　在語言發展的相關研究當中，「手指指示」之所以會受到重視，是因為在開始有意義的語言表現前，一定會先出現「手指指示」的動作。

● 「手指指示」可視為一種試圖將自己的意思傳達給對方的明確「表現行為」。

● 「手指指示」會形成一種「手指指示的人—被指的對象—看著被指對象的人」的「三角關係」。這也可以視為「說話者—說話內容—聽話者」的言語溝通的基本原型。

● 事實上，無法做出「手指指示」動作的孩子，其語言表達能力通常也會大幅落後其他人。

　　基於以上 3 個理由，讓「手指指示」成為檢視語言發展過程的重要關鍵，因此受到相當程度的重視。從在肚子裡聽到並記得媽媽的聲音開始，孩子和大人（養育者）之間未曾間斷的

交流，都讓孩子能清楚掌握這個世界並建立起連結。日積月累下，讓語言能力得以開花結果。因此，「手指指示」也被視為宣告即將進入有意義語言（詞彙）的重要語言發展里程碑。

接下來則要探討習得有意義語言的各個階段。

. . . .

雖然「手指指示」是獲得語言能力前會經歷的階段，但此階段並非必要條件。有些視覺障礙的孩子雖然不會經歷這個階段，但其語言能力並不會因此受到阻礙。將耳朵靠近仰賴聽覺的對象，需仰賴觸覺的對象就用手去摸，藉此累積「共享式注意力」的經驗。這個例子也代表了精神（心智）發展的過程並非只要有某處堵住，就無法前進的筆直道路，而是擁有各種外環道路的發展過程。

. . . .

（二）單字階段（單語程度）

用「喵喵」來稱呼貓的階段

黑川新二將語言發展分成「單語程度→句子程度→文章程度」3 個階段。這是相當優秀且明確的分類方式。接下來，我也會根據此分類方式來進行論述（黑川 1980）。

語言始於「單字」，即「單語表現」的習得。當孩子了解所有事物都有其稱呼（表現）時，就可以用「單字」來表達。起初由眼前所見或可以觸摸到的實體事物的稱呼開始，就文法分類來看，就是名詞，如「ㄇㄋㄇㄋ（食物）」、「汪汪」、「噗噗」之類的表現。

單字的習得，看似只要牢記各種事物的名稱，持續增加語彙即可，但其實並沒那麼簡單。要讓孩子看到貓時說出「喵喵」，就必須經歷以下的察覺過程。

　　在我們的認知上（知覺上），每隻貓的外觀都不同，有三毛貓也有暹羅貓。不過，即便在認知上有所不同，但只要找到某些共通點，就能藉此將花色不同的貓都歸為「同類」。事物名稱並不是針對個別「事物」的稱呼，而是透過共通點掌握到的「種類」名稱。必須查覺到這點，才得以轉化為語言（最早提出此論點的就是「阿貝倫的野孩子（The Wild Boy of Aveyron）」的作者‧伊塔德（Itard））。

　　從不同事物中找出共通的特質並將其歸為同類的心智作為，就是所謂的「抽象能力」。從嬰兒期開始透過旺盛的探索活動來辨識身邊具體事物的各種樣貌，日積月累後就能發揮很大的作用。

　　因此，若孩子要將事物名稱當作語言進行記憶的話，一定會經歷相當多的錯誤嘗試。像我家孩子會把家裡小白貓喚作「喵喵」，當他看到在庭院裡閒晃的小狗或動物園的大熊（因為都有四隻腳）或白色毛球（因為看起來都白膨膨的），就說是「喵喵」，有時候連看到車子（因為都會動）都說是「喵喵」。但孩子對這些事物的認知並非錯誤。

　　孩子把狗叫成「喵喵」時，身邊的大人一定會糾正孩子說「那是汪汪」。孩子聽到之後也會跟著復誦，並觀察大人的反應來確認自己有沒有唸錯。透過與大人之間的頻繁交流，找出各種事物的共通點（將其抽象化），並將其歸納成一個種類（概念），形成一種社會規範（即為語言）。換言之，孩子們開始知道該如何區分認知的世界。這正是語言發展的重要關鍵。

朝非實體和代名詞發展

單字是先從實體稱呼開始的，再慢慢發展到非實體事物（運動、狀態等）的稱呼並開始記憶這些辨識表現。如「好吃」、「沒有」等等的動詞或形容詞，熟悉之後就會進入複合詞階段（句子程度）。

想將代名詞運用自如，可能就要再等長大一點。因為同一個對象會因為視點不同而有所不同的相對性稱呼，不管是「我」或者是「你」，換個角度可能會變成「他」。對方跟自己說話時會用「你」，但就自己來看就變成是「我」，一開始可能不好理解。想了解其中奧妙，就必須學會站在對方的角度來看事情，也就是所謂的「去中心化」（皮亞傑）。

得花一段時間才能學會「右／左」「上／下」等表示相對位置的詞彙，也是一樣的道理。即便是相同位置，也會因視角不同，有時候是「右」邊，有時候又變成「左」邊。

. . . .

將某事物當成另一種事物來玩的「象徵性遊戲（symbolic play）」會搭配語言發展來展開絕非偶然。因為象徵性遊戲跟語言一樣，都是透過「找出不同事物之間的共通點將其視為同類」的心理表現。雖然積木跟電車並非同類，但若取其同為長方體或一推就會動的共通點，就能把積木當成「電車」。若取放在盤子上的共通點，就能把積木當作扮家家酒時的「蛋糕」。

「扮裝性遊戲（pretend play）」也是一樣。雖然自己不是電視上的超人力霸王，不過透過打鬥的姿勢或招牌動作等共同點，就能化身為「超

人力霸王超人」。皮亞傑所説的「象徵性功能（symbolic function）」
就是這樣的心理作為。

. . . .

（三）複合詞階段（句子程度）

能掌握單字間的連結

　　「複合詞」並不是將複數單字加以排列組合，而是將言語
表現從「單字」提升至「句子」。

　　將複數單字連接後轉化為一種言語表現，就是所謂的「句
子」。這時候，孩子已能掌握事物之間的關聯性。除了事物本
身，還理解事物的狀態、性質、動作都有其稱呼，並藉此認知
事物與其狀態間的關聯性，同時也能加以統整表現的階段。

被藏起來的助詞

　　「汪汪、走」、「爸爸、公司」、「鞋鞋、不見」、「汪汪、
好大」。若就詞類來說，就會出現動詞或形容詞。雖然這些都
是用來形容外部對象的情況，表達對外界對象狀態的解讀，但
也會出現主觀的、與自己本身的狀態相關的表現用法。如「肚
肚、痛痛」、「汪汪、怕怕」、「想吃、飯飯」。

　　就算言語表現趨於穩定，也必須等待一段時間才會出現完
整的句子。想準確區分事物間的關係，必須具備更高層次的理
解力。因此，一開始並不會出現完整句子。正確表現應該是
「汪汪走路」、「爸爸去公司」、「想吃飯飯」，雖然沒有完

整出現句子，但複合詞的使用也代表了對助詞關係的辨識開始萌芽。

（四）文章階段（文章程度）

能了解時間或因果關係

　　當孩子開始使用較完整的語言表現，也學會了關係的掌握與表現，其表達能力就提升到能透過關聯性將句子和句子相互連接，也就是所謂的「文章程度」階段。而這也代表孩子已經具備能力得以理解不同事物之間的時間、因果等「肉眼看不見的（無法用感覺理解的）關係」。

　　就語言表現來說，孩子已經可以靈活運用「而且」「然後」、「所以」、「因為」之類的接續詞。能透過「時間關係」與「因果關係」，以統合的角度來了解世界的，恐怕就只有人類了。這也宣告孩子已經發展到此一辨識階段。

＊　＊　＊

　　一般說來，只要順利通過文章階段，就可將其定義為已獲得基本的語言能力。之後只要持續努力理解更為複雜的內容，或是學習更多的詞彙來表達自己的意思即可。不過，其實還有更上面的一關要過，若無法通過的話，就稱不上具備了語言能力。

（五）語言的弦外之音

「我考慮看看」

即使已經到達了一定的文章水準，也學會了不少語彙、文法，仍無法斷言已經具備了社會言語能力。這是因為日常生活所使用的詞彙，並非如字面（詞彙或文法）所呈現的。

語言其實有真有假，也有所謂的「反話」、「玩笑話」，甚至是「委婉」或「言外之意」。這些弦外之音是很難一概而論的。以拜託人為例，若對方說：「我考慮看看。」通常都是委婉拒絕的意思。不過，有時候又是真的會考慮。聽到有人說「你真的很笨耶」的時候，並不僅限於字面上輕蔑或責備的意思，有時候可能是一種同情或安慰，或是一種親密或愛情的表現。當然也有可能就是字面所代表的責備跟輕蔑之意。同一個單字卻有正反兩面的含意。在這種情況下，為什麼人與人之間的溝通還是可以成立呢？

表現性的解讀很重要

「譬喻」是很麻煩的。比方說，有人說自己「痛苦的要死」但還是活得好好的。或是有人會說「愛的要死」，但單就字面來看，只會讓人覺得莫名其妙。

在日常生活的對話中，我們不但要從言語本身的含意來取得資訊，還得從言語之外的事物獲取多元情報的溝通技巧。我們（大人）大多都具備這樣的技能。我們可以透過對方和自己的關係、說出這些話的狀況或情境（文脈）、講話時的表情或

態度，以及對人類心理的觀察等等的線索，來解讀言語表現以外的「弦外之音」。此時，對語言「表現性」的解讀，遠比「指示性」來得重要。

依附於社會性發展

就算看了再多字典或文法書，都無法習得這樣的技巧。唯有透過人際關係、社會交流等實際經驗的累積才得以實現。因此，這對尚未具備足夠社會經驗的孩子來說，難度頗高。再聰明的孩子，若在關係（社會性）發展上出現遲緩狀況的話，很有可能在此階段受挫。

像這樣非字面的（就某種層面來看，是不合理的）言語使用，是來自於人類極度複雜「心理層面」問題。而這樣的言語表現可以發揮到何種程度，取決於關係（社會性）發展的程度。因為這些講求的是對無法一概而論的人類心理、微妙人際關係的洞察力。

12　辨識的社會化

脫離體驗世界

獲得了語言能力後，幼兒不再單憑感覺或直覺來辨識這個世界，而是透過社會共通的意義與規範來加以辨識與區分，才得以生存下去。這是在體驗世界裡相當大的轉變。

在那個世界裡，幼兒的探索活動展現在對身邊事物的「意

義（概念）」或「規矩（規範）」的積極探索。並藉此來學習人類面對萬物之間的相互關係、時間或因果關聯性的特有解讀方式，進而培養得以掌握萬物法則，以及透過道理（理論）進行判斷的能力。充分具備此一能力的階段，就是皮亞傑所稱的「形式運思期」。

從「自我中心主義」到「去中心化」

　因為「辨識」是一種社會性的共同認知，為了促進其發展，孩子必須學習轉移觀點，不能只從自己的觀點出發，更要學會從別人的角度來觀察或加以體會，否則將很難擁有與社會其他人共有的客觀辨識。

　　皮亞傑透過實驗證明了若無法在幼兒期成功轉移的話，容易演變出一種自以為是的認知，並將其命名為「自我中心主義（egocentrism）（●審定註：是指一種在觀念或行為上，完全以個人為主，不考慮別人的傾向。）」。意指孩子總是以自己的角度來看待身邊的一切。因此，就不會出現自己跟對方所處的位置不同，對事物的看法理應有所差別，或者因為對方是大人所以對自己喜歡的玩具沒興趣的想法。只會想說對方跟自己都是「一樣」的。

．．．．．．．．．．

　　前面有提到，透過「感覺的共有→情感的共有→關心的共有」的體驗累積，讓孩子體認到自己和身邊的人「一樣」（共同的存在），並藉此開始模仿（行為的共有）（請參考第 12 章－ 8）。語言也是「辨識」及其表現的社會性共有（在眼前晃來晃去的白色物體，對自己或其他

人來說都是「喵喵」之類的表現）。透過這些共有體驗，讓幼兒浮現自己跟他人的辨識是「一致」的想法，其實也是很正常的。

如此一來，與其將幼兒期的「自我中心主義」視為心智尚未成熟的誤判，不如說是一種關係（共同性）在發展過程中必然會經歷的現象。先有了「一樣」（自他共通）的想法並以此為基礎，才能發展出自己跟其他人「不一樣」（自他差異）的概念。

. . . .

像這樣跳脫以自我為中心的理解方式，找出能與他人共有的法則或理論，才能產生以此為根據的辨識，形成不單憑一己觀點，而是從他人觀點（換句話說就是能與他人共有）加以理解的「辨識」。皮亞傑將此稱為「去中心化（decentralization）」，更是從幼兒期邁向兒童期的重要發展課題，也可以稱為「讓辨識發展更為穩固的社會化」。

13　關係的社會化

兩人關係的世界

如前所述，幼兒期的精神（心智）發展來自於孩子與養育者之間的交流，也可以說孩子都是在父母的呵護下長大的。嬰兒期到幼兒期初期的交流，都是以孩子與養育者之間的一對一關係為主軸發展而成的。這樣的一對一關係，在人際關係理論裡被稱為「兩人關係（兩者關係）」。

與多數人的交流，的確從嬰兒期就已經展開。大多數的孩

子都是在媽媽、爸爸、兄弟姊妹等眾多家人包圍的環境下長大。雖然也有所謂的單親家庭，但這並不表示孩子是被鎖在只有爸爸或媽媽的密室裡長大的（只要父母擁有正常的社交生活，孩子就能拓展父母以外的人際關係）。

不過，就嬰兒的觀點來看，母親餵奶給自己喝時是母親，父親哄自己時是父親，是跟直接接觸到自己的對象所形成的一對一關係（兩人關係），這就是嬰兒的全世界。自己和母親、自己和父親、自己和其他兄弟姊妹的關係裡都有自己的存在，這就是嬰兒期到幼兒期初期的關係世界所具備的特徵（★ 15）。

從嬰兒期到幼兒期初期的過程中，像「除了自己之外，母親對其他兄弟姊妹來說也是很重要的」、「除了跟自己，母親和父親的關係也相當親密」等等，跟自己沒有直接相關的人際關係，尚未進入孩子的內心世界。一切關係都是以自己為中心。就此意義來看，也是一種「自我中心主義」的世界。

★ 15：兩人關係的世界

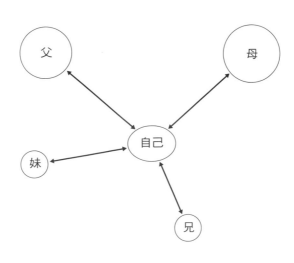

邁向三人關係的世界

　　然而，邁入幼兒期中期後，就會慢慢浮現出一些前所未見的關係。比方說，媽媽在照顧妹妹時，自己得乖乖在一旁等著。爸媽一起出門時，自己得跟奶奶一起看家。透過這些體驗，讓孩子慢慢看見並非一對一，而是由三人以上組成的人際關係世界。這樣孩子知道身邊的人並非只和自己有關係，在自己沒有參與到的地方有相互連結著。借用皮亞傑的觀點，這就是人群關係「去中心化」的開始（★16）。

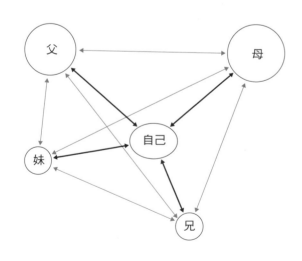

★ 16：三人關係的世界

相較於前面說過的「兩人關係」，這樣的關係世界被稱為「三人關係（三者關係）」。比起兩人關係的世界，這世界不但更加複雜，裡面的糾葛更是數也數不清。在兩人關係的世界裡，只要想著對方跟自己的關係就好，但在三人關係的世界裡是行不通的。我們必須同時活在兩個（以上）的關係裡。

　　發現對方的存在並非只是為了自己、複數關係所帶來的矛盾、左右為難的糾葛、嫉妒的感情……等。這是幼兒出生後首次面臨的複雜心境，但也必須學會適應這一切。可說是相當困難的發展課題。

- - - - - - - - - - - -

　　就佛洛伊德所提出的「伊底帕斯情結」來看，滿足於嬰兒期二人關係世界的幼兒，在逐漸發展成為三人關係世界的過程中所體會到的心理狀態與發展課題，具有相當程度的普遍性。

　　在佛洛依德的時代（是一個充滿濃厚父權色彩，大人和孩子的生活涇渭分明的時代），以自己、母親、父親之間糾葛的三角關係來體驗所謂的三人關係，是很普遍的現象。不過，這一切都是來自當時的時代與社會限制所產生的特定性。在日本的育兒文化裡，說不定能從手足之間爭著要坐在父母腿上的經驗裡，找出日本特有的三人關係。

　　佛洛伊德的發展論認為孩子是以「生物個體」的形式誕生在這個世界上，透過與家人間的交流，引導孩子走上成為「社會個人」的道路。因此，孩子為了從與養育者之間的愛欲關係（二人關係）世界走向與他人連結的社會關係（三人關係）世界，就皮亞傑的觀點來看，就是人際關係的去中心化，且必須相當重視作為其「關卡」或「試金石」的「伊底帕斯情結（戀母情結）」。

- - - - - - - - - - - -

三人關係＝作為社會雛形的家庭

　　夫妻、情侶、親子這類由兩人關係構成的世界雖然重要，但還稱不上是社會。「社會」指的是由三人以上的人際網絡打造出的共同世界。進入三人關係的人際關係世界後，孩子也算是正式步上了社會化的歷程，也就是「讓辨識發展更為穩固的社會化」。人類一手打造出社會，並在其中相互扶持。相互扶持不單單只是相親相愛地彼此照顧，也包括了競爭與協助、對立與妥協、主張與讓步、自愛與他愛等完全相反的事物，在相互協調的過程中，也產生了緊密的聯繫。

　　為了能在那樣的社會好好活下去，面對上述完全相反的事物時，我們必須擁有時而壓抑、時而貫徹本身欲望或衝動的意志力，也必須擁有能以自己的方式主動積極並處理從中衍生出種種愛恨糾葛的能力，這可說是一大難題。因此，我們必須先在被視為是社會體驗雛形的家庭，這個受到保護、親密世界裡的三人關係歷練一番，做好將來踏進嚴苛社會的相關準備。我認為這才是佛洛伊德主張的「伊底帕斯情結（戀母情結）」其真正的含意。

＊　＊　＊

　　做好準備後，就定型發展來看，到了幼兒期尾聲時，「社會的個人」雛形大致底定。進入下一個階段後，孩子大部分的時間都是在學校這個正統社交場合度過的，在此我們就必須開始關注皮亞傑定義為「具體運思期」或佛洛伊德定義為「潛在期」的種種發展課題。最後在經歷過發展期最後階段的青春期（青少年期），就能正式成為大人。針對這段從學齡期到青春期的發展過程，將會於第Ⅳ部進行探討。

第 II 部

養育者所面臨的困難
擁有發展障礙的孩子們

第 II 部開始則要針對第 3 章裡提及的兒童精神障礙的分類等進行具體分析。

　　兒童醫學經常強調「兒童並非小大人」，關於這點兒童精神醫學也是一樣。在兒童精神障礙裡，即便診斷名稱相同，但並不表示這就是成人精神障礙的兒童版。因為兒童精神障礙與精神（心智）發展的脈絡息息相關，也會從中發展出其固定樣態。這就是為什麼本書要花很大的篇幅來解釋精神（心智）發展的脈絡。

　　為了從這樣的觀點來研究兒童精神障礙，本書並不會採用從診斷分類裡一一取出後進行個別分析的教科書書寫模式，而是盡可能透過精神（心智）發展脈落，並將重點擺在社會狀況來進行通盤分析。換句話說，就是要透過兒童成長與育兒方式兩方面，來論述兒童的精神障礙。

・・・・・・・・・・・・

　　選擇非教科書式記述法的另一個理由，是因為不可能每個人的行為模式都剛好能放進教科書裡所羅列的操作診斷分類裡。

　　就近年的傾向來看，與教科書中的典型症候群不符的病例逐年增加。因此，無法放入任何一個分類裡，也就是所謂的「灰色地帶」也逐漸擴大。這或許是因為精神科、身心醫學科的門檻降低，才會讓這些病例浮上檯面。也或是因為某些社會變化打破了過去種種症狀（病態）的典型吧。因此，（單）以症狀為指標，減少診斷落差的操作診斷分

類開始出現矛盾。隨著灰色地帶的擴大，診斷變得更加曖昧模糊，被冠上「非特定性（NOS）」的診斷或每位醫師的診斷結果有所不同的情況更是與日俱增。就算要進行治療，也得先確定診斷結果，再依此對症下藥（事先規劃的治療方式或藥物選擇流程圖）來進行。問題是這個現代精神醫學最具「科學根據」的治療方式，在一開始就已經跌了一大跤。

與其追求正確的診斷結果，不如以更為廣闊的整體視點將各種可能性放在自己腦中，藉此對眼前的案例進行個別分析。支援療法也可透過獨特的方式或勇於嘗試錯誤的精神來進行臨床試驗，這樣才能更具合理性。與其去查找分類，不如親自找出眼前這位病人在生活中所遭遇的痛苦。

. . . .

就從與精神（心智）發展擁有最直接連結的「發展障礙」開始吧！孩子所面臨的成長困境會以發展遲緩的形式呈現出來。就目前來看，這也是相當重大的問題，因此，本書接下來會針對此點進行詳細分析。因為這些都與精神（心智）發展有著密不可分的關係，所以會不時提到相關內容。若有跟第4～8章重疊部分，敬請讀者見諒。

第 9 章

發展障礙是什麼？

「發展障礙（developmental disorder）」是全新詞彙。這個詞彙是在 1987 年美國精神醫學會的診斷分類手冊「DSM － III － R」問世後才開始廣為人知。

1　淺眠和微笑

為什麼這個概念很難理解呢？

　　1994 年修訂的 DSM － IV 裡，這個用語卻消失了。雖然只有短短 7 年的時間，「發展障礙」成為幾乎眾所皆知的詞彙。問題是其使用方式、用語內容與範圍都還很模糊，可說是處在一種未完全消化的階段。「發展障礙」的定義，也還不是很清楚。

　　先不論其定義，在日本的精神病學領域中，多半將以下 4 種情況統稱為「發展障礙」。視其對象不同，也有將①排除在外，單指②的情況。

① 　智能障礙（智能遲緩／不足）
② 　自閉症類群障礙（泛自閉障礙）
③ 　特定性發展障礙（學習障礙）
④ 　注意力不足過動症（ADHD）

● 審定註：台灣常用的 DSM-V 的診斷沒有發展障礙名稱，而是稱之為神經發展障礙症（Neurodevelopmental Disorders），分成智能不足、溝通障礙症、自閉症類群障礙症、注意力不足／過動症、學習障礙（包括閱讀、書寫、數學障礙等）及動作障礙（包括動作協調發展障礙（DCD）、妥瑞氏症等）。與本書作者自己的分法及日本常用的分法不同。本書的分法把「語言障礙」及「動作協調障礙」歸在「學習障礙」中的分項類別之一，又跟國內教育界將學習障礙分類中把動作協調障礙造成的學習困難（如動作不協調造成的書寫不佳等）歸成「知動型學障」有類似之處。

　　回顧其研究歷程，以上 4 項的研究都是在各自不同的領域獨自進行。社會大眾之所以對「發展障礙」的概念難以理解，或許就是因為「發展障礙」沒有明確定義，宛如來自不同源頭的河水交會而成。貫穿①～④的共通點就是相較於平均的精神（心智）發展，也就是與典型發展相比，某種精神功能（心理行為）的發展較為「遲緩」。在此，將發展障礙定義如下：

因為某方面精神（心智）發展遲緩，導致其難以生存。

關鍵在於「遲緩」及「難以生存」

　　這就是本書對發展障礙的定義。另外，再根據是何種精神功能（心理作為）的發展出現遲緩與遲緩的程度，在概念上將其納入①～④。簡單彙整後就如下頁★ 17 所示。

★ 17：從精神（心智）發展來看發展障礙的概念性分類

① 智能障礙（智能遲緩／不足）

《辨識（理解）的整體發展》與平均水準有一定程度的落差。
根據其落後程度，可分為輕度、中度、重度、極重度。

② 自閉症類群障礙（泛自閉障礙）

《關係（社會性）的整體發展》與平均水準有一定程度的落差。
看不出發展遲緩的亞斯伯格症候群 ⎤
發展遲緩程度輕微的高功能自閉症 ⎬ 可分為上述 3 種。
發展遲緩程度嚴重的自閉症 ⎦

③ 特定性發展障礙（學習障礙）

雖就整體來看沒有太大問題，但某特定精神功能的發展大為落後。
如：發展性語言障礙、發展性閱讀障礙、發展性書寫障礙、發展性計算障礙等。

④ 注意力不足過動症（ADHD）

雖就整體來看沒有太大問題，卻出現與年齡不符的「專注力不足」、「過動」、「衝動」3 項行動特徵。

整體遲緩與部分遲緩

　　如前所述，「精神（心智）發展」的基本構造是由「辨識（理解）的發展」和「關係（社會性）的發展」2 大主軸組成。因此，較為顯著的精神（心智）發展遲緩，基本上也是基於這 2 大主軸。也就是說：

① 辨識發展的整體遲緩出現在前述的智能障礙。
② 關係發展的整體遲緩出現在前述的自閉症類群障礙。

　　這兩者就囊括了一大半的「整體發展遲緩」。
　　相較於此，也有並非呈現如上述①、②的整體發展遲緩，

只有某發展領域的發展較為遲緩的病例，如左頁③的特定性發展障礙跟④的注意力不足過動症。

③是只有某特定能力的發展呈現特定性／侷限性的學習障礙，被稱為「特定性發展障礙（specific developmental disorder）」。因出現遲緩的是語言、讀寫、計算等可以透過學習變得更加純熟的能力，所以又被稱為「學習障礙（learning disorder）」，這也是目前認知度最高的專有名詞。手拙程度遠遠超過其他人、運動神經遲鈍等的「發展性協調障礙」，也被歸類於學習障礙。這是因為使用剪刀、騎腳踏車等技能的習得，都必須通過學習。

④的注意力不足過動症是專注力、衝動控制能力的發展有所遲緩（ADHD；attention-deficit／hyperactivity disorder）。孩子們在嬰兒期時都無法專注或控制本身的衝動。一般來說，這些能力都會隨著成長持續發展，但卻出現嚴重遲緩。

③跟④會在之後的章節進一步深入講解（請參考第12章）。

無法明確分類

上面提到的發展遲緩因呈現方式不同，就概念上來說，也被區分為4種不同的分類。不過，當實際接觸到這些孩子後，會發現沒有人是可以按表明確分類的。

因辨識的發展和關係的發展相互支撐，所以智能障礙和自閉症類群障礙也是相互連結的。另外，智能障礙和自閉症類群障礙的孩子們，也經常在語言、讀寫及計算等能力上出現遲緩，呈現出跟學習障礙一模一樣的問題。專注力不足、過動、衝動等症狀，不只會出現在 ADHD 的孩子身上，在智力障礙和自閉

症類群障礙的孩子身上也或多或少會看到。ADHD 的孩子有時候也會跟學習障礙一樣，呈現出與智力不符的讀寫、計算能力的落後現象。

因此，我們可以說根據這些類似與重複性，第 184 頁①～④就被放在同一個名為「發展障礙」的分類裡。

2　整體發展遲緩

智能障礙和自閉症類群障礙

整體發展遲緩包括了「智能障礙」和「自閉症類群障礙」。雖然所謂的遲緩會因為呈現在辨識或關係層面而有所不同，但在操作診斷分類 DSM 中是被放在兩個截然不同的分類裡的。

不過，前面也有提到，兩者是相互連結的。對每天都會接觸到很多孩子的特教老師，絕對不會按照教科書來分類，因為就他們本身的經驗來看，知道會有很多看起來都像或是看起來都不像的孩子吧！因此，本書中並不會將兩者分開討論，這樣比較符合實際狀況，也更能拓展視野。前面也有提到發展障礙匯聚了來自不同源頭的研究脈絡。因此，我想先來回顧一下智能障礙與自閉症類群障礙的研究歷程。（●審定註：目前最新版本的精神疾病診斷統計手冊（DSM-5）已將兩者皆納入「神經發展障礙」的類別中，不再使用五軸診斷。）

（一）智能障礙（智能不足）研究歷程

智能障礙的 3 大條件

自古以來，就有一群思考和理解能力遠低於一般水準的人，被人叫做「白痴（ideot）」、「傻子」等等。不僅被認為毫無行為能力，遭到眾人的排擠和歧視，還當成是不受世俗汙染的存在，因異於常人而被投以畏懼的目光。

目前，取代「智能障礙」、「智能遲緩」等歧視用語，大多需符合下述 3 個條件。

（1）智力（認知能力）明顯低於平均（IQ 未滿魏氏智力測驗70）。
（2）因而出現了生活上的困難。
（3）始於發展期（18 歲以前）。

這 3 個條件是 1959 年由美國智能與發展障礙學會（American Association of Medical Dosimetrists, AAMD）所提出，雖然後續經過幾次修訂，但基本原則皆維持不變。因此，被視為是最適切的定義而受到廣泛使用。

教育的領域——智力測驗的研發

智能障礙成為研究對象的契機是因為隨著近代國家的成立，各國紛紛推動公共教育制度。將同齡的孩子聚集在一起進行教育後，出現了跟不上進度的學生。為推動相關教育政策，

有人提出了「希望能在入學前先進行檢測」的建議，於是出現了所謂的「智力測驗」。

法國心理學家比奈（A. Binet，1857 － 1911）和西蒙（T. Simon，1873 － 1961）的「智力量表」為其始祖（1905）。這個測試是為了知道孩子是否適合接受普通教育。

這個量表不久後便被心理學家戈達德（Goddard，1866 － 1957）引進至美國，用來檢測是否屬於智能障礙（當時被稱為弱智（feeble mindedness））的檢查。因此，在心理學領域裡，智能障礙的研究一路走來，探討的主題包含了「智力測驗」的研發以及何謂「智能」的主題。特曼（L. M. Terman，1877 － 1956）、韋克斯勒（D. Wechsler，1861 － 1981）等學者則主導了此一研究脈絡。

⋯⋯⋯⋯⋯⋯

　　另外，戈達德則致力於優生學的研究，還發表了強調智能障礙的遺傳性與劣等性的家系研究（1912），引起一陣轟動。不過，在他死後，卻發現當時的調查方式過於草率，以及有資料篡改等問題。

⋯⋯⋯⋯⋯⋯

醫學領域──尋求病因

另一方面，隨著現代醫學的興起，出現了將智力障礙（醫學名稱為智能遲緩（mental retardation））定義為腦病，也就是所謂的「外因性精神障礙」的觀點。醫學領域便將尋求病因作為主要課題，從中找出各式各樣的病因。WHO 整理出的原因分類如★ 18 所示。

醫學的最終目標是預防，若能找出其中的醫學因素就能防範於未然。使用食物療法（脫酮飲食）來防止苯酮尿症引發的智能障礙，就是最具代表性的成功案例（1954）。（● 審定註：苯酮尿症為國內罕見疾病的一種 （PAH 缺乏症）是一種體染色體隱性遺傳的胺基酸代謝異常疾病。由於缺乏苯丙胺酸無法代謝胺基酸，會堆積在嬰兒體內，造成永久腦部傷害及嚴重的智力障礙。國內有新生兒篩檢，當檢驗出有此疾病時，可進行低酮飲食，預防胺基酸堆積造成的腦部損傷。）

　　另外，這也可以說是跟「預防」有關的問題，隨著染色體、DNA 等產前檢查技術的進步，讓社會大眾開始關注針對有發展障礙疑慮的胎兒進行人工流產時，所引發的倫理問題。

★ 18：智能遲緩的原因分類（WHO）

0・感染及中毒…………先天性德國麻疹、先天性梅毒、腦炎、核黃疸、鉛中毒、胎兒酒精中毒等。

1・外傷或物理性因素…………出生時的機械性損傷或低血氧症、出生後的腦損傷等。

2・代謝、生長或營養障礙…………苯酮尿症、半乳糖血症、甲狀腺機能低下症等。

3・出生前巨大腦疾病…………神經纖維瘤、結節性硬化症、顱腔內新生物等。

4・出生前的不明影響造成的疾病和狀態…………小腦症、先天性腦畸形、巴德畢德氏症候群等。

5・染色體異常…………唐氏症、克氏綜合群等。

6・早產造成的遲滯………低體重新生兒、早產兒等。

7・精神醫學障礙造成的遲滯。

8・心理社會環境喪失造成的遲滯。

9・無法歸類在上述臨床條件的病因。

教育領域──「培育」的追求

　　前面也有提到公共教育的推動是「智能障礙」概念誕生的契機，因此和這些孩子關係最密切的，正是教育領域。

　　對智能障礙感到悲觀的皮內爾曾說：「持續推動長期且具系統性的教育，也看不到任何成功的可能性。」根據致力於阿貝爾野孩子研究的伊塔爾、師承伊塔爾的塞根（Seguin，1812 － 1918）、以及師承塞根的蒙特梭利（Montesori，1870 － 1952）等人的研究，設計出專為這些孩子量身打造的教育、療育基礎，才有了現在的身心障礙兒童教育。

　　就算無法「治療」其智能障礙，但還是可以好好「培育」這些孩子。若想培育出更加優秀的孩子，需要具備哪些條件？該怎麼做才好？一直以來，都是在「教育」領域中尋求這些問題的解答。

（二）自閉症類群障礙（廣泛性發展障礙）研究歷程

肯納關注的「自閉性孤立」

　　因自閉症的研究歷程相當曲折離奇，會多花一點篇幅來介紹。自閉症研究的起點是 1943 年，美國兒童精神醫學家肯納所提出「情感接觸的自閉障礙（autistic disturbances of affective contact）」這篇論文。本篇論文以 11 名孩子為研究對象進行了詳細分析，並根據下述 4 項共同特徵將其歸為一組。

（1）從人生早期開始便出現極端的自閉性孤立（關係的障礙）。

（2）看不到任何用於溝通的語言使用（語言的障礙）。

（3）對維持同一性的強烈堅持（強烈執著）。

（4）處理事物時的巧妙技能（不想與他人產生聯繫，也缺乏對
　　他人的關心，對事物的關心之間也有著巨大落差）。

　　（1）的「自閉性孤立」，具體來說就是不想跟別人對上
眼、有人跟自己打招呼也不予理會、被抱著的時候身體僵硬、
有人對自己笑時也不會回以笑容、有人逗自己時不會開心、不
跟其他人一起玩、抗拒接近他人等，一般嬰幼兒身上會看到極
度缺乏想與他人互動的行為舉止。之後的章節，則會針對（2）、
（3）、（4）進行詳細說明。

　　上述特徵至今依然適用。如英國的自閉症學者羅娜·吳引
（Lorna Wing，1928 － 2014）所提出的自閉症類群障礙主要
症狀「自閉症三特徵」（人際關係障礙／溝通障礙／想像力障
礙），與肯納提出的（1）～（3）點相去不遠。

　　除此之外，肯納也提出了下述 2 點見解。

（5）潛在智力其實不低（有孩子擁有優秀的計算能力或背誦能
　　力高）。

（6）沒有任何可顯示其罹患外因性精神障礙（腦部障礙）的檢
　　查結果。

　　不過，在之後卻遭到質疑。

致力於家族研究

發現未知疾病時，醫生腦中浮現的第一個想法是可以歸類到哪種既有疾病分類裡？或是較接近何種已知疾病？肯納雖然不想過度武斷，但還是將其放入傳統診斷分類裡的「內因性精神障礙」，並推論出可能較近似思覺失調症的疾病（說不定是思覺失調症的首例？）。在那個沒有任何藥物療法，且會演變成為慢性重症的思覺失調症極為常見的時代裡，兩者間的特徵有其共通之處。

肯納將其命名為「早期幼兒自閉症（early infantile autism）」。「自閉（autism）」原本指稱的是思覺失調症患者抱持的人際、社會關係障礙。由此命名可知，肯納認為前述的 4 個特徵裡（第 193 頁），（1）的關係障礙為其基本。若無法建立關係的話，當然就無法使用言語來進行溝通，（2）就變成了次要的問題。

因此，自閉症研究一開始是被歸納在精神醫學領域內的思覺失調症研究脈絡。奠定美國精神醫學基礎的是肯納的老師邁耶（Meyer, A，1866 － 1950），他主張思覺失調症是來自於「生理因素」和「環境因素」的反應。這也讓他致力於思覺失調症的「家族研究」。一個是探究生物學因素的遺傳學家族研究，另一個則是探究環境因素的社會學、人際關係論的家族研究。

主導 1950 年代美國精神學界的是動力取向精神醫學。因此，根據精神分析學裡的人際關係論所進行的思覺失調症家庭環境相關研究，十分盛行。即便生物學因素不能改變，但還是可以改變環境因素。要是知道何種環境因素會產生反應的話，就能用來進行思覺失調症的預防和治療工作。因思覺失調症多半於青春期發病，自然就會讓人聯想到是不是有些潛在因素隱

藏在家庭環境、養育環境中。基於此一想法發展出來的思覺失調症的家族研究脈絡，也就原封不動地整套搬進自閉症研究。

肯納為什麼會將焦點放在家族？

自閉症家族研究的另一個背景，則是肯納不斷強調在這些孩子的家庭中看到了相同的特徵。高智商、情緒化但又冷漠、稍微帶點強迫症，也就是所謂的「學者」性格特徵。就實際狀況來看，肯納所診斷過的自閉症兒童家族中，以知識精英的身分出人頭地的成功人士占了相當高的比例。肯納不僅在提出理論和假設時十分謹慎，更是一位相當重視事實經驗的研究學者。除了根據自身的臨床經驗強調此一家族特徵，更在一開始發表的論文裡就已經提到「因為這些孩子們的孤立，在人生初始就已經展現出來。所以，不能單憑初期的親子關係就試圖一窺全貌」，因而並沒有將其歸為病因。

研究學者關心的重點是肯納首次提出的自閉性孤立。為什麼從發展初期開始就無法與他人產生連結呢？嬰幼兒的社會性關係形成，一般來說都是從家人間開始的。自閉症兒童的家庭環境中，是否隱藏某些會阻礙此一關係形成的因素呢？

真是如此的話，我們是否能透過改變這些要素來改善自閉症呢？研究的重點便隱含其中。

路特的大腦障礙學說

到了 1970 年代，肯納針對現已成年的最初 11 名研究對象進行追蹤調查，結果顯示出現顯著智能遲緩的比例極高（5名），

此外肯納也證實了癲癇發作的事實（2名）（1971）。第193頁的（5）、（6）也抱持懷疑態度。其他研究學者的追蹤調查也大同小異。根據這一結果，大大改變自閉症研究脈絡的就是英國兒童精神醫學專家路特（Rutter，1933）。

路特提出了「自閉症是可被歸納在外因性精神障礙這個分類裡的某種大腦障礙。若就已知的障礙來說，或許可歸類為先天性語言障礙（發展性語言障礙，當時稱為發展性失語症）」的全新論述（發展性語言障礙相關內容，請參考第12章－1）。換句話說，語言障礙才是最根本的，因此的關係障礙只不過是因無法溝通而延伸出來的次要問題。這個論述徹底顛覆了肯納的主張。

自閉症的謎團都解開了嗎？

為了證實自己的論述為真，路特收集了自閉症兒童的智力檢查資料，從中證實了特定檢查項目出現大幅落差的事實。路特認為這些都是「抽象能力（概念形成能力）」的檢查項目，因此做出了「自閉症是作為語言能力基礎的抽象能力出現先天性缺陷（認知缺陷）所造成的結果」這樣的結論。

路特的學說曾風靡一時，認為自閉症的謎團就此解開。剩下的就只需釐清是大腦何處出現異常，才會引發抽象能力發展障礙。自閉症研究因此轉為對大腦的探索。該學說在日本則是以「認知障礙學說」或「語言認知障礙學說」之名廣為人知。

追蹤調查的結果證實，這樣的障礙成年後也不會消失，因此其名稱也從「早期幼兒自閉症」轉為單純的「自閉症」。此外，為了避免「自閉症」這個名稱讓人聯想與關係障礙或思覺

失調症的近親關係，因此另訂了「廣泛性發展障礙（pervasive developmental disorder，PDD）」的別稱。藉此能清楚區分出所謂的「發展」障礙。

被推翻的路特學說

不過，進入 80 年代後，學者們紛紛找出存在於路特學說裡的問題點。仔細觀察的話，其實自嬰兒期開始就能看出關係的障礙，因此很難將其解釋為是從語言障礙（抽象能力的障礙）延伸出來的次要問題。自閉症裡被視為特別檢查項目的數值低的話，其它項目的數值其實也不會高到哪去。若無法從這些數字中感到巨大落差的話，智能障礙的可能性就變得很低。要從中找出自閉症固有的障礙性，就變得很不合理。除此之外，在具備語言能力與抽象能力的情況下，還是呈現出關係障礙的亞斯伯格症（再次）出現，路特的學說就此被推翻。

亞斯柏格症是奧地利的兒童醫學專家漢斯．亞斯伯格（Hans Asperger，1906 — 1980）從肯納學說獨立出來進行相關延伸，並於 1944 年以「自閉性精神病態（autistische Psychopathen）」之名進行發表。簡單來說，這並非智力遲緩，只是對人際關係和社會行為的獨特失衡感過於顯著的自閉症族群。亞斯柏格認為這並不是疾病或障礙，而是一種個性。這在日本其實早就廣人所知，但在歐美要等到 1981 年透過羅娜．吳引的發表才引發關注。羅娜．吳引認為自閉症囊括了從肯納發現的智能遲緩大群體到亞斯伯格發現的非智能遲緩的群體，是一種範圍廣泛且具連續性的障礙，因此提倡應將其統稱為「自閉症類群障礙」。

曾遭到推翻的路特學說，為什麼又再次被當時的學界重新接納成為定說呢？這或許是受到 70 年代是精神醫學重要轉捩點的影響吧！

相較於戰後美國精神醫學主流的精神分析性動力取向精神醫學，以生物主義為主軸的正統精神醫學強勢回歸。因此，將自閉症定位為大腦障礙，從智力測驗的客觀數據導出結論的路特研究，相當符合正統精神醫學概念所重視、高度講究科學性與實證性的劃時代精神。

回歸關係論

路特學說的興盛讓與環境因素有關的研究瞬間式微。因為自閉症是大腦障礙，與環境無關。另外，若將焦點擺在自閉症兒童的家庭環境，會讓人對其家庭產生偏見。除了與家人的關係外，因自閉症所具備的「關係的障礙」（社會性障礙）只不過是自閉症衍生出來的次要問題，自然而然就被研究者排除在外（日本到目前仍將「關係的障礙」和「人際關係」定義為一種惡質的「心因論」，並視之為禁忌）。

不過，路特學說裡的矛盾，讓研究焦點再次逆轉，重新回到肯納的自閉性孤立，也就是關係的障礙。讓大家認為「這就是最基本的障礙」。學界再次對「為什麼人際關係如此困難？」、「何種構造會造成關係困難（病因）？」這兩點產生質疑。

只要從中找出統一的答案，就能將自閉症定位為以病因、病理同一性為基礎、近代醫學的「疾患單位」。

尋求病理──「心智理論」的出現

為了尋求其結構（病理），霍布森（Hobson）將目光投向自閉症的情感認知。他給孩子看了各式各樣的表情照片，再以「高興」、「難過」等以最簡單易懂的字卡來表現感情，證實了自閉症兒童的回答，正確率顯著偏低的結果。霍布森因此認為自閉症是在「透過表情來讀取人類情緒」的能力上，出現先天性缺陷，在情感掌握上出現障礙的結果。因此，再次將目光投向肯納發表的第一篇論文標題「情緒性接觸障礙」。

另一方面，西蒙拜倫柯恩（Simon Baron-Cohen）則對霍布森的「情感認知障礙學說」提出質疑，並主張「比起情緒接觸，更缺乏的是心智理論（Theory of Mind）」。

「心智理論」是來自類人猿研究和哲學的假設性概念，「我們每個人都有『心』，每個人都能在『心』裡思考的理解方式」。有了這樣的理解方式（theory），人類可以作出揣測對方想法的行為。哲學家丹尼爾・丹內特研發出一個能分辨出「是否能站在對方立場正確判斷對方想法」的簡單測試（錯誤信念作業）。若能找到正確答案，就能假定其具備了「心智理論」。西蒙拜倫柯恩便試著導入此測試方式。

以「莎莉與小安測試」為例，讓孩子們看見莎莉把球放入籠中離開後，小安偷偷把球拿出來放進箱子裡的情景。看完之後，問孩子從外面回來的莎莉要找球的話，是會打開籠子還是箱子？典型發展的孩子都會回答「籠子」，但大部分的自閉症兒童都會回答「箱子」。這個結果充分說明了自閉症的本質來自「心智理論」的先天性缺陷，因為不懂對方的「心」，因而產生了關係的障礙。

西蒙拜倫柯恩的論述雖然巧妙說明了自閉症具有的「關係的障礙」，因而廣為人知，不過，其中還是藏有破綻。符合自閉症診斷標準的孩子裡，還是有人可以回答出「錯誤信念作業」的正確答案（約 20％）。其比例也會隨著年紀增長而提高。讓人產生了自閉症是否真能視為「心智理論」的先天性缺陷的質疑。

就發展來看，無論是從他人的表情中讀取「喜怒哀樂」的能力，或是對「每個人都有自己心思」的理解，都不是與生俱來的，而是必須持續累積與他人的交流經驗來進行學習。像自閉症這樣，從發展早期開始，與他人之間的交流便出現顯著遲緩的話，出現學習進度緩慢的結果並不意外。霍布森和西蒙拜倫柯恩對原因──結果的掌握方式恰好相反。

執行功能障礙說

就這樣，出現了「執行功能障礙」的全新病理假設。人類的社會行為是由決定目標、拿出幹勁、擬訂計劃、斟酌計劃內容、選擇得以實現的行動、研判是否能順利進行、藉此進行調整⋯⋯等一連串的過程所組成的。除了反射行為、衝動行為、無意識行為以外的人類行為中，就算再不起眼，都會在這過程中發揮一定作用。將一連串的過程以「執行功能」的概念統括，所謂的自閉症就是在這個過程（執行功能）中的大腦領域或神經迴路的某處產生故障的結果。

將「抽象能力」、「情感認知」、「心智理論」假定為某種特定精神能力，將自閉症定義為這些能力的先天性缺陷的病理模型遇到瓶頸。因而設想出一連串的總括系統，將其定位為「系統障礙」，藉此轉移病理模型。不過，因囊括範圍過於廣泛，幾乎所有的障礙都能以「執行功能障礙」加以解釋，但卻無法釐清自閉症之所以成為自閉症的構造。

尋求病因——大腦研究、遺傳研究

　　自路特的大腦障礙學說以來，從大腦尋找病因的研究持續蓬勃發展。再加上檢測技術的進步，產生了各式各樣的實驗結果。不過，由於進行實驗的大腦位置不盡相同，又因病例不同而時有時無。研究學者對「大腦的這些異狀正是引發自閉症的必要條件」並無共識。即便是引發大腦障礙的原因，研究者也舉出了胚胎期感染症、疫苗副作用、化學物質中毒等各式不同（幾乎全部）的可能性。但若這些「原因」未獲得醫學實證，就不會出現取得所有研究專家同意的唯一解答。大腦障礙的學說在自然科學上，依舊尚未提出任何「假說」。就實際情況來看，在 ICD（國際疾病分類標準）和 DSM（精神疾病診斷與統計手冊）等診斷標準中，大腦的生物學所見既不屬於宏觀也不屬於微觀論點。

　　家族研究的另一個脈絡、遺傳學研究也持續推進。同卵雙胞胎的相關研究顯示自閉症的同病率明顯較高（60～80%），證實了基因（DNA）有某種程度上的影響，但由於並非完全一致，因此自閉症並非完全取決於基因的影響，而是被視為一種危險因子，也就是「成因」。然而，這些「成因」

也不是某個特定基因所造成的，而是來自多種基因的排列組合結果。

　　為什麼有些孩子即使具備了先天條件，也不會因此罹患自閉症呢？這是否與後天因素，也就是與某些生物或社會環境因素有關呢？若真是如此的話，所謂的環境因素又是什麼呢？自閉症研究花了半個世紀繞了一大圈，又回到最初的邁耶（Meyer, A，1866 － 1950）（第 194 頁）所說的「生理因素」和「環境因素」的反應（交互作用）視點。

＊　　＊　　＊

回顧發展障礙研究史，可以發現智能障礙的研究歷程，雖然是自古以來就為人熟知的存在，到了近代才以醫學上的「障礙」此一全新論點重新受到檢視。另一方面，自閉症的研究歷程則是重新找出過去不為人知的存在，緊扣著「這到底是什麼？」的疑問，一路走到現在。

　　正如我在此回顧的，所謂的學術研究並非持續不斷的進步。在曲折離奇、來來回回的研究歷史中，全新的研究結果並不代表就一定最接近正確答案。這就是所謂的研究。不能將過去的各項研究當作過去的東西加以捨棄，每項研究或多或少都有射到靶心（應該都會有）。即便是偏離靶心的結果，也值得後代學者重新思考。

3　發展分布圖

　　精神（心智）發展必然會產生快慢高低的個人差異（個體差異）（請參考第 7 章－1）。因此，我們可以說所謂的智能障礙、自閉症類群障礙就是其個人發展遠低於平均。若描繪成分布圖就如下所示。假設某天同時有 1000 個孩子出生，就來看看這些孩子們的發展情況。剛出生時，關係發展（X 軸）和辨識發展（Y 軸）幾乎為零，因此就像 ★ 19 所呈現的，1000 人都落在座標原點的 0，尚未出現發展水準的個體差異。以此為起點，展開了發展的歷程。因精神（心智）發展仰賴的是辨識發展和關係發展兩者的相輔相成。發展是兩者的向量，1000 個孩子都是沿著圖上 O → Z 的方向開始發展的。

　　由於這前進的力量、發展的原動力是眾多因素組成的，因此發展的途徑就會產生自然的（機率性的）個體差異。因此，不可能所有人都以相同的步調前進，或多或少會呈現出快慢差距。

★ 19：**出生時的分布**

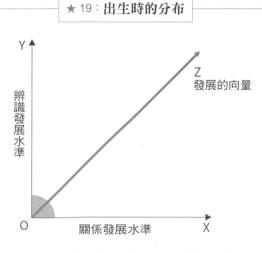

開始在意差異（2 歲）

　　起步走了 2 年，孩子們 2 歲時會轉變為 ★ 20 的模式。跟 0 歲時相比，每個孩子都前進不少，但前進的方式卻出現了個體差異。正中間是 1000 人的平均發展水準，除此之外還是可以看到比平均快上許多的孩子或是追不上平均的孩子。雖然基本上都是沿著 O → Z 的方向發展，但辨識發展與關係發展，何者發展得較為順利，也會造成個體差異。因此，呈現軸線上下也會有一定幅度的分布。

　　這樣的個體差異，讓父母看到孩子滿 2 歲後，就會開始擔心「我們家孩子的發展是不是比其他人慢？」、「好像跟其他孩子有點不太一樣」。不過，由於差距不太，尚未達到發展障礙的診斷標準。根據今後的發展步調，還是有很大的進步空間。因此，輔導與醫療機構多半只會建議「先觀察看看再說」。

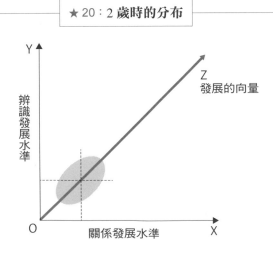

★ 20：2 歲時的分布

Y

辨識發展水準

Z
發展的向量

O　　關係發展水準　　X

出現顯著差別（4歲）

再過 2 年，4 歲時呈現出的就是 ★ 21。並非沿著 2 歲時的分布軸線，朝 Z 的方向平行移動，而是隨著移動其分布長度和幅度都會逐漸擴大。

這時候，就會明確看出發展較為遲緩的孩子，也會開始懷疑孩子身上出現某些發展障礙。這是因為當分布軸線拉長後，與平均水準（典型發展）之間的差異明顯拉大。為什麼兩者間的差異會拉大呢？

最簡單易懂的比喻就是馬拉松。雖然大家的起跑線都一樣，但選手會慢慢拉開差距。到了 10 公里左右，領先跟落後團體的距離就變得極為顯著。這是因為每個人的腳力、腳速都不同。這些都會影響到排名，到了 20 公里左右，領先跟落後團體的距離更是天差地別。因此，同理可證 1000 個孩子的發展分布幅度也會隨年齡擴大。

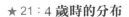

★ 21：**4 歲時的分布**

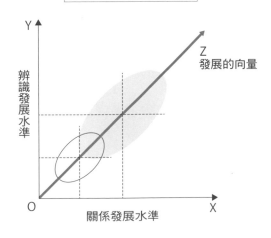

Y

辨識發展水準

Z
發展的向量

O

關係發展水準

X

趨向正常分布（成人）

　　發展期結束之際，也就是精神（心智）發展幾乎「完成」的階段，就結構上來說，孩子們的關係發展與辨識發展的水準大致底定。★ 22 的模式圖就是 1000 人成年後，在座標上的分布情況。

　　大多都落在平均值周邊的中心處。但由於發展時的個體差異，也有些是落在離中心較遠的地方。就機率來看，幾乎呈現常態分布，集中於中心（平均）周邊。只要一遠離中心，人數便急速下降，分布地相當零散。另外，基本上都是沿著 O → Z 的方向分布，所以不會出現 a 或 b 的特殊個案。

典型發展與發展障礙

　　我們每個人也都落在這個分布圖的某處。落在中心密集處的話，就稱為典型發展。分布在遠離中心的周邊區域，就是所

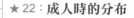

★ 22：成人時的分布

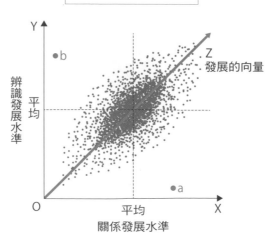

謂的發展障礙。★23會出現這些名詞。

在此分布圖中，若落在辨識發展遠低於平均的地方，就是智能障礙。落在關係發展遠低於平均的地方，則統稱為自閉症類群障礙。另外，根據辨識發展程度的不同，又可細分為亞斯伯格症、高功能自閉症和自閉症。

中心區域與往右上方沿伸的寬廣領域，稱為典型發展。若是偏離中心往上沿伸的話，雖然嚴格來說算不上是「典型」，但即便所處位置較高，也不會造成任何生活上的不便（反而是有利），因此不會被納入 disorder（失衡）中。就實際情況來看，若偏離太多的話，也是會出問題的。

為什麼會出現診斷不一致的情況？

繪製成這樣的分布圖後，可以清楚看到各種障礙都是緊密相連的。除此之外，這些障礙跟典型發展也擁有無法切割的連

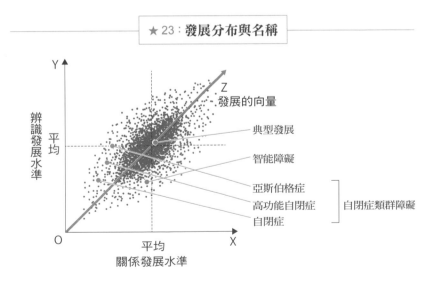

★23：發展分布與名稱

續性。因為一般的診斷方式是在這連續不斷的分布裡，拉出一條人為的分界線，區分成「亞斯伯格症」、「自閉症」、「智能障礙」、「典型發展」，但就實際情況來說，會出現很多符合所有條件或是完全不符合的情況。因此，縱然使用操作型診斷，還是會出現診斷不一致的情況。造成診斷不一致的另一個原因，是由於孩子還正走在發展的道路上，就如★24所示。X歲時，位於A點的太郎正處於發展階段，X+α歲時就走到A'處。雖然太郎本身成長了許多，但其他人也在發展。因此，就分布來看，還是跟平均值產生了不小的差距，診斷名稱也比X歲時看起來更加嚴重。位於B點的花子抵達B'後，診斷名反而變得較輕微。由此可知，診斷名稱有可能會隨著診斷時間點改變。之前的醫院說是「○○」，但這次這家醫院卻說是「XX」，像這種不一致的情況並不罕見。嚴格來說，只要還處在發展期，就無法確診。因此，無論是發展障礙的「早期診斷」或是以此為根據的「診斷告知」都必須謹慎以對。

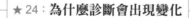

★24：為什麼診斷會出現變化

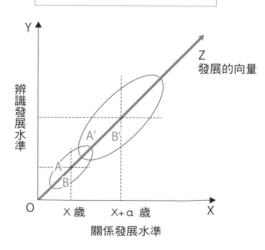

不是「先看看再說吧」！

　　需要的並不是說完「先看看情況再說吧！」就擱在一旁，也不是早早就告知診斷名稱。而是與發展分布圖進行比對後，確實掌握太郎現在走到哪裡了。要抱持的並非「太郎會不會是『智能障礙』啊？」、「不對！太郎該不會是『自閉症』吧？」的想法，而是「今年6歲的太郎，該不會是個辨識發展只有4歲，關係發展差不多2歲的孩子吧？」這樣的認知。另外，也要盡速展開可協助改善發展遲緩問題的育兒方式。

- - - - - - - - - - - -

　　醫學治療的主要目的是找出該疾病的病因或病理並加以改善。因此，在正式確認（確診）前，是無法展開治療的。明明不是這個病，卻讓患者服用相關藥物，就是所謂的醫療過失。因此，才會有「先看看情況再說吧！」（正式確診前，就先等等吧！）。

　　不過，若是要協助改善孩子發展遲緩的問題，就不能比照辦理。因為比起一般的育兒關係，面對這樣的情況時必須要更小心謹慎去處理。即便是那些碰巧在這個時間點稍微有點落後，並不會造成所謂發展障礙的孩子，超前部署並不會為孩子帶來任何負面影響。等到確診後才開始動作的話，可能就會來不及了。

- - - - - - - - - - - -

　　雖然我們不知道15歲甚至是20歲的太郎會走到哪裡，但肯定會比現在進步許多。

　　可能有人會想說：「希望孩子盡可能努力往前走，盡可能地縮短與其他人的距離，至少可以慢慢縮小與其他人的差異。

若以這樣的信念來幫助孩子的話，我們該怎麼做才好呢？」也會有人想說：「就讓太郎保持現在的樣子吧。不要太勉強，讓他照著自己的步調往前走。如此一來，我該如何保護這孩子的成長步調呢？」怎麼做才是為了孩子好？可能會因此感到迷惘、內心有所掙扎，或是跟身邊其他人意見不合。這或許在面對僅有一次的人生時，永遠找不到正確答案的問題。

需要的不是診斷名稱，而是「診斷陳述」

跟每個人的育兒觀、人生觀、幸福觀等等的價值觀問題息息相關，也會因每個人所處的位置不同而有所差異。另外，包含遲緩程度在內，受限於太郎具備種種條件的情況也不少。陪伴太郎成長的過程中，或許會改變一個人的看法或想法。條件允許的話，也想知道太郎本身的想法與感受。

到頭來，我們需要的並非診斷名稱，而是包括上述內容在內的整體判斷或是「診斷陳述（formulation）」（第 82 頁）。

4　外因、內因、心因

再論病因論

在此，我想稍微整理一下發展障礙的「病因」問題。

在傳統的精神醫學中，將精神疾病按病因分為外因性、內因性、心因性（環境因性）（請參考第 3 章－ 2）。外因性是大

腦出現物質性障礙所產生的疾病，內因性是受到基因規定的因素干預所生的疾病，心因性則是環境的交互作用導致心理機制失調所產生的疾病。

　　向來都認為精神疾病是由以上 3 種的其中一種病因所造成的。雖然也有因特殊人格造成的人際關係不順遂或無法適應社會，而被定義為精神病性質的概念（後來稱為人格障礙），但這些都被定位為「個性」而非「疾病」。

　　現代精神醫學雖已不再以病因分類，但其概念仍未消失。比方說，「自閉症是大腦障礙（即外因性），而非心因性障礙」的論述至今依然常見。正如方才回溯的自閉症研究史，這個由肯納發現的全新障礙究竟要放進三個分類裡的哪一個，是個很嚴重的問題，也有不少爭議都是因它而起（請參考第 9 章－ 2 －（二））。

....

　　爭議可分為三個面向：（1）科學家遇到未知事物時，會針對它是動物？植物？或礦物？侃侃而談進行純學術的討論。（2）美國精神醫學界裡的動力取向精神醫學（重視環境因素）vs 正統精醫學（重視生物因素）的主導權之爭（3）開始重視當事人人權，因此對過度輕率的心因論（環境因論）產生了倫理性批判。

....

不是「在哪個分類？」而是「哪種組合？」

　　不過，仔細想想，不只是自閉症類群障礙，要以最嚴謹的的態度將精神疾病小心放進這 3 個分類，還是有一定的

限度。

　　人類的精神活動，是由名為大腦的物質所支撐的。因此，也一定會受到大腦器質性（即外因）的影響。大腦是由基因（DNA）組合設計構築而成的。因此，也會受到基因（即內因）的影響。與此同時，大腦的成熟度也會受到來自環境的營養、刺激所規範。除此之外，人類的精神活動也會持續受到來自社會性及共同性的相互作用，因而受到社會、環境（即環境因）的影響。若真是如此的話，無論是何種精神現象，都會看到這三大要素。精神疾病、精神障礙也都是一種精神現象，或多或少都會看到這 3 點。

　　至於自閉症的話，並不是要在外因性、內因性、環境因性裡三選一，而是應該具體去思考自閉症是由哪些外因、內因、環境因所形成的。擬訂問題的方式正好相反，可以讓大家重新思考這個問題。

　　進入這個問題前，讓我們先來聊聊醫學裡所謂的「原因」（病因）指的是什麼吧？

5　必要條件、負荷條件、決定條件

結核菌不是原因，而是「必要條件」

　　現代醫學的前提是每種疾病都有其固有「原因」，也就是所謂的「病因」。這被稱為「特定病因學（specific aetiology）」，是在近代醫學正式確定以細菌醫學為根基時誕

生的。每種疾病都有其決定性因素，如霍亂來自霍亂弧菌，白喉則是白喉菌所引起的，找出並徹底消除其病因正是醫學的不二法門。這樣的想法也影響到「自閉症原因為何？」的爭議。

不過，幾乎已經被當成是常識的這個想法也有其盲點。就像前面提到的結核病的「原因」是結核菌，而大部分人其實都有結核菌的感染史，但發病的人卻寥寥無幾。是否會發病則取決於營養狀態或免疫力等因素。不過，即便營養狀態、免疫力有問題，只要沒有結核菌，就與結核病無緣。

換句話說，結核菌充其量只是「必要條件」，並非決定是否發病的「決定條件」。必須加上營養不良、免疫力降低等「負荷條件」，才有發病的可能。

疾病是（1）某些特定的必要條件，加上（2）某些非特殊（非特定）的負荷條件以及（3）不可欠缺的決定條件都成立時才會發病（必要條件＋負荷條件＝決定條件）。（1）和（2）的重要性會因其疾病或狀況而有所差異。

＊　＊　＊

若要深入探究自閉症類群障礙病因的話，引發自閉症一定要有所謂的必要條件（反言之，就是沒有它的話就不會引發自閉症的條件）。有的話，具體來說是怎樣的條件？是否有將已具備必要條件的孩子推向自閉症類群障礙的非特定負荷條件？有的話，又是什麼東西會轉化為負荷條件呢？

6　發展障礙與外因

大腦障礙是負荷條件

就先來討論外因（即大腦障礙）吧！

以智能障礙為例，正如WHO的分類（第191頁★18）所示，是由各式各樣的外因（0～6）引起的。性質、內容各不相同，相當多元化的大腦障礙，為什麼最後都會產生等同於智能障礙的結果呢？另一方面，也有孩子罹患相同的大腦障礙卻沒有出現智能障礙，這又是為什麼呢？

這是因為這些外因（大腦障礙）都不是智能障礙的決定條件，而是會扯發展後腿的非特定負荷條件。無論是哪種種類或內容的大腦障礙，都會對精神（心智）發展造成負擔。就一般的身體醫學來看，重度的大腦障礙會造成極大的負擔，因此就更容易造成發展遲緩。但由於這些只不過是負荷條件，因此即便是相同的大腦障礙，若發展能力大於負擔，就不會出現發展遲緩。

- - - - - - - - - - - -

當然也會有像唐氏症（染色體異常）這樣會造成極大負擔，必然會導致發展遲緩的大腦障礙。不過，同樣身為唐氏症寶寶，每個人的遲緩程度都存在極大的個人差異。因此，即便進行了染色體調查，也無法得知會出現何種程度的智能障礙。

- - - - - - - - - - - -

自路特提出了自閉症大腦障礙學說後，自閉症的大腦研究便不斷推進。許多報告紛紛指出了與大腦障礙有關的異狀。不

過，這些異狀出現的場所與性質，都會因報告內容而有所不同，尚未出現「自閉症是大腦的某處出現了這樣的問題」的一致結果。另外，也有症狀相同卻不是自閉症的案例。這就跟剛剛提到的智能障礙一樣，把這些大腦障礙當成扯關係發展後腿的非特定負荷條件，應該就能解釋一切了吧！

作為自然現象的發展障礙

另一方面，智能障礙裡也有許多不具外因（大腦障礙）的情況，甚至還要更多。潘洛斯（Sir Roger Penrose）將其稱為「生理群」（在第 191 頁★ 18 WHO 分類裡提到的「9. 無法歸類在上述臨床條件的病因」）。潘洛斯證實了智能分布，也就是所謂的智能發展程度人口幾乎呈現常態分布，大幅偏離平均水準的人也占了一定比例（第 136 頁★ 9）。就跟身高一樣，一定會產生超過或低於平均的個人差異，是必然出現的自然現象。

關係發展程度的分布又是如何呢？西蒙拜倫科恩（Simon Baron Cohen）、鷺見等學者的調查研究顯示，自閉症類群障礙也呈現相同的可能性。因此，可以說大腦障礙充其量只是非特定的負荷條件，自然個體差異（正常偏倚）導致的自閉症類群障礙更占多數（請參考第 7 章 - 3）。

正如潘洛斯的研究所示，自然個體差異的產生，是因為精神（心智）發展是由眾多要素所構成的現象。因此，就機率來說，精神（心智）發展一定會出現速度快慢、到達水準高低等廣泛連續性的個體差異。這些要素包括了從生物到環境等種種因素，但其中作為發展生物性構造因子的基因（DNA）扮演了極為重要的角色。因此，這些自然生成的個體差異問題，就跟

接下來會談到的「內因（病因）」問題有關。

. . . .

　　就此看來，前面提到的「發展障礙＝大腦障礙」的說法就不成立了。
即便如此，這個說法之所以成為通論，理由跟威廉葛利辛格（Wilhelm
Griesinger）曾提及的「精神疾病是大腦疾病」是一樣的。

　　一是因為人類的精神本身不可能會出現任何不合理的現象，一定是大
腦故障所造成的。這是近代合理主義思想與以此為基的正統精神醫學
之「先決條件」。發展障礙是偏離典型發展的「不合理」發展現象，
所以應該是大腦障礙。反言之，若大腦沒有出現任何障礙的話，任何
一個人都屬於典型發展（精神（心智）發展的平均）。不過，這就跟
只要身體健康的話，任何人都能達到平均身高的說法一樣，是缺乏科
學性與合理性的想法。

　　另一個原因，則是為了保護那些若直接斷定為「大腦障礙」的話，就會
受到「這是本人的心理問題」、「父母教養問題」的誤解跟偏見所傷害
的本人及其家人，屬於一種社會層面的顧慮。打破誤解和偏見固然重
要，但現在已經不是必須對抗前近代迷惘的葛利辛格時代。而是必須反
思隨著近代合理主義思想的滲透是否會偷偷產生（被視為）不合理者、
（被當成是）脫序者，也就是對 disorder 的不寬容和全新的偏見。

. . . .

並非「與大腦無關」

　　智能障礙和自閉症不一定（或者說大多數）都是由大腦障
礙引起的。不過，這並不表示就與大腦無關。精神機能並非獨
立於大腦的個別存在，與大腦的物質性存在有某種對應性。比

方說，自閉症心理作為與自閉症腦部物質性動態的特徵之間，應該能找出某些相關性與並發性。若自閉症的心理作為出現與平均值有所差異的現象，與其相對應的大腦物質性存在出現與平均值有所差異的情況，也是很正常的。不過，這些都跟病因論（因果論）無關。

. . . .

　　像是巨人隊和阪神隊的球迷，兩者的大腦有顯著不同。觀看巨人對阪神的比賽時，就算接受相同刺激，但兩隊球迷卻有著截然不同的人腦神經興奮程度，還會分泌出不同的腦內物質。其結果便造成一方產生開心的情緒反應，另一方則會出現憤怒的情緒反應。不過，我們是否能說 A 之所以是巨人隊球迷，B 之所以是阪神隊球迷，是來自這樣的大腦差異。

. . . .

7　發展障礙與內因

病因是最有力的條件

　　所謂的內因（即病因）可以視為基因（DNA）所形成的先天素質或天分（有加分效果的話，就稱為天分。減分的話，就是病因）。家族研究證實無論是智能障礙或自閉症類群障礙，同卵雙胞胎的一致率都明顯偏高。由此可知，這些發展遲緩都與基因造成的病因息息相關。不過，由於一致率並非 100%，所以也並非都是由病因決定一切的。

說到底，病因只是危險因素，並非決定條件。另外，就目前的情況來看，只能說「擁有其病因的人，出現障礙的機率明顯偏高」，無法否定「病因以外的其它條件造成其障礙」的可能性（換句話說，就是嚴格來說還不知道是否為必要條件）。話雖如此，目前的自閉症研究認為這個病因（因素）是引發自閉症類群障礙最有力的條件。也可以說是回到了肯納主張的「自閉症應該要放進內因性障礙的分類裡」這個出發點。不過，這想法卻有一個問題點。

一般的基因組合

因為這些障礙一般來說是不利於尋找配偶，整體結婚率也很低。如此一來，就會降低將這些基因傳給下一代的機率，病因引發的障礙發生率應該也會隨之下降。問題是實際的智能障礙與自閉症類群障礙卻絲毫不見減少（也有人認為自閉症類群障礙患者反而增加）。高估了病因所扮演的角色，就會出現這樣的矛盾。

由此可知，引發病因的並非某種異質（病態）基因，而是一般常見的基因吧！這些也不是什麼少數基因，而是眾多基因帶來的複合性結果（多因子遺傳）吧！

每一個都是集結了許多大部分人擁有的一般基因，就像撲克牌的特殊牌組，只要出現特殊的排列組合，就會形成這些障礙的病因。因為每個會造成病因的基因都存在於我們的身體裡面，不會因自然淘汰而消失，總是會以一定機率持續創造出會形成病因的撲克牌牌組。因此，擁有病因者的比例與障礙發生機率，都不見下降。

讓人覺得人生好難的「個性」

　　如此一來，這些病因就是一般基因機率性排列組合所帶來的結果，而不是某種異常或故障造成的結果。多因子遺傳是極為正常且普遍的遺傳現象。因此，病因引發的發展障礙（disorder）絕對不可能是病理現象。

　　若借用潘洛斯（Sir Roger Penrose）的說法，就是一種「生理性」現象，我們的樣貌、身高和氣質都是來自多因子遺傳（雖然並不是單憑這些就能決定一切）。每個人個性的形塑，也是相同的道理。漢斯・亞斯伯格認為正確答案應該是「個性」，而非疾病或殘疾。不過，在現實社會中，這種個性會對生活帶來各式各樣的困難，因此可以定義為障礙（handicap）。

　　因此，我們可以說原本是由潘洛斯從流行病學研究裡的「正常偏倚（偏向正常）」概念歸納出的現象，現在則是被基因研究裡的「多因子遺傳（就機率來看出現正常基因排列組合）」的概念重新取代。

　　那麼，這樣的基因組合，具體來說是以怎樣的方式規定了哪些對象，才會成為「自閉症」現象的危險因素呢？目前的基因研究尚未到達此一程度。要是知道的話，就能釐清這病因造成的結果是否為自閉症類群障礙之必要條件了吧？

・・・・・・・・・・・・

　　肯納不斷強調，根據本身經驗發現自己看過的自閉症兒童父母具備特有的共同特徵。不過，因為助長了對父母的偏見而飽受批評，甚至被當成是自閉症家族因素論的元兇。不過，若站在多因子遺傳病因的角

度來看，要在具備所有肯納認定之特徵的典型自閉症兒童的父母裡，找出其共通點或許也絕非偶然。

另外有一派認為，耳聞兒童精神醫學家肯納的大名而前來諮詢的父母，原本就比較偏向學究型的知識分子階層（我以前也是這麼想的），而肯納本身也曾因此進行了調查。「選取排在 50 位自閉症兒童下一位的病歷號做為對照組，但其父母在教育與社會地位相當低。」（肯納1956）。由此可知，就整體來看，來找肯納諮詢的人並沒有什麼特殊傾向。讓父母成為成功社會人士的學者風範及其所帶來的「天分」，將這樣的基因排列組合，只要一個不小心，或許就會成為引發孩子自閉症的「病因」。

....

8　發展障礙和環境因素（心因）

由以上整理內容可知，智能障礙和自閉症類群障礙是由各式各樣的大腦障礙所造成的非特定負荷條件形成的少數，以及由一定機率自然發生的正常個體差異（也就是個性）形成的多數所組成的。若要說這樣的個體差異出現在誰的身體中的機率較高？一定是擁有多因子遺傳病因的人這點無庸置疑。也可以認為是具備此一特質的發展遲緩。

那麼，心理因素也就是所謂的環境影響又是如何呢？

....

由於病因論是所謂的因果關係，是由原因和結果所組成，而原因與結果也必須分開。外因性是由於大腦的器質性故障造成「心理」失調，內因性則是基因引發的病因所造成的「心理」失調結果。那麼，「心

因性」又是如何呢？就字面上來看，就是「心理」失調引發了「心理」失調的意思，也就是所謂的恆真句（tautology，同義反覆）。稱之為「環境因」，可能更正確，指的是與過去或目前生活環境的交互作用所造成的「心理」失調結果。接下來，會稱之為「環境因素」。

・・・・・・・・・・・

環境並非必要條件

智力上的重度遲緩或許是兒時的疾病所引發的，這是從自古以來的經驗裡所察覺到的。也有人認為這些都是「前世因緣」、「報應」造成的，不過就是沒有出現類似「父母的養育方法有問題」這些跟環境因素有關的說法。到了近代，智能障礙成為醫學研究的對象，但自探究其病因以來，卻沒有任何一位將環境視為主因的醫學專家。

自閉症出現後，環境問題首次成為一個很大的研究課題。其背景來自於以思覺失調症為研究對象的梅爾葛羅斯（Mayer Gross）所提出的理論（生物學的病因 × 環境因素＝發病）。不過，60 年代的環境研究在找出結論前，就因為路特學說的興起而自然消滅。自閉症類群障礙究竟是不是環境因性（換句話說，就是以某種環境問題為必要條件）障礙呢？

答案是否定的。正如肯納一開始指出的，從極早期開始，自閉症類群障礙的「關係障礙」是由環境引起這點，其實是很難想像的。雖然必須要有與環境間的強大交互作用，才會引發環境因素障礙。不過，在那之前的早期就已經開始了。因此，一定要有身為個體的孩子身上已經存在某些會延遲關係形成的條件（這或許正是自閉症的必要條件），才會在極早期的發展

階段開始就已經出現關係障礙的概念。

引發精神失調、障礙的「強大交互作用」，來自於反覆面臨了生存遭到嚴重威脅的環境壓力或長期生活在陌生環境下的壓力。自閉症類群障礙的症狀，快的話可能出生後幾個月內就觀察得到。在那之前，找不到任何面臨危機壓力的事實，因來自環境的長期反覆壓力導致精神失調的期間也相當短。

容易受到環境影響

有人可能會認為不是病因（必要條件）的話，跟環境無關。不過，其實正好相反。這是因為比起典型發展的孩子，這些孩子的精神（心智）發展更容易受到環境的影響。

這世上不可能會有完美無缺的環境，每個人隨時隨地都能完美育兒，更是天方夜譚。另外，就跟所有的人際關係一樣，親子關係也不可能永遠都一帆風順。（因此，無論是什麼問題，若想怪在「環境因素」上的話，一定都能找到材料）。不過，每個孩子在成長過程中都能想辦法避開這些東西。

問題是這些孩子一邊避開這些東西，一邊前進的發展腳力很弱，又很容易跌倒。一般常見的環境負荷也會變成很大的負擔，也就是所謂的「易受環境影響」（環境的負面影響力高）。另一方面，靠自己的力量從環境中獲取成長所需食糧的同時，一步一步穩健走下去的力量也很弱（環境的正面影響力低）。

因此，對這些孩子來說，與環境的交互作用會變成一種負荷條件，在其漫長的發展過程中，動不動就受到其影響。發展步調緩慢，因此減緩了變化速度，因而很難察覺到其影響。不過，發展障礙的孩子因與環境的互動造成心理失調的可能性更大。找出這些「藏在發展遲緩本身造成的不利條件背後」的影響是很重要的。不然，就長遠來看，會讓其人格形成蒙上一層陰影。環境會大大影響擁有發展障礙問題的孩子們長大成人的發展歷程。對帶著病因這類危險因素呱呱落地的孩子來說，只是單純的危險因子？還是會發展成自閉症類群障礙？又會發展到何種程度？探討這些問題時，都不能不提到與環境的關聯性。

．．．．．．．．．．．

60 年代的環境研究，在這一點上孕育出極有意義的可能性，不過也產生了以下的弱點、問題點。

（1）雖說環境的影響屬於「交互作用」，但只將焦點擺在環境對孩子帶來的作用這單一面向的視點。

（2）因被納入綜合失調症研究歷程中，故缺乏從「精神（心智）發展」的角度進行觀察、理解的相關研究。取而代之的是想直接套用來自成人精神分析研究的概念和解釋來加以說明的傾向。

（3）很多都是來自少數觀察案例的膚淺理解，內容也因研究而有所不同。到目前為止都還處於尚未出現一個普遍性共同認知的百家爭鳴狀態。

（4）因人類是一種心理存在，因此只要是發生在人類身上的現象，都可以賦予心理層面的意義或說明（如果想做的話）。從靈光一閃到具合理性的具體想法皆是如此。那麼又要如何賦予意義呢？這

取決於賦予其意義者的價值觀、理念，在有意或無意間所發揮的作用。這些被賦予的意義都會變成「親子關係應該是這樣的」、「應該要這樣育兒」等每個人對育兒的價值觀、理念等等的固有家庭因論（＝家庭責任論），並藉此來處理自閉症（不上學的問題也是如此。此外，目前也存在於少年犯罪或是所謂的「虐待兒童」現象中）。

． ． ． ． ． ． ． ． ． ． ．

環境喪失的問題

雖然與「環境因素並非病因」的論點有所矛盾，但 WHO 智能障礙原因分類裡卻有「8.心理社會環境喪失造成的遲滯」這項。

這是因為目前存在著養育環境極度不健全的「虐待兒童」問題，這也的確造成了智能發展遲緩的問題。而這經常也伴隨了關係的障礙，也就是社會性發展遲緩的事實。有時會因此達到自閉症類群障礙診斷標準，有時又會符合 ADHD 和學習障礙的診斷標準。這些情況並不罕見。這也代表了養育環境極度不健全是造成發展遲緩或失衡的重大負荷條件。

長期且極端的環境不健全會帶來無法與來自多樣化的大腦障礙、自然個體差異的發展障礙（至少就操作診斷來說）有所區別的行為特徵。這就如同我之前多次提及的，再次證實了精神（心智）發展是如何取決與環境之間的交互作用。

兒童精神醫學專家・杉山登志郎根據這些事實將「虐待兒童」取名為「第四組的發展障礙」（杉山 2007）。第一組是智能障礙，第二組是自閉症類群障礙，學習障礙、ADHD 與發育性協調運動障礙則被歸為第三組。虐待兒童則是第四組。若此論點成立的話，或許也可稱為「環境因素的發展障礙」。之後的章節，也會更針對第四組進行詳細解說（請參考第 15 章）。

這些囊括了外因／內因／環境因素等的種種條件，形成了從智能障礙到自閉症類群障礙等發展障礙的「原因」（決定條件）。然而，這些條件又是以何種架構形成智能障礙？自閉症類群障礙裡會看到的各種具體狀態呢？這些都是之後要討論的課題。

第10章
發展障礙的體驗世界

上述都是從研究面，也就是從外部來看的發展障礙。本章則要從智能障礙或自閉症類群障礙的孩子（前幾章杉山所說的第一、第二組）的體驗世界來進行探討。這些孩子具體來說是活在什麼樣的體驗之下呢？

　　教科書或診斷手冊記載的大多是從外部觀察到的孩子行為特徵。從客觀角度來掌握這些特徵固然重要，但人類並不是活在行為舉止當中的。外部觀察到的「行為」，對當事人來說是「體驗」，我們就是活在這個體驗的世界中。因此，想了解這些孩子，就必須了解他們的體驗。

･･･････････

外界看來總是毛毛躁躁脾氣不好的太郎與太郎眼中的外部世界以及自己的感受，這兩者之間一點關係都沒有。「因為他個性衝動又好動，所以是 ADHD。」只是外界對太郎種種行為的解釋並不是太郎本身的理解。雖然診斷要從「行為」著手，但照護還是得從「體驗」開始。舉例來說，過去仰賴的是透過觀察及掌握孩子的行為來改善其舉止的行為療法，但現在都改採將焦點擺在患者的體驗，試圖改善其體驗方式（為這些體驗下定義）的「認知行為治療」。正確來說，應該稱為「辨識行為治療」吧。

･･･････････

因體驗都源自於當事人「內心」的主觀，所以必須用心傾聽，有時也必須加上一點推測與想像。對那些還無法充分以言語進行溝通的幼兒或發展嚴重遲緩的孩子來說，除此之外別無他法。前面（請參考第 8 章－ 2）也有提到「發展論是無法避免所謂的『揣摩』」。所以，得先讓大家知道，在這裡也是一樣。

另一個得事先聲明的點是，這裡提到的是「大致如此」的一般性理解。無論是太郎、次郎或花子，每個人的感受當然都有所不同。雖然每個孩子的體驗世界都不太一樣，但就發展障礙來說，孩子們的體驗方式都有其個體差異，每個人呈現出來的更是天差地別、五花八門。每個人的獨立性都很高，其豐富程度是無法以「智能障礙的體驗世界是這樣！」、「自閉症的人是這樣！」來一概而論。有了這些基本認識後，接下來就要來聊聊將其轉化為一般性理解後會產生的結果。

． ． ． ． ． ． ． ． ． ． ． ．

精神（心智）發展指的是以單獨個體來到這世上的孩子，透過與周遭的人們分享彼此的感覺、情緒波動、關心、言行舉止與辨識……等等，成為社會共同性存在的歷程。因此，在發展的過程中，我們的體驗方式會慢慢地變得跟其他人「一樣」。周遭的人們感受到「痛」這個刺激，對自己來說也是「痛」，大家看到的「紅色玫瑰」這個物體，對自己來說也是「紅色玫瑰」。讓大家感到「悲傷」的情景，自己也會覺得「悲傷」。無論是辨識或關係層面，發展障礙的本質都在於共享體驗這點出現遲緩。因此，這些人所經歷的各式體驗，不一定會成為共同擁有的感受，反而會變得與眾不同，充滿原創性。如此一來，不僅會與典型發展的人有所差別，就算同為發展障礙，其體驗方式也大不相同。每個人都個性十足。因此，發展障礙是無法用一句話簡單歸納的。

． ． ． ． ． ． ． ． ． ． ． ．

1 發展領域分類

隨時都要在分布圖裡思考

　　發展連續分布圖，可分為辨識發展嚴重遲緩的 A 領域，辨識與關係發展都大幅遲緩的 B 領域，以及關係發展遲緩的 C 領域。接下來就依序來看看其體驗世界吧（★ 25）。可與位於分布圖的中心、一般平均的孩子（T 領域）進行比較。如此一來，就能了解包涵相互連結在內的，發展遲緩會帶來何種體驗的全面觀點。

　　另外，由於本書為臨床書籍，因此也會將焦點放在孩子們會面臨到的問題。不過，這並不代表這些孩子的體驗世界充滿苦難，還是會有開心喜悅的一面。因此，最重要的就是要將開心喜悅的一面引導出來並持續向外拓展。

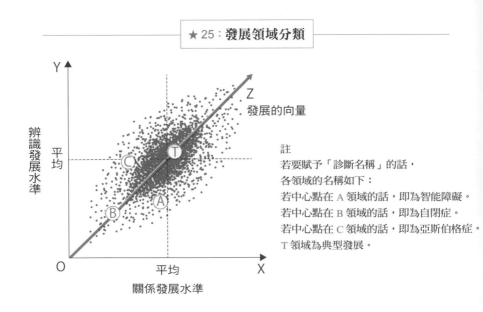

★ 25：發展領域分類

Y

Z
發展的向量

辨識發展水準

平均

C T

B A

O　　　　平均　　　　X

關係發展水準

註
若要賦予「診斷名稱」的話，
各領域的名稱如下：
若中心點在 A 領域的話，即為智能障礙。
若中心點在 B 領域的話，即為自閉症。
若中心點在 C 領域的話，即為亞斯伯格症。
T 領域為典型發展。

2 不安、緊張、孤獨

所有孩子都很膽小

就一般論來說，相較於非遲緩的孩子（T領域），發展越遲緩的孩子，越是活在一個高度不安與緊張的體驗世界裡。若辨識發展出現遲緩，就好像被丟在一個連自己都搞不太懂的世界裡。那是一個不知所以又不知道該如何是好的世界。若關係發展出現遲緩，就無法順利培養出與他人互相扶持的能力，讓自己必須獨自面對這個世界。人的一生都是透過人際關係網絡相互扶持的，若關係發展出現遲緩，就會削弱這樣的人際網絡。除此之外還會衍生出許多問題，接下來會依發展歷程逐一探討。

這個社會是由大人的認知程度打造而成的。因此，不管有沒有發展障礙，每個孩子都活在一個不明所以也不知該如何因應的世界裡。這就是為什麼年紀越小的孩子越容易感到恐懼與不安。但也正因如此，才能促使孩子朝大人的方向發展。唯有踏上發展這條路，才能早日擺脫這些恐懼。發展遲緩的孩子，步伐會慢一點，因此很難擺脫充滿不安與緊張的體驗世界。A領域與T領域的孩子之間，首先會看到就是此一體驗的差異。

聽覺優先的世界

對呱呱落地不久的孩子來說，周遭都是未知的世界。生平第一次體驗到的視覺、聽覺刺激，更如洪水般湧入。這充滿強

烈刺激的世界，會讓新生兒感到混亂，用我們大人的親身經歷來比喻的話，就是會給新生兒帶來可以稱為「不安」、「緊張」的體驗。為了不讓自己在這個世界裡停留太久，新生兒大部分時間都處於朦朧之中。不過，從這時候開始，就已經展開想了解這個未知世界的探索活動（皮亞傑所說的循環反應）。這是因為沒有人可以活在全然未知的世界。

嬰兒的體驗世界是從「聽覺優先」開始的。還在肚子裡時，就已經聽慣媽媽的聲音。能從各式各樣的聽覺刺激中，清楚分辨出媽媽的聲音。由於眼睛還無法調整焦距，所以周遭事物看起來都是模糊的。不過，這也是為了保護自己不要受到過度的視覺刺激。另外，也不是所有東西都是模糊的，嬰兒可以聚焦在眼前 20cm 左右的距離，清楚成像。被抱起時，若剛好是能清楚看見眼前大人的距離，便能記住養育者的臉。對愛情的形成（關係發展）有很大的幫助。

探索行動與視覺發達

三個月大後，脖子變硬的嬰兒就能主動展開探索活動。與此同時，視覺也開始能聚焦在身邊的事物上。可以自由地注視各種事物，但還抓不太到焦點，看起來還是模模糊糊的。雖然還無法辨識出細微的差異或變化，但已經能掌握對象的基本輪廓。嬰兒已經可以透過認知程度，來分辨剛出生時不知所以的體驗世界（套用皮亞傑的說法，就是已經有了「基模」）。探索發展與視力同時進化，1 歲時的視覺能力與成人幾乎無異，3歲時正式完成。

> 由上述內容可知，嬰兒期的視覺發展與來自探索活動的辨識發展，是
> 同步進行的。嬰兒活躍的認知活動（探索行動）會促使他們不斷以視
> 覺來觀察外界。如此一來，便能促進視覺的發展。持續發展後，就能
> 進行更細微的觀察，並藉此促進辨識發展。精神與身體機能的發展，
> 具備了像這樣雙向循環且表裡一致的特質。「心」與「腦」的關係也
> 同樣具備表裡一致的特性。

探索活動雖然是嬰兒的自發行為，但就如第 8 章詳述過的，
周遭的大人也會不斷提供協助。這些協助會形成一股助力，將嬰
兒感覺運動期的認知活動轉化為以意義來掌握世界的辨識活動。

以「語言遲緩」的形式顯現出來

在剛出生沒多久的探索活動中，探索腳力相對較弱，步伐
緩慢的就是 A 領域（第 228 頁）的孩子。這緩慢的步伐會導致
活動力不足。讓人覺得是個不吵不鬧、無需費心照顧的嬰兒。
不過，也有可能是個脾氣很拗的嬰兒。因對外界的認知分辨（基
模的形成）速度較慢，比起 T 領域的孩子，A 領域的孩子更容
易被感覺刺激耍得團團轉。從這時候開始，動不動就會感到緊
張不安。

不過，這時候的 A 領域（中心是智能障礙）和 T 領域（典
型發展）之間的差距還不算大，T 領域孩子也會出現氣質上的個
人差異，有些嬰兒個性乖巧，也有拗脾氣的嬰兒。所以，看起
來其實都差不多。

一般來說，要等到幼兒期，進入語言發展期後，才能看出 T 領域與 A 領域孩子的顯著差異。A 領域的孩子因嬰兒期的辨識發展未完全，進而削弱了以此為基礎的辨識發展能力。在辨識發展的過程中，就慢慢拉開了與 T 領域孩子之間的距離，且不時以「語言遲緩」的形式顯現出來。這是因為辨識發展與語言發展是表裡一致的（請參考第 8 章－ 11）。因為與辨識遲緩的程度幾乎平行，因此單字→複合詞→文章的語言發展過程也會出現遲緩。

一般來說，隨著語言發展日益成熟，孩子的個性也會瞬間變得沉穩。這是因為原本仰賴不停變化的感情認知分辨轉化為以共同意義與約定所構成的辨識分辨，為體驗世界帶來了秩序與穩定。也可以說是因為周遭已經是一個讓人感到安心的世界。

語言發展大幅落後，不僅會造成溝通上的困難，也會延緩建立體驗世界的秩序與穩定性的速度。這代表孩子就不得不生活在一個毫無秩序可言的體驗世界裡。這也是為什麼 A 領域的孩子會比 T 領域的孩子更容易感到緊張不安與混亂。

3　發展的遲緩及語言的遲緩

A 領域是「傳達」

就來聊一聊發展障礙裡的語言遲緩吧！

語言是由表現性與指示性所組成的（請參考第 8 章－ 11）。就 A 領域來看，辨識發展的遲緩程度也會影響到語言發展的落後程度。不過，要是關係發展的遲緩程度較為輕微的話，

表現性還是會有一定程度的發展。因此，就算孩子的語彙量、文法程度較為落後，但還是有辦法將自己的意思跟心情轉達給身邊親近的人。這是因為其中蘊含了感情關係的羈絆。這些孩子的家人都會說：「（就算沒有開口說話）我還是知道這個孩子要說什麼，他也懂我想表達的意思。」不過，由於指示性的發展較為遲緩，想跟外人透過溝通來交換情報時，還是有一定程度的困難，而這也會形成孩子將來與他人建立社會關係的阻礙。

「自閉症的語言症狀」

越靠近 B 領域（中心點為自閉症），「語言遲緩」的程度就越嚴重。其醒目程度，讓肯納將其列為自閉症的第 2 特徵，魯特甚至認為這是一種基本障礙。辨識發展的遲緩會造成語言指示性的落後，關係發展的遲緩則會造成表現性的落後。兩者同時出現的話，整體的語言發展就會出現嚴重落後。有些個案完全不講話，也有些說了一大堆，卻沒人聽得懂的案例。就來看看實例吧！

① 鸚鵡式仿說（echolalia）
B 領域裡最具代表性的語言症狀就是「鸚鵡式仿說（複誦）」。因為孩子的體驗世界是從聽覺優先開始的，所以「鸚鵡式仿說」是隨著發音能力的進化，將透過聽覺記在腦中的音發出來的現象。雖然聽起來有模有樣的，但卻是不具任何表現性與指示性的機械性發音。

這並非病理現象，而是會在每個孩子的語言發展過程中出現的現象。典型發展也會出現「鸚鵡式仿說」的時期，但由於

這段時間過於短暫，幾乎沒人發現。但 B 領域的孩子常會被困在此一階段許久，才會被定義為是症狀之一。

② 代名詞反轉

就算是語言能力相當純熟的個案，也經常會出現下述症狀。一個是「代名詞反轉」，是將自己說成「你（you）」，把對方說成「我（I）」的現象。在無法省略主詞的歐洲語系中，是相當奇特的現象。

不過，因為還在語言發展的過程中，正處於摸索萬事萬物名稱的階段，身邊的人都看著自己說「你」的話，將這當成是自己的稱呼也是很正常的。要解決這個問題，就必須仰賴皮亞傑的「去中心化」。即便是典型發展的孩子，在學習代名詞時，也不時會看到這樣的現象。因此，若是日文的話，大人就會依幼兒的辨識水準來顛倒代名詞。比方說，以「我幾歲？」來代替「你幾歲？」。B 領域（第 228 頁）的孩子因為去中心化的速度較慢，因而拉長了此一現象的時間。

③ 獨樹一格的用字遣詞（新語症，neologism）

第三則是孩子會有自己一套其他人聽不懂的獨特用字遣詞（肯納就曾提出一個將蠟筆的紅色稱為「Annette（紅色聖誕襪）」、將藍色稱為「Cecil（藍色襯衫）」的案例）。

這也是語言發展過程中常見的錯誤嘗試。幼童們都會有自成一格的詞彙表現。不過，一般來說，都會透過與周遭大人的交流來進行修正，逐漸轉化為與社會大眾共通的詞彙。B 領域的孩子因為缺乏這樣的交流，無法進行修正，就這樣變成了那個孩子特有的用字遣詞。

B 領域孩子的特定性展現在表現方面

　　上述①～③都是較為醒目的特異現象，因此教科書就將它們列為「自閉症的語言症狀」。不過，T 領域的孩子也曾（快速）經歷過，A 領域的孩子當然也不例外。

　　B 領域孩子的特異性，則是展現在語言表現方面。音聲言語的發展基礎來自於表現性，這樣的表現性則是始於透過喃語所進行的感情交流。因此，關係發展較為遲緩的 B 領域，並沒有像這樣的穩健基礎。讓 B 領域的孩子不管是在鸚鵡式仿說或是說出溝通語言時，很容易變成一種不帶任何表現性（情緒性）的特殊單調語調。就算發音正確，卻缺乏抑揚頓挫或節奏感。像這樣缺乏表現性的發話特徵，在典型發展的孩子身上稍縱即逝，卻是關係發展遲緩孩子獨特的語言發展現象。

　　至於進入 C 領域（中心點是亞斯伯格症）後，語言發展會出現哪些狀況呢？請容我稍後再述（請參考第 10 章－ 15）

4　辨識發展的遲緩與孤獨

因為不了解箇中涵義與約定俗成，就無法進入共同世界（A 領域的孩子）

　　A 領域的孩子因為語言溝通能力不足，造成他們在學習各種智力技能時，就會面臨許多的困難，進而轉化成社會生存的不利條件，我們也容易將目光集中在這些問題上。

　　不過，辨識發展遲緩，不僅會妨礙孩子的判斷能力、溝通

能力以及技能的學習，更會增加「透過箇中涵義與約定俗成，與其他人分享自己的世界」、「參與所有人的共同世界」的困難度。這也代表了他們必須獨自面對這個無法進入身邊的人都能理所當然與他人共同擁有、彼此分享的世界的情況。

這是辨識發展遲緩的人們固有的體驗世界。就算 A 領域的孩子在關係發展上沒有出現任何遲緩，但仍懷抱著我們不知道的獨特孤寂感。唯有當我們深入了解這些孩子們為什麼會做出這些脫序行為，也就是所謂的問題行為時，才能找出讓他們感到緊張不安的原因，甚至進一步發現他們內心的孤寂。

安迪的體驗世界

澳洲的兒童文學作家——帕特里夏・賴特森（Patricia Wrightson）在《我是跑馬場老板！（I Own the Racecourse!）》一書中，精準地描繪出了發展遲緩的孩子（安迪）所體驗的世界。本書內容是作者透過本身敏銳的觀察力以及與發展障礙的孩子們深入交往的實際經驗撰寫而成（這領域是作者的大學主修）。因此，我想以此書為例來說明。

例　安迪慢慢地展現出與其他小朋友的不同，跟兒時玩伴念的又不是同一所小學（在 A 領域裡屬於症狀較輕微的孩子）。不過，朋友們並沒有因此就排擠或欺負他，還是會不經意地照顧他，跟以前一樣玩在一起。

某天，安迪跟朋友玩起了「輪流從坡道上溜滑板下來，看誰距離最遠」的遊戲。安迪因為不太會溜，只能站在一旁，不過還是看得很開心。就算不會，還是知道大家在幹嘛。自己也參與在這個遊戲場

域、這群朋友之中。因為大家一起建立起了一個共同的世界，待在這個空間裡的安迪更是神采奕奕。

玩完滑板走在回家路上時，大家又玩起了另一個新遊戲。這是一個假裝自己是都市裡某棟知名建築物或公眾設施老板的幻想遊戲。輪流說著「自己想當哪棟建築物或公眾設施的老板？」、「身為老板又要如何經營？」的遊戲。因為跟滑板遊戲不一樣，安迪總是無法融入。「安迪的臉上露出了讓人無法接近的寂寞表情。安迪再次失去了與朋友之間的連繫。安迪默默地在下一個轉角獨自離開。朋友們卻遲遲沒有察覺。」

為什麼安迪會無法融入朋友們的幻想遊戲呢？這是一個看似單純，但若沒有具備一個由簡中涵義與約定俗成打造而成的觀念世界，就無法理解的遊戲。

在現實世界中，自己不可能是某間公會堂的主人，但在觀念的世界中，可以假裝自己是，也能演好主人的角色，可以跟朋友聯手打造這個觀念世界。另一方面，雖然在現實世界裡的自己只是平凡的麥可或約翰，卻能進入彼此的觀念世界裡盡情玩樂，這個遊戲就是來自這樣的雙重構造。

安迪無法理解這樣的雙重構造。他不懂為什麼明明就不是公會堂主人的麥可要說自己是公會堂的主人，重點是他根本不知道這遊戲好玩在哪裡。

無法遊走於多重世界裡

「認知」的世界是我們直接認識到的世界，屬於單層構造。但「辨識」的世界卻是由多重意義與約定組成的多層構造。這

裡面有虛擬也有現實世界。現實世界包括職場的世界、跟家人在一起的世界、跟朋友一起玩樂的世界等，是擁有各自獨特意義與約定俗成的個別世界。我們的體驗世界就是由如此複雜的多層構造所組成的。

所謂的辨識發展，就是從認知的單層構造世界跨進多層構造的世界。換句話說，就是將體驗世界多重化，自己也能在這些世界裡來去自如。

發展遲緩的孩子常見的「固執」或「不知變通」，很多都是因為無法在這多層世界裡來去自如所造成的結果。安迪的故事也是從這個問題中衍生出來的（推薦大家一讀（瀧川 2013a））。

＊　＊　＊

如果是 A 領域→ B 領域的話（第 228 頁），又會如何呢？兩者的共通點是辨識發展出現嚴重落後，符合 A 領域的所有特徵，在 B 領域裡也通通都能看見。而且越往 B 領域，這些特徵就益發顯著。因缺乏辨識發展能力，支撐辨識發展的關係交流也會變得薄弱，讓遲緩程度變得更加惡化。這也加深了安迪的「孤獨」。

5　關係發展的遲緩與孤獨

看不見的孤獨（B 領域的孩子）

更何況，在 B 領域裡與他人的實際交流，也極為薄弱。就這點來看，就是相當深層的「孤獨」。也可說是雙重的孤獨。

我們有時候也會孤獨一人，感受到深沉的孤獨感。不過，這是因為我們深入活在一個社會性人際關係的世界中。這些孤獨的體驗都來自我們失去這樣的關係或是被排除在外的時候。因此，這時候我們就會把這些孤獨視為孤獨，對此感到苦惱。又或者是把這些體驗稱為「孤獨」。

　　相較之下，B領域的孩子在進入人際關係世界這件事上，本來就落後許多。一出生，就對孤立的精神生活習以為常。正因為習以為常，所以很有可能不會將這樣的孤立性當成是我們口中的「孤獨」。不過，這並不表示他們就能將其視為理所當然（超然地）活在這個世界上。這樣的孤立性會帶來種種難以生存、空虛感以及苦痛。因為人類世界的構成就是為了共同生活（無法獨自生存）。隱藏在B領域的孩子，不時展現出的激烈恐慌或失調行為，其背後的緊張不安，其實都藏著像這樣肉眼看不見的「孤獨」。

看似「無憂無慮」的危險性

　　在探討發展障礙的體驗世界時，之所以會先將不安、緊張、孤獨拿出來討論是因為A～B領域的孩子出現某種失調時，背後一定藏有這些問題。該如何進行照護，是相當重要的臨床課題。

　　更何況一般人不一定會了解這些，這又是另一個問題。

　　對於智能障礙，社會上還普遍存在著「太困難的事情，他們都不懂。所以才能活得無憂無慮吧！」的觀念。這樣會不會反而讓人產生了「反正你也不知道」的粗暴偏見呢？會不會因為他們看起來無憂無慮，就忽略了他們內心的痛苦與辛勞呢？

　　我們當然希望他們可以稍微擺脫緊張不安或是孤獨的威脅。活在單層
構造的世界裡，也可以說是生活在沒有人會在背後要小手段、感覺不
到任何陰暗面的純潔世界裡。我們都希望永遠都不要有人來破壞這純
潔的世界。說這些是跟這些孩子有關的人們所抱有的願望也不為過。

　　諾貝爾文學獎得主賽珍珠的獨生女是重度智能障礙患者。記錄了母女
倆一路走來的旅程，前半部是為女兒尋求良醫的過程，後半部則是尋
找能照顧女兒的養護機構的作品《永遠長不大的孩子（The Child Who
Never Grew，1950）（暫譯）》裡，提到了「為什麼是我的孩子？」
的悲傷以及「該如何忍受這些悲傷」的疑問。在為人父母裡最廣為流
傳的，就是以下這段。

　　「但是，在我一肩扛起這些名為悲傷、恐懼的重擔時，看起來就像是
個幸福孩子的女兒，精神上感受不到任何負擔。（中略）雖然內心感
到憂傷，但看到女兒無憂無慮地嬉戲著，我便浮現了『這孩子這輩子
就注定要過著如天使般的人生。』她這輩子都感受不到生活的嚴苛，
也不會覺得自己跟別人不一樣吧！她會永遠帶著孩子般的天真無邪，
不負責任活下去。」（《永遠長不大的孩子》松岡久子譯，法政大學
出版社，1950 年，第 50 － 51 頁）

　　就現實來看，我們必須清楚理解就算是發展遲緩，也不會
像書中所說的「永遠長不大（never grew）」，他們也是（跟我
們一樣）懷抱著悲傷苦痛活著的存在。不過，這其中也蘊含了
身為母親的賽珍珠，為即將託付給養護機構照顧的女兒所做的
祈禱。本書所描繪的漫長旅程中，其實也看得出賽珍珠本人的
孤獨身影。

在 C 領域又是如何呢？

如同前面出現的分布圖（★ 25，第 228 頁），C 領域只有在關係（社會性）發展上出現遲緩。就辨識發展來看並沒有 A ～ B 領域的遲緩現象。不過，這並不表示辨識發展一切正常。我們的辨識發展中，有些部分只要擁有智力與關心就能獨立發展，不過也有只要缺少了人際交流與社會連結，就算智商再高，也無法順利發展的部分。C 領域孩子的辨識世界，就是後者出了一些「漏洞」。

因為辨識發展與關係發展是相輔相成的，只要辨識發展有進步的話，C 領域孩子的關係發展遲緩程度，就會比 B 領域的孩子來得輕微。不過，如此一來也較能找出隱藏在 B 領域、包含辨識層面在內的整體遲緩嚴重程度中，關係發展遲緩固有的問題。C 領域的體驗世界，之後會再進行統整與介紹（請參考第 10 章－ 15）

6 高感官性的世界

發展障礙對感官的關注，可以說是從伊塔爾（Jean Marc Gaspard Itard）以孔狄亞克（Étienne Bonnot de Condillac）著作《感覺論》，來進行野男孩維特（Victor of Aveyron）的照護開始的。伊塔爾給予維特各種感官刺激（等同於現在的「感覺統合訓練」）。感官是所有體驗的窗口，沒有感官就不會有我們的體驗世界，要是沒有透過感官的作用與環境進行交流，就不

會有生物性和社會性的精神（心智）發展。另一方面，新生兒並不是按照我們成人擁有的感官方式出生的，其感官作用必須透過精神（心智）發展過程來進行分化與馴化。

因此，在感官功能的存在方式影響著精神（心智）發展的同時，精神（心智）發展的存在方式也同樣影響著感官功能，這是一個雙向的循環構造。這也就是為什麼常在發展遲緩中找到極為複雜的感官問題。接下來，我會循著發展脈絡盡可能釐清這些問題。

. . . .

進行發展障礙相關論述時，常會提到「感覺敏感」。因此，有些研究人員會將感官功能的中樞性障礙設定為病因。問題是真的有這麼單純嗎？以聽覺為例。所謂的聽覺敏感，單純是因為接收到平常人都聽不到的微弱聲音或是遠處的聲音造成混亂的現象嗎？如果是這樣的話，就代表其聽覺能力非常高。大家都知道中樞性障礙會造成聽覺能力下降（中樞性耳聾），但反過來說，障礙有可能提升其能力嗎？又或者說，這不是聽覺能力的問題，而是對聲音刺激承受度的問題。又或者，類似擁有絕對音感的人，可以聽出一般人無法察覺的細微音程偏差這類的特殊音感嗎？

感覺敏感中的「過敏」到底是什麼呢？這點需要仔細斟酌。不同種類的感官現象都有可能以「過敏」一詞概括。

. . . .

（一）身體感覺

未分化和遲鈍不一樣

在一般的發展中，可透過幼兒期的呵護，分化出各種身體

感覺（★ 10，第 148 頁）。但若在 A ～ B 領域的發展能力較弱，身體感覺的分化就會受到阻礙。這是因為少了這類呵護，孩子就沒有足夠的力量讓身體感覺進行分化。若將發展障礙的感覺問題回溯到最初期，有不少遲緩的案例都可以追溯到這個階段。

例 1　冷到起雞皮疙瘩，卻穿得單薄。熱到滿身是汗，卻穿了一堆衣服。這是因為他們不知道該如何透過穿脫衣服來調節體溫。觀察這個情況時，會發現他們沒有冷熱的觀念，所以無法確實掌握自己身體的感覺。

例 2　他很討厭毛衣，似乎非常在意毛衣刺刺的感覺。這是因為皮膚感覺敏感嗎？還把手擦到破皮滲血，想說應該很痛，本人卻絲毫不以為意地玩著。這也是因為皮膚感覺太過遲鈍嗎？

這種現象被稱知覺的「非恆常性（perceptual inconstancy）」，也有學者懷疑其中隱含了某種先天性的感覺障礙。但是，從發展的觀點來看，這些現象被認為是因為身體感覺尚未分化成一個完整的形態，所以無法準確掌握發生在自己身上的事情並加以配合的現象。

所謂感覺的未分化，並非沒感覺或遲鈍（雖然有些從外表上就看得出來）。雖然出現了身體感覺的不適，卻因為無法分辨出其具體情況，所以很容易出現躲避（毛衣的刺痛感）或是置之不理（炎熱、寒冷、摩擦產生的疼痛）的情況。不知是敏感還是遲鈍，兩者混雜在一起，或許就是因為如此吧。

在這種情況下，當然不要因為「本人不介意」而丟著不管，要隨時幫他把衣服脫掉，處理傷口。雖然沒有明顯的分化，但的確出現不適。更何況來自母愛呵護進行的外部調節，也能達到促進感覺分化的效果。

用語言區分的意思

即使是發展一切正常，身體感覺也正常分化的 T 領域（典型發展）孩子，在進入幼兒期前，也只是停留在以認知（感覺運動期）來掌握的階段。進入幼兒期學會語言後，才能清楚辨識出「熱」、「冷」、「痛」等概念。這也帶來了以下幾個極大的發展變化。

（1）原本只是個體內部的感覺體驗，變成了能夠和其他人交流共享的體驗。

（2）能夠將自己的感覺透過語言將其對象化並視為客體。

（3）不僅是單純的生理感覺，而是具有其意義的體驗。

例 幼兒走著走著突然摔倒了，雙手撐地的同時，因為嚇到而露出吃驚愣住的表情。當聽到媽媽安慰自己說：「不疼，不疼，沒事的！」的聲音時，孩子突然哇哇大哭。媽媽跑過去摸著孩子的手，孩子就不哭了。

我想這是大家都曾看過的場景。小小孩走一走都會跌倒，按理來說應該沒有摔得很痛。但聽到媽媽說「不痛」時，才意識到自己正在體驗「疼痛」。另外，也知道這是應該要避免掉的苦痛，才會不安地哭了起來。通過撫摸，讓媽媽了解自己的「疼痛」，就讓孩子覺得放心因而停止哭泣。身體感官在辨識上出現分化（用語言來稱呼），指的就是可以進行這樣的處理。

孤獨的應對

像 A ～ B 領域的孩子這樣，辨識發展越遲緩，就越沒辦法做出上述幼兒的反應。這也可以稱為「身體感覺社會化」的遲緩。

出現令人不適的身體感覺時，因為無法像前頁（1）提到的那樣與他人共享，自己得獨自面對。也沒辦法做到（2）就很難做出正確的判斷與處理，更無法像（3）一樣，了解其中的意義。因此，很容易因感覺刺激感到混亂。這樣的混亂，從旁人的眼光看來就是「敏感」。

這種傾向在辨識發展遲緩又缺乏關係支持的 B 領域更為強烈。讓感覺分化變得更加遲緩也更加混亂，再加上也不知道可以找人幫忙，所以就（只能）自行解決。靠著母親安撫讓自己安心的處理方式，也就無法發揮作用。其結果，會出現某些被視為病理來進行處理的案例。以下現象便是一例。

> 例　肯納的論文裡，有自閉症兒童說：「打針時害怕的不是打針的人而是針筒。」若有醫生可以趁打預防針的大好機會來確認的話，對診斷也有幫助。自閉症的孩子進了診間後一直靜不下來，但被護士壓著打針時卻不哭不鬧，一動也不動面無表情地看著針扎進自己的身體。旁人根本看不出他對針筒的恐懼。

這可能是因為孩子在自己不習慣且感到極度緊張不安的醫院裡，面對打針這身體侵害時，出現了「解離」現象。所謂的解離，是將意識和體驗分割開來，將痛苦體驗排除在意識之外的心理機制（第 15 章－ 7 會有詳細論述）。這雖然是 PTSD 常

見的病理現象，但也會出現在當 B 領域的孩子們面臨高度壓力時。因為是只能靠一己之力保護自己擺脫痛苦的心理機制，對高孤立性的 B 領域孩子來說，或許也能成為少數的壓力防禦對策。從旁人的眼光來看，這樣的解離狀態就變成沒感覺或感覺遲鈍。

$$*\quad*\quad*$$

　　典型發展的孩子，在進入從認知程度提升到辨識程度的幼兒期時，身體感覺的接受方法就會像第 244 頁（1）、（2）、（3）這樣出現很大的變化。針對各種由此而生的身體感覺，就能將其對象化並能主動因應。但由於在 A ～ B 領域裡是遲緩的，因此會出現對感覺的混亂性。之後，會針對身體感覺中的觸覺進行詳細解說（請參考第 10 章－ 13、15）。

（二）視覺、聽覺

只有透過意義才看得見──典型發展者的視覺

　　以視覺、聽覺等遠程接收器來運作的感覺又是如何呢？就以視覺為例吧！一般人已趨成熟的視覺體驗如下：

例　請你現在望向窗戶。窗外各式各樣的色彩、明度和彩度的視覺刺激都會映入眼簾。但就生理來看，我們不能將這些直接當成是視覺器官直接捕捉到的刺激世界。看到的瞬間，映入眼簾的是房子、樹木、汽車、人、天空……這些「意義」的集合。就算只想把這些看成是

存在於大自然中的純粹色彩或形態的渾然集合，是絕對不可能的。一看就覺得是「家」和「樹」。再將目光轉回室內，桌子、杯子、茶壺就會瞬間映入眼簾。視覺會先捕捉到白色、灰色、藍色微妙地交錯在一起形成陰影的「塊狀」物，並不是經過觀察後就能知道是「茶壺」。相反地，一開始就看出是「茶壺」，之後再細細品味，慢慢找出構成茶壺的複雜色調或輪廓等細節。

通過意義（概念）和約定（規範）來掌握這個世界的辨識能力，若能發揮出「觀看事物（視覺）」的精神功能，就會以此形式展現出來。

外界有無數的視覺刺激如洪水般湧來。但我們無法跟相機一樣，將所有光學信息原封不動地印在底片上般，通通都烙印在自己的意識裡。只能從中將房子、樹木這些具有社會性「意義」的視覺刺激格式塔（具有構造的個體）主動擷取出來並轉化為「圖」。其他缺乏「意義」的視覺刺激則轉化為「背景」。藉此一口氣把過剩的視覺刺激通通整理好，將外界打造成對自己來說有秩序的世界。這就是我們的「視覺性辨識」。

有了這樣的視覺技巧，我們就能讓視覺體驗世界維持一個穩定恆常的狀況，並透過意義的共享，將這個體驗世界與他人進行社會性的分享。聽覺也是一樣，在各式各樣的聲音刺激包圍之下，我們會從中找出有意義（有必要）的聲音轉化為前景的「圖」（其它聲音則退到背景）。這讓我們在擁擠的人群中也能盡情聊天，在嘈雜的引擎聲中，還是可以一邊聽著汽車音響的音樂聲，一邊肆意兜風。

充滿知覺刺激的世界

　　這樣的知覺，對我們來說，是再清楚不過的自然現象。所以，我們會覺得自己一生下來就是這樣看著、聽著外界的。不過，就發展的角度來看，幼兒期的認知體驗世界裡並沒有這樣的知覺方式。隨著辨識的發展，開始知道如何挑選出（只）有「意義」的感覺刺激後，才具備了人類固有的知覺方式。

　　反言之，習得此一辨識性知覺技巧後，就會失去感覺器官以生理方式來掌握外界的認知性知覺。映入眼簾的瞬間，就變成了「房子」和「樹木」（以其「意義」來分辨），就算想將其視為純粹的色彩與形態的塊狀物（原本的形態）也無法看清。

　　但辨識發展大幅落後的 A ～ B 領域的孩子們，因尚未充分具備此一辨識性知覺技巧，還保留著感覺運動期的認知性知覺。這是一種感覺器官以生理方式來掌握外界情況，藉此直接（維持原狀）來辨識外界的知覺。這也可以說是一個以直接感覺到的色彩或形態構成的「純粹知覺」世界。相反地，也可能會變成一個因過度的感覺刺激變得更為混亂的世界（容後再述）。

感官性會進一步被磨鍊

　　在 A ～ B 領域裡，留下的不只有認知性知覺樣式。因為為了必須以此一能力來彌補缺乏以辨識性（意義性）把握世界的能力，就得培養出更強的感官性認知能力，這為 A ～ B 領域的孩子帶來了非常高的感官性（感覺能力）。這高感官性，正是發展障礙孩子體驗世界的特徵。是一個尚未意義化（概念化），尖銳且直接的感覺世界。

例1　她坐在留聲機旁，動也不動地聽完整首貝多芬的《第五號交響曲》。音樂一結束，她又要叫我再放一次。這首一定是她最愛聽的曲子。或許是出自本能吧！雖然數量龐大，但每張唱片她都瞭若指掌！我不知道不識字的她怎麼會懂這些。但每一張唱片，她都分得一清二楚。還能自己找出想聽的唱片。（賽珍珠《永遠長不大的孩子》松岡久子譯，法政大學出版社，1950 年）

例2　我認識的小男孩（中略）那孩子在收集色彩鮮豔的布條時，會感覺到創造性的喜悅。那孩子看到不同顏色或材質的布料就會很開心，還會不厭其煩地一次又一次進行分類。（《永遠長不大的孩子》）

例3　他在 1 歲半時就能分辨出 18 首交響曲，第一樂章的樂聲一下，他就能立刻說出作曲家是誰，像「貝多芬」等等。與此同時，他會開始轉起玩具、瓶子或罐子的蓋子，轉好幾個小時都不厭倦。雙手能靈巧地轉動圓柱體，看著轉動的物品時，還會覺得很興奮，蹦蹦跳跳到渾然忘我。他現在的興趣是捕捉從鏡子裡反射出的光線。沒有人可以改變他的興趣。（肯納《情緒性交流的自閉障礙》中的病例 9，十龜史郎等人譯《幼兒自閉症的研究》，黎明書房、1978 年。本書引用肯納的論點皆來自此書）

　　例 1 與例 3 都展現出這些孩子具備的傑出音感與由此產生的豐富聽覺世界。的確有很多人都將聆聽貝多芬的作品當成一種享受，但對大部分的愛好者來說，並不是將它當成令人心情愉悅的聲音刺激來享受，而是能從中找出某些意義（精神性）。因此，才會出現「很有深度的演奏」或是「演奏技巧無話可說，但就是少了靈魂」等感想。不過，這些孩子並非如此，他們（只）是「動也不動地」沉浸在這純粹的聲音世界裡。敏銳的音感、節奏感等對聲音的聽覺感受性，對發展障礙來說並不罕見。所

以，也不能單說是聽覺優勢的影響。

　　例 2 是透過感覺來享受各種布料色彩、觸感間的微妙差異及其排列組合帶來的樂趣，玩再久也不覺得膩。例 3 則是具備了透過不停旋轉的物體為視覺所帶來的獨特舒適、安定感以及盯著在牆壁、天花板上快速移動的反射光，而渾然忘我的感官性。A ～ B 領域的孩子們多多少少都擁有像這樣可以享受純粹感覺體驗的能力。這對這些孩子來說相當重要。能夠樂在其中，是活下去不可或缺的力量。

　　一般來說，這直接的感覺能力會隨著辨識發展而退化，但這些孩子卻反其道而行。因此，與典型發展的感覺體驗方式之間形成了極大差距。呈現方式如下所述。

驚人記憶力

例　把積木、珠子和棒子一起交給孩子，雖然交給孩子們的時候，排得亂七八糟的。不管再怎麼亂，這些孩子之後都有辦法恢復成最初的狀態。這展現出孩子們的驚人記憶力。幾天後再用大量積木來做測試時，唐納德跟蘇珊出現了驚人之舉。他們可以再次重現出自己之前看過那毫無規則可言的狀態，無論是顏色、圖案、文字、方向都跟之前一模一樣。還能從為數眾多的積木裡，一眼看出少了哪一塊，也堅持要把少的那一塊給湊齊。（肯納《幼兒自閉症的整體與部分觀念》）

　　在 A ～ B 領域的孩子們中，這「驚人的記憶力」還是有其程度上的差異，是與高感官性結合的記憶能力。這是名為「遺覺記憶（eidetic memory），又稱為圖像式記憶（photographic memory）」，將感覺到的事物不做任何變更（就視覺來說，就

類似照片的原理），直接烙印在腦海中的記憶方式，是一種印象式的記憶。

這不是什麼特殊能力，嬰兒期（感覺運動期）的認知記憶正是如此。年紀越小的孩子，此一記憶能力就越優秀。不過，一般來說，這能力都會隨著年紀的增長而退化。以撲克牌的配對遊戲為例，小時候都很會玩，但長大之後就會變得很弱。這是因為隨著辨識的發展，概念性意義記憶，會成為記憶的主力，於是就很難記住類似隨機的積木排列或撲克牌配對遊戲這種「沒有任何意義」的東西。

因此，我們才會對唐納德與蘇珊的記憶力讚嘆不已。不過，這對以認知（感覺）而非辨識（意義）來了解這個世界的人來說，根本就沒什麼好大驚小怪的。另外，有些人成年後（認知發展已完備）仍保留了高度的認知記憶能力，稱之為「遺覺記憶資質者」。

. . . .

雖然意義記憶會隨著時間的流逝淡化或改變，但遺覺記憶就像烙印在底片上的影像般，可以正確地長期保存。另外，這樣的記憶也是一瞬間的。所以，剛剛提到的唐納德跟蘇珊才能展現出驚人的記憶力。若這樣的能力特別傑出的話，在我們的眼中看來就是超乎常人的天才能力，又被稱為「白痴天才（idiot savant）」或是「學者症候群」。

一般都認為，辨識發展較為遲緩的孩子「記性比較不好」。學校教的東西，他們可能聽過就忘記了。不過，這表示他們不擅長意義記憶，但卻擁有（強過一般人）以感覺直接掌握並加以記憶的能力。藉此彌補辨識性意義記憶的不足。學者症候群的孩子就是最好的例子。因與生俱來的個體差異，讓有些孩子擁有優秀的感覺能力、遺覺記憶能力，不過又好

巧不巧具備了辨識發遲緩的條件，因此孕育出與眾不同的能力。

不過，有時候如此驚人的記憶力也會帶來麻煩。因為這樣的記憶並不會隨著時間淡化或改變，一旦那些不愉快的記憶烙印在腦中，當時令人作嘔的感覺卻永遠不會消失（在意義記憶中，不愉快的記憶會隨著時間淡化）。這些會被一些微不足道的刺激喚醒，產生一種不適感正在發生的混亂與恐慌，被稱之為「記憶重現（flashback）」（杉山登志郎）。這種現象經常隱藏在發展障礙所展現出的感覺混亂（過敏）中。

....

看似「毫無意義的重複言動（stereotypy）」

發展遲緩的孩子之所以愛玩水或玩沙子，都是一種感覺體驗的享受。讓自來水流個不停或是用手捧起沙坑的沙子，讓它從指尖滑落，這類看似「不斷重複」的遊戲，其實是以本身豐富的感官性，來享受自水龍頭流出的水流晃動以及從指尖滑落的沙子閃閃發亮的樣子。撕紙也是這些孩子喜歡的遊戲，他們能細膩地感受到將紙撕開時的手感與音色變化。

雖然這些就生活在有意義世界的我們看來只是「毫無意義的重複言動」，但對生活在認知體驗世界的人來說，卻是意味深長、趣味無窮的遊戲。沉浸在這個世界時，或許能消除自己的緊張不安。只不過，要是一直持續下去的話，就會變成孤立的遊戲，無法享受到孤獨的樂趣，因此就發展支援的角度來看，必須下點工夫，讓孩子與其他人一起享受這樣的體驗。

....

這個高感官性的世界，偶爾也會變成藝術作品（如山下清的貼畫和大

江光的音樂等）進而社會化（共享化）。精緻細膩色調豐富的繪畫與優美的旋律，都成為藝術品受到高度評價。這些作品都能一窺發展障礙的感官世界。另一方面，也引發了其中是否暗藏了對殘疾人士作品的過度評價或是言過其實的藝術性等爭議。之所以會出現這些爭議，是因為先不論技術水準的評價，這些作品展現的是辨識發展遲緩，也就是活在單層構造體驗世界裡的人們及其世界。從生活多層體驗世界者的觀點（或藝術觀）來看，其藝術表現看起來太過「膚淺」或「單純」，或許也是逼不得已。

. . . .

7　感覺世界的混亂

過度的感官刺激

高度感官性若只會帶來豐富的感覺世界就還好，問題是它還會造成感覺混亂（過敏），不時產生失調。造成辨識發展遲緩的孩子感覺敏感的原因之一，就是內心的緊張不安（請參考第 10 章－ 2）。緊張不安會讓感覺變得敏銳（戰戰兢兢地走在夜晚的道路上時，再細微的聲音都能聽得一清二楚）。這對辨識發展大幅落後的孩子來說，可能會變成常態。

不過，事情並沒有這麼簡單。活在認知性體驗世界中的這件事，是引發 A ～ B 領域孩子感覺混亂（敏感）的最大原因。

我們身邊總是充滿了無數的視覺、聽覺性的感覺刺激。生物性的感覺接收器（只要是在可視、可聽範圍內的刺激），應該就能捕捉到這一切。

所謂的辨識發展，就是從中找出有社會性「意義」的事物，將其轉換為「圖」。望向窗外時，看到的不是無數如洪水般湧入的視覺刺激，而是立刻能看到以「房子」、「樹木」與「道路」構成的「街道」。就算有來自四面八方的聽覺刺激，但只有說話對象的「話語」（有意義的聲音）會轉換為「圖」進入耳朵。

　　因此，辨識發展出現遲緩，讓人停留在以感覺來認知外界的階段，其體驗世界就會變成動不動就受到各種感覺刺激的影響，而變成容易被亂七八糟的刺激搞得一團亂的世界。這會以感覺刺激的「過敏」呈現出來。帶來豐富感官性的能力，同時也造成了感覺的混亂（過敏）。

· · · · · · · · · · · · ·

以發展的觀點來看，每個人在嬰兒期時都活在直接感覺的體驗世界裡。因此，嬰兒一般來說都很敏感，受到一點點刺激便放聲大哭，也因此，就會以拉長睡覺時間、一開始看東西總是模模糊糊的、養育者會努力讓小嬰兒待在一個沒什麼刺激的安穩環境、看到因為受到刺激覺得混亂而嚎啕大哭的嬰兒，就立刻上前安慰等條件來加以保護。

在這些保護下，嬰兒得以一點一滴以認知（感覺）的方式，來分辨因感覺刺激而感到混亂的外部世界。接著，進入幼兒期後，再以此為基礎，學會辨識（意義的辨識方式）。如此一來，體驗世界就會升級為以意義加以整理，並賦予秩序的安定世界，接著再進化為能與他人互相分享的共同世界。但在 A ～ B 領域的孩子，在這個過程裡都有相當嚴重的遲緩。過剩刺激如洪水般湧來時，發展遲緩的孩子都會主動採取自我保護的行動。如用雙手遮住耳朵藉此阻斷過多的聽覺刺激。或是以斜眼一瞥取代注視，藉此阻斷過多的視覺刺激。

· · · · · · · · · · · · ·

知覺的非恆常性

再加上，也會經常看到所謂的「知覺的非恆常性」。原本以為他對附近的巨大聲響毫無反應，聽到遠方的細微聲音就會很激動等，不知道該說是敏感或遲鈍的現象。

原因之一是認為這與身體感覺的「非恆常性」性質相同，在發展出現嚴重遲緩，感覺體驗無法完全分化的情況下產生的現象。

另一個原因則是因為我們的知覺體驗原本就是非恆常性的東西。一個人沉醉於與情人之間的對話時，是聽不到周遭的聲響的。心急地等著對方赴約時，再輕的腳步聲也能聽到一清二楚。雖然都是相同的現象，但發展障礙的孩子什麼時候會對何種刺激產生興趣，與一般人的情況不一定一致。因此，他們的非恆常性就成為一種奇特的現象。

8 感官混亂的因應與努力

面對在這個感覺刺激動不動就會帶來大混亂的體驗世界，孩子們也努力地擬定了一套「要想辦法適應」的因應對策。

為什麼改變擺設就會感到混亂？

例 1 約翰的爸媽正在打包準備搬往新家。當約翰看到搬家公司把自己房間的地毯捲起來時，便露出不安的表情。在還沒抵達新家，房間的東西一一歸位前，約翰不斷大吵大鬧。直到看見新家家具的擺放位

置通通都跟在舊家相同時，約翰才總算覺得滿意，還安靜到之前的大吵大鬧好像沒發生過一樣。甚至還專注地來回摸著每一件家具（肯納《情緒性交流的自閉障礙》病例 10）

例2　在家裡，不能改變家具的擺放位置、床鋪、嬰兒高腳椅以及桌上餐盤的位置等等。弗雷德里克的媽媽說：「某個書架上依序擺了三本書，只要擺放順序有所改變，他每次都會堅持要擺回原來的順序。」赫伯特則說：「孩子會要求餐桌上必須用同樣的盤子，而且要擺在相同的位置。看到有不一樣的地方，就會氣到嚎啕大哭。」喬伊說：「孩子很在意事物的進行方式。比方說，喝完紅茶之類的飲料後，若不將杯子和握把擺向正確的位置，就會很生氣。」約瑟夫也這麼說道：「孩子會把煤炭箱翻倒在同一個地方。」蓋瑞的爸爸則說：「所有東西都得放在孩子規定的位置上才行。他會把衣櫥的門關起來，還堅持舊衣服一下就被拉長了。吃飯時要是換了座位順序，他也會生氣。因此，我們都努力地配合他的堅持。」（肯納《幼兒自閉症的整體與部分觀念》）

　　透過肯納舉的這些例子，我們就能理解仰賴感覺的認知性體驗世界是怎麼一回事。同時也告訴我們，他們為了安安穩穩地活下去又付出了哪些努力。例 1 的約翰因為還無法透過「自己的房間」或「客廳」的意義（概念）來辨識某個場所，只好以這個場域裡可以直接看到的事物顏色、形態做為線索來進行理解。因此，看到地毯被捲起來、家具位置有所改變時，對約翰來說這地方就變成自己從未見過的陌生世界。然而，只要能透過意義來了解這裡是「自己的房間」，就算在視覺上起了變化，這意義也不會因此改變，這裡還是自己的房間。由此可知，透過意義來辨識事物，能為體驗世界帶來多大的安定感。

對那些無法進入語言（意義）世界的發展障礙孩子來說，照片圖卡之所以能成為有效的溝通手段，不單單只是做為語言的替代品，而是因為照片能讓視覺維持不變，讓孩子感到安心。

努力不去改變固定模式

就算一點點也好，若想讓這個仰賴感覺的世界處在最穩定（擁有恆常性）的狀態，就要盡可能地讓他們的感覺方式保持在相同模式。

例 2 便是為此付出各種努力的案例。對這些孩子們來說，生活在這個到處都是刺激變化，極度混亂的環境世界裡，必須努力確保一個簡單易懂又單純的固定模式。靠本身努力（自行恢復原狀或是要求別人恢復原狀）好不容易保住的恆常模式，是讓他們可以稍微將外界視為一個恆常穩定的世界來體驗的基準點（定點）。身邊事物的擺設或順序，自然而然就成為了他們的選項。只要這模式出現變化，就等於是失去了基準點，對孩子來說是足以讓整個世界天崩地裂的大事，甚至會引起恐慌。

失去關係支援後的不安

例 3　當麥爾坎被帶去散步時，都堅持要走他之前曾經走過的地方，不管怎麼哄，都不願意改變散步路線。史蒂芬的媽媽則說：「以前要是走了平常不一樣的路，她就會火冒三丈。現在的話，雖然還是有點不甘願，不過已經可以接受走不同路這件事了。」（肯納《幼兒自閉症的整體與部分觀念》）

這雖然也是對固定模式出現變化的恐懼，但跟例 1、例 2 卻有著微妙的不同。隨著探索活動的進行，孩子就能清楚分辨出已知與未知之間的差異。感到安心時，眼前的未知存在就會轉化為好奇心（探索心）的對象。無法安心時，就會變成必須警戒的對象。每個孩子都一樣。對原本就很容易覺得緊張不安的麥爾坎或史蒂芬來說，沒走過的路就是未知的存在，自然會帶來更加劇烈的恐懼感與警戒心。

這是每個孩子都會經歷過的現象，對第一次看到的東西感到害怕的嬰兒並不稀奇。不過，一般來說，就算是第一次走的路，只要媽媽牽著自己的手就能走過去。像這樣透過關係的支持，就能順利通過。如此一來，全新的道路就會轉變為已知的事物。但對關係發展遲緩的兩人來說，即使父母陪在身邊還是走不過去（不過，史蒂芬的例子告訴我們，這樣的孩子還是慢慢會有進步的）。

「堅持」是為了適應的因應行為

對固定模式的極端堅持、被肯納納入自閉症特徵的「對維持同一性的強迫性渴求」，都是因為辨識發展遲緩，而大幅仰賴認知的孩子們擁有的共同特徵。這不僅限於自閉症，在介於 A ～ B 領域之間這大範圍裡的孩子們身上，多多少少都能看得到。

只不過，越靠近 B 領域，認知發展遲緩也會更加顯著，再加上關係發展遲緩，就會出現跟例 3 的麥爾坎一樣，相當極端的狀況。因此，這樣的「堅持」也被歸納為自閉症的「障礙特性」。但這並不是來自障礙的病理現象，而是必須將其視為為

了適應所做出的合理因應與努力。

　　因此，企圖消滅此一「堅持」（當成壞習慣或病狀）的行為，都具有高風險。與其這麼做，最重要的是盡可能想辦法營造出一個穩定、清爽、樸素的環境條件以及清晰易懂的簡潔模式，讓他們可以好好生活下去。不過，所謂的樸素並非單調無趣，簡潔也並非一成不變。

· · · · · · · · · · ·

　　讓所有事物都成為一種固定模式並靠這樣的模式來辨識事物，藉此獲得穩定生活，都是我們平常在做的事情。每天的例行公事、行動的順序以及東西放置的地方等打造出一套固定模式，就是我們的日常生活。透過這些固定模式，將事物加以秩序化。每次遇到相同狀況時，我們就不必重新思考或選擇，只要遵循固定模式採取行動即可。如此一來，就能做到所謂的精神節能。因此，對固定模式的堅持，並不是「障礙的特質」而是「人類的特質」。

　　大部分的固定模式都能正常運轉的話，就是我們平凡無奇的日常生活。這些孩子盼望的就是這樣的生活。當突如其來的意外打破了日常生活的固定模式，我們也會感到無所適從與混亂。不過，因為我們活在多層世界（非單一模式）裡，就可以轉換成其它模式、透過辨識能力來進行因應，或是靠關係能力來支撐自己進行切換（若發生了上述方法都無法因應的非日常狀況時，我們同樣會陷入恐慌）

　　仔細想想，名為「辨識」的心理作為本身，其實也是將高度變動的世界轉化為固定模式。透過「意義（概念）」和「約定（規範）」，就能將世界加以模式化，同時也能將此一模式分享給社會上的其他人。

· · · · · · · · · · ·

＊　　＊　　＊

　　進入 C 領域後，感覺混亂（敏感）又是怎麼一回事呢？在辨識發展基本上不會出現遲緩的 C 領域裡，就不會出現這種問題嗎？其實就算是 C 領域，感覺混亂（敏感）也是一大問題。雖然一直以來，我都把焦點擺在與辨識發展的連結上，但感覺問題跟關係發展也有很密切的關係（請參考第 10 章－ 15）。

9　高度衝動性的世界

　　為了形成我們的體驗世界而有所動作的事物，除了感覺外，還包括衝動、欲望與情緒。「衝動」是為了活下去而採取行動的生物性力量。將其化為具體的「尋求○○」就是「欲望」。欲望帶來更為強大的衝動、欲望獲得滿足時的快感（充實感）、欲望未獲得滿足時所帶來的挫折，就是所謂的「情緒」。

在社會上學習到控制力

　　A ～ B 領域的孩子們，一般來說是很不擅長控制這些的。尤其是 B 領域的孩子。只要回顧培養出此一控制能力的歷程，就能了解箇中原因（請參考第 8 章－ 10）。

　　所有的動物都是順著本身的生理衝動、欲望而活。但人類不僅做為生物而活，更活在社會性與共同性當中。因此，這樣的欲望不僅限於生物本能，還會加上種種對人以及對社會的欲望。隨著欲望的社會化，人類的情緒也不單單只有所謂的喜怒

哀樂，而是進化成複雜且纖細的社會性情感。

衝動、欲望是為生存而生的產物。因此，只要依生物本能遵從這兩項條件所做的，應該都是最適當的行為。但是，生活在共同體中的人類，必須要學會控制自己的衝動、欲望，甚至是情緒。不這麼做的話，就無法形成共同社會。衝動、欲望的控制，指的是配合社會約定（規範）或看當時狀況，有時必須努力克制，有時則必須努力滿足它。若不培養此一控制力的話，就難以在社會上生存。這控制能力，也並非與生俱來的生物能力，而是必須透過後天的社會性學習才得以培養的，也就是所謂的「社會性力量」。

因此，對發展遲緩，尤其是關係（社會性）發展遲緩的 B 領域來說，要獲得這能力，可說是困難重重。正因如此，不擅長控制自身衝動、欲望、情緒，也就是所謂的「衝動性」才會經常被定義為障礙特質。接下來，就順著發展歷程來看看吧！

獲得控制力的過程

嬰兒即便有了衝動或欲望，光靠自己是無法滿足的（也就是無法控制）。這樣的挫折則會帶來展現本身情緒的嚎啕大哭。聽到哭聲的養育者就會找出嬰兒的需求，進而滿足他，這就是所謂的呵護，這樣的連結在日積月累下，嬰兒就知道能透過啼哭（喚起養育者的能力）滿足自己的欲望。這也是控制力、意志力最初的萌芽。

進入嬰兒期後半，只要有想要的東西時，就會試著伸出手，又或者是看著大人發出聲音引起注意或是催促他們，大人們也會有所回應。透過這樣的「共同作業」，孩子就能更進一步地

培養出靠自己來滿足本身欲望的控制力。

　　進入幼兒期開始進行教養後，孩子也總算開始正式學習如何主動地以自己的力量來控制本身的衝動、欲望。經過教養後的孩子，也孕育出了不只是滿足，還有自我克制的力量。這跟開車（控制）時必須要有油門跟剎車的道理一樣，控制本身的衝動、欲望，也需要兩個方向的力量。

　　如前面所述（請參考第8章－10），教養是透過嬰兒期時與養育者之間的愛慕、愛慾連結支持所產生的親密交流來推動的。希望大家特別留意的是，這個過程很容易受到「教養」語意的影響，認為是父母對孩子的單方面訓練，但事實並非如此。孩子與養育者之間的親密互動才能成為推動教養的力量。

> **例** 譬如說這樣的情境，當幼童在小便桶內上完大號後，爸媽一邊說著：「你好棒喔！」一邊露出燦爛的笑容時，幼童會來回看著爸媽的笑容和小便桶裡的大便，接著便表現出了自豪的神情。學著使用湯匙或筷子的同時，也能品嚐到美味的餐點。這樣的教養方式帶來的相互性、共感性，成功地讓孩子主動積極去學習這些不是三兩下就能學會的衝動及欲望控制力。面對發展遲緩的孩子時，雖然我們在種種的「技能訓練」上都下了不少工夫（廣義的教養），但在進行規劃時，這樣的共感性是非常重要且絕對不可或缺的。

各個領域的行動與控制

　　與T領域（典型發展）相比，A領域的孩子必須花更多時間，來獲得此一控制力，而且效果也不一定很好。從嬰兒期到幼兒期的這段期間，孩子會一邊借助（一邊吸收）大人的力量，

一邊學習控制力，但 A 領域的學習能力比較弱。除此之外，適當的控制是必須具備理解規則、判斷狀況的辨識力，他們這方面的能力同樣不足。因此，辨識發展越遲緩的孩子，就越不擅長控制。

由 A 領域邁向 B 領域的過程中，此一情況會益發顯著。因關係發展遲緩，讓他們在無法借助（吸收）到大人力量的情況下長大成人。因為無法與大人保持密切的接觸與共感，就無法生成所謂的控制能力。

B 領域孩子的高度「衝動性」背後，也隱藏著這樣的阻礙。無法控制也無法滿足個人的衝動、欲望與情緒，也因此容易受到他人的影響。

．．．．．．．．．．．

A ～ B 領域的孩子雖然在習得如廁等排泄技能時，會耗費較多時間，但大部分人最後還是會成功。因為發展過程總是九彎十八拐，讓孩子總是無法輕輕鬆鬆抵達目的地。因為這裡所說的九彎十八拐，是被動地將排泄行為視為一種「模式」來學習，無法順利與自行控制衝動、欲望的主動意識力充分連結。

．．．．．．．．．．．

往 C 領域前進時，又是什麼狀況呢？因為他們能藉由辨識能力來補足，關係發展遲緩的程度也沒有 B 領域嚴重。所以，一般來說是比 B 領域輕微的。不過，還是擁有高衝動性與低控制力的特質。自嬰兒期開始，關係發展便出現遲緩，與大人的親密交流較為淡薄的情況，跟 B 領域並沒有太大的分別。但還是會看到「既然對事物已經有如此程度的理解力、判斷力了，

為什麼還會這樣呢？」這類讓身邊的人丈二摸不著腦袋的衝動性案例。另外，也常常會看到「明明知道，但就是忍不住……」或是「回過神來已經搞砸了」的情況。

10　情緒混亂的因應與努力

　　高度焦慮、緊張與孤獨、感覺混亂（過敏）、被衝動、欲望、情緒耍得團團轉等等，在 A ～ B 領域裡雖然有程度上的差異，但都必須活在由這些壓力相互交織而成的體驗世界裡。越靠近 B 領域，情緒混亂的情況就越加惡化。雖然活在充滿苦痛的體驗世界，但這些孩子卻不知該如何訴苦。我們或許該從社會大眾眼中的脫序、混亂等「問題行為」，發掘出孩子想表達的意思。當孩子們無法承受這些高壓所帶來的強烈情緒負荷時，就無法控制自己的情緒。在這種狀況下，就很容易陷入情緒混亂。不過，孩子們還是持續因應努力，想辦法處理自己的情緒。接下來，就來看看孩子們所做的努力吧！

（一）　重複言動（stereotypy）

　　發展障礙的孩子不斷重複相同的行為舉止的現象，就稱為「重複言動（印板舉動）」（● 審定註：重複言動（Stereotypy），為精神病理學名詞。指的是重複而刻板的動作，常出現在智力落後或自閉症的孩子身上。），屬於障礙特性的一種。常見的包括一直甩手、晃動身體、跳來跳去、原地轉圈圈、雙手反覆拍打等，大多都是原始且簡單的身體動作。雖然會以「重複言

動」一詞概括而論，但就內容來看還是有其相異之處的。

運動型的重複言動

其中之一，就像我們在享受「運動」的樂趣一樣，孩子也很享受像這樣動動身體的樂趣。雖然在我們眼中看來，只是重複著毫無意義的動作，不過其實跟我們狂舞一整夜或持續慢跑沒兩樣。

說到跳舞和慢跑，很多人都說能帶來「消除壓力」、「當下可以忘掉一切」的效果，對這些孩子來說也是一樣。沉迷於能給自己帶來好心情的反覆動作中，就能暫時「忘記」自己所處的這個充滿痛苦與混亂的體驗世界吧！

．．．．．．．．．．．．

我們會把自己身體動作的反覆行為稱為「運動」，卻把孩子這樣的行為稱為「重複言動」。要說哪裡不一樣的話，就是這些孩子的身體動作只侷限在他們自己的世界裡，是無法與其他人分享其中的樂趣。發展遲緩其實也是共享概念的遲緩。不過，要是我們只是將這些視為「如障礙般毫無意義的重複言動」，是不是就表示身為觀察者的我們，也在拒絕與孩子們共享呢？

．．．．．．．．．．．．

情緒處理型的重複言動

另一個則代表孩子正在努力進行情緒處理。單純且反覆的身體動作，具有緩和、消除挫折感的效果。當我們的情緒感到

負荷時，也會（無意識地）出現抖腳或是像動物園的熊一樣走來走去的重複言動，這些孩子們的動作也是相同道理。

　　只是，這些孩子們的情緒負荷太大了，大多數都無法順利排解。我們這樣的大人遇到情緒無法排解時，就會改用其它方法來解決，這是因為我們擁有大量的因應方式。問題是辨識發展遲緩的孩子並沒有其它排解方式，若關係發展也同樣出現遲緩的話，因為沒辦法向他人求助，就只能使用本身寥寥無幾的因應方式。因此，就會不斷重複這些身體動作，進而演變為重複言動。

- - - - - - - - - - - -

　　情緒處理型的重複言動中，最簡單易懂的例子就是「搖擺（rocking）」。這是一種身體不斷晃動的行為，因晃動身體具有鎮靜效果，所以當爸媽要安撫或哄睡嬰兒時，不會只是靜靜抱著，而是會輕輕搖晃。所謂的搖晃就是一種對自己孩子的安撫行為，從中也能感受到這些孩子的孤獨。若情緒穩定下來的話，孩子就會停止搖擺的動作。遲遲無法獲得緩解的話，就會持續晃動下去，甚至動作越來越大。

- - - - - - - - - - - -

也會借助他人的力量

　　再長大一點點之後，孩子就會開始重複之前做過認為效果還不錯的行動。就從經驗中學習，活用過去的經驗這點來看，可說是相對高明的因應方式。

　　也有一種是反覆要求他人「跟我說沒事了」、「拍拍我」等動作。這或許是因為過去感到混亂時，聽到有人跟自己說：

「沒事了！」或是拍拍自己的肩膀讓自己冷靜下來。就借助他人的力量這點來看，又是更高端的因應方式。只不過，要是無法獲得改善的話，這些行為就會不停持續下去，被要求提供安慰的一方也會忍不住大聲起來。這被稱為「被牽扯進來的重複言動」（與其說是被牽扯進來，不如說是一種依賴……）。

出現這類重複言動（印板舉動）時，就表示孩子正在對抗某種強烈的緊張不安或是情緒負荷。因此，最重要的援助方式就是幫孩子找出原因何在，並試著幫忙減輕這些不安。

（二）自我刺激行為

重複言動其刺激性高漲時的狀態

重複言動與自我刺激行為是相互重疊的。因為所有的身體動作具有一種對身體的自我刺激性。若演變成用嘴巴咬或毆打自己身體的行為時，就表示刺激性已經遠高於運動性。這樣的自我刺激行為，經常出現在 A ～ B 領域孩子的身上。

這樣的自我刺激行為，經常會以激烈情緒負荷的因應行為這樣的形式出現。因為對身體的強烈刺激，可以讓人發洩挫折感或情緒負荷。就像我們面對激烈的情緒時，也會（不自覺地）出現抓頭髮或剁腳的自我刺激行為。

雖然都是一樣的動作，但光靠這種程度的自我刺激行為是很難消除他們的情緒負荷，因此會不斷做出這樣的行為。有時候甚至會變本加厲，像把手咬到流血、用頭去撞牆、毆打自己容易受到刺激的身體部位（如眼睛）等，甚至有上升到自傷行為的危險。

演變成自傷行為時該怎麼辦？

　　演變為自傷行為是相當危險的，因此必須予以制止。不過，孩子看到有人出手制止時，也會激烈反抗。這代表他們也正在用自己的方式努力解決這一切問題。因此，光靠蠻力制止，反而會造成反效果。此時要做的有以下三件事。

① 找出負荷條件

　　首先是找出孩子們正面臨哪些劇烈的情緒負荷。比方說，看起來會拉高孩子緊張不安情緒的事物，或是讓孩子感到不適的感覺刺激等。找到之後，能清除的就立刻清除。就算當下無法立刻清除，也能做為下次預防的參考。另外，也有出現時光倒流（flashback）現象的案例（請參考第 10 章－ 6）。

② 換地方

　　假設孩子的所在地有造成他們情緒負荷的東西存在，就要立刻將孩子帶離現場，或是帶到一個孩子熟悉或刺激較少的穩定環境。換個地方，就能達到轉換情緒的效果。

③ 擁抱（HOLD）

　　從背後抱住孩子，可以阻止他們做出危險的行為。關鍵在於緊緊抱著因受到驚嚇而大吵大鬧的孩子，並以口頭安撫說：「沒事了。」讓他們得到安心感。緊緊的擁抱有助於緩和焦躁不安的情緒。所謂的擁抱不是用蠻力抓住，而是確實地透過身體傳達出安穩沉著的情緒（安心感），讓孩子慢慢冷靜下來。

尤其是高感官性，透過認知來進行體驗的孩子，他們的情緒很多都是直接「通過肌膚傳達」。因此，只要做到這一點，就能讓孩子冷靜下來，正因如此，若主動擁抱的一方出現不安或焦躁情緒時，擁抱就無法充分發揮效果。

....

目標是要讓孩子知道當自己情緒混亂或陷入恐慌時，可以透過這樣反覆的連結，借助旁人的力量（與身邊的人共同分擔），而不要一個人獨自處理這情緒上的負荷。

....

11　自閉症類群障礙與智力

接著就來討論一下 C 領域的孩子們吧。

C 領域主要是高功能自閉症及亞斯伯格症候群的群體，主要是以關係發展遲緩為主體，辨識發展基本上較少出現遲緩，或是程度較輕微。因此，相較於 A ～ B 領域，C 領域在智力（辨識力）上便高出許多。關係發展遲緩的程度，也比 B 領域的孩子來得輕微。這也帶來了兩者間體驗世界的差異。

自閉症的智力問題，從一開始發現這些孩子時，就一直是個很大的主題。我們就來回顧整理一下吧！

肯納與亞斯伯格

當 1940 年代，肯納在發現了以人際關係為障礙特徵的孩子們，並將其命名為早期幼兒自閉症時，就已經認定這是與智

力障礙截然不同的障礙類型，並認為他們具有較高的智能潛能（potentiality）。與此同時，漢斯・亞斯伯格也發現擁有高智商但人際關係（社會性）卻有顯著偏差的孩子，將其命名為自閉精神異常。

日本其實很早就知道這兩項研究，並於 1960 年代將自閉症分為「肯納型」與「亞斯伯格型」。研究討論的焦點則放在是要將兩者視為本質相同的障礙呢？還是要看成是截然不同的兩種障礙呢？

魯特的認知障礙說

到了 70 年代，英國專家魯特（Michael Rutter）收集了大量自閉症兒童智力測驗的數據結果，並據此提出了「認知障礙說」。從此之後，將自閉症視為一種智力障礙（認知缺陷）的觀點，正式擴展開來（請參考第 9 章－2－（二））。

這個巨大轉變帶來的影響甚至延伸到教育界。60 年代的日本，有人大力主張「自閉症的潛能很高，應該提供有別於智力障礙者的支援教育」，因此設置了自閉症兒童專屬的支援班級（情緒障礙班級）。不過，卻因認知障礙學說將自閉症與智力障礙的支援教育加以合併。智能障礙支援教育的專業知識，也開始積極應用在自閉症的照護上。

話雖如此，研究人員還是發現了擁有自閉症特徵但智力卻不低的孩子（亞斯伯格型）的存在，後來將之稱為「高功能自閉症（high-functioning autism）」。但此案例非常之少，從未變成研究的矚目焦點。

羅娜吳引重新發現亞斯伯格症

直到 1980 年代，羅娜吳引重新整理漢斯·亞斯伯格的研究後，讓「亞斯伯格症（亞斯伯格障礙）」一詞正式廣為人知。從此之後，高功能自閉症與亞斯伯格症，也幾乎被當成同義詞來看待。要進行區分時，沒有出現語言發展遲緩的就是亞斯伯格症，多少會出現語言發展遲緩現象則是高功能自閉症。簡單來說，就是透過辨識發展程度的差異來區分，發展程度較高者命名為亞斯伯格症候群。

然而，若要以這樣的角度來看的話，就會發現這樣的孩子其實不在少數，因此，研究重點也移到這裡來。於是就開始有了「發展障礙增加」的說法，但大部分「增加」都是這類型的孩子（並非指智能發展遲緩的自閉症或智能障礙人數增加的意思。）

朝「類群障礙」的方向

羅娜吳引提倡的是將廣泛性發展障礙視為一種相連的連續體（spectrum），而不是區分為自閉症／高功能自閉症／亞斯伯格症候群等不同障礙的集合體，並更將此連續體稱為「自閉症類群障礙」。即使有智能或是有其它發展上的差異，但其本質還是相同的，此一觀點得到了相當多人的認同。透過實際觀察，大家也發現這些孩子是很難完全照著教科書將他們分成「這是自閉症」、「這是亞斯伯格症」。因此，羅娜吳的論述，可以說是最符合實際情況的。

新修訂的 DSM－5（2013）廢除了一直以來的「廣泛性發展障礙」這個名稱，並重新擬定了「自閉症類群障礙」的診斷

名稱，除此之外，也消除了自閉性障礙、亞斯伯格障礙等的等級分類。

....

嚴格來說，要將某種東西視為一種「類群障礙（連續體）」，嚴格説來，應該要有一個標準來清楚劃分其界限。將彩虹界定成光譜時，説的也是以一個光的波長為標準，就視覺看來幾乎是連續不間斷（雖然肉眼看起來像是不同的顏色）的連續體一樣。「自閉症類群障礙」的概念就是比彩虹類群更加模糊一點的概念。

....

若是將 IQ 當成診斷標準呢？

若將智力測驗的數值當成診斷標準呢？

如果將 1000 個關係發展遲緩達到某一程度的同齡兒童通通聚集起來，並進行智力測驗，若低於平均水準、達平均水準以及超出平均水準的人呈現連續分布的話，就實證結果來說，就可以稱為智力類群了吧！實際執行的話，大概也會得到這樣的結果吧！

若以此智力分布為依據，進行與關係（社會性）發展水準關聯性的調查，其結果一定會發現，智力測驗數值偏低的孩子們，其關係發展遲緩程度也較為嚴重的關聯性。這是因為辨識發展與關係發展是相輔相成的。

而且，就如同一般人口的智力分布幾乎呈現常態分布，自閉症類群障礙的智力分布，大致上也會呈現常態分布。如此一來，從統計學上來看，這個 C 領域、也就是亞斯伯格症（智力達到平均水準或超過平均的群體）當然就會占據自閉症類群障

礙全體的多數（過半數）（一直以來被視為「自閉症」典型的智力遲緩大群體，就整體來看反而變成少數。實際上，一開始自閉症是被視為罕見障礙）。

但嚴格來說，自閉症類群障礙的智力分布，其實沒有呈現完全的常態分布，而是比較偏向低於平均水準的那一方，應該正好會與潘洛斯在智力障礙中發現的分布情形一致。因此，才會讓某些大腦病變成為辨識發展遲緩的病理學條件之一。

因此，若將關係發展遲緩的孩子們、也就是被診斷為自閉症類群障礙的孩子們的 IQ 作為標準來進行分析的話，我相信應該就會呈現出★ 26 所示的自閉症類群障礙。從病因論來看的話，越往圖表的左方，以大腦病變為病理學條件的比例就會增加，越往右邊，則越以自然個體差異（換句話說就是以多因子遺傳為要因）的生理學條件（偏向正常）則會占多數。

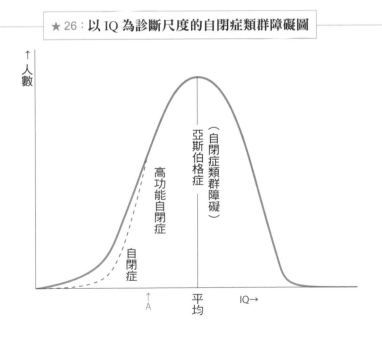

★ 26：以 IQ 為診斷尺度的自閉症類群障礙圖

↑人數

（自閉症類群障礙）
亞斯伯格症

高功能自閉症

自閉症

↑
A

平均

IQ→

何謂高智商？

就以往經驗得知，符合亞斯伯格症診斷基準的人們當中，有一部分人擁有超高智商，這點從★ 26 也可獲得證實。只要智力呈現常態分布的話，自然會浮現這種想法。

然而，出類拔萃的高智商本身也可能會成為偏向自閉症類群障礙的一個危險因子、負荷條件。因為遠高於平均值的高智商，嚴格來說也算是一種發展異常（disorder）。

愛因斯坦、愛迪生、比爾蓋茲等天才人物，不時會出現其實他們患有亞斯伯格症的說法，這究竟是為什麼呢？接下來，想稍微探討一下有關於高智商與關係發展障礙的關聯性。

在不上學成為社會問題、爭議頻出的時代中，有人說「愛迪生也沒有去上學啊！」。ADHD 成為大眾矚目焦點的時代，又有人說「愛迪生也是 ADHD 啊！」到了現在，愛迪生也被說是「亞斯伯格症」，這樣想想，發明天才愛迪生被點到名的機率，還真是高啊！但事情的真相又是為何呢？（第 348 頁）

12　發展變遷的類群

各自發展、差異卻越來越大

那麼接下來要怎麼看待每一個孩子呢？每個孩子的發展雖然步調有快慢之差、程度也有高低之別，但都會走在發展的道

路上。分布在自閉症類群障礙中的每一個孩子也一樣，不會停留在類群裡某個固定位置。

也就是說，假設有個 5 歲孩童的群體如上一頁★ 26 般分布，5 歲時判斷在 A 點上的孩子到了 20 歲，不一定仍會停留在 A 點上。肯納在最初報告的 27 年之後，曾追蹤過當初那 11 名孩子（請參考第 9 章－ 2 －（二））。

・・・・・・・・・・・

肯納在該調查研究敘述完 1943 年報告的 11 名孩童現況後，做出了這樣的結論（1971）。

「以上就是這 11 個病例的命運。他們在就學前的行為模式非常相似，足以說明一個症候群的存在。雖然時隔約 30 年後的追蹤調查結果，因為數量太少對統計上的考證來說沒有實際效果，但可以得到以下有趣的結果。簡而言之，就是他們都脫離了初期的類似性，雖然說從完全的荒廢來看發展還是有限，但無論是表面上柔軟的社會適應或職業適應，皆可看到變化。」（肯納「1943 年首次報告 11 名自閉症兒童之相關追蹤調查研究」、前略《幼兒自閉症的研究》207 頁）

肯納一開始看診時，11 名孩童的狀態幾乎都是相同的，以現代的診斷標準來看，每一例也確實會被判定為典型自閉症。然而 27 年後，11 名病例分別有智力下降、演變為重度自閉的 5 例（3、5、6、9、11 號病例）、智力有所提升，成為銀行出納行員及複寫機操作員、放到現代會被診斷為輕度亞斯伯格症的 2 例（1、2 號病例）、在這兩者之間的 1 例（7 號病例），拉開了很大的差距（剩餘 3 例有 2 例消息、詳細情況不明、1 例死亡）。

・・・・・・・・・・・

自閉症類群障礙是一種橫貫性的概念。若以橫貫式的觀察廣泛性發展障礙整體，便會發現輕症到重症之間，是以連續且廣泛範圍的狀態分布。

　　而肯納追蹤調查的發現，則是以縱貫式的觀察幼兒期狀態模式幾乎相同的孩子們，在 27 年後所產生的差異。觀察結果最終證明，雖然有部分病例演變為重症，但其中也不乏始終維持在輕度的病例。這一點也顯示出，自閉症在類群中不僅是縱貫的、也是持續發展的，無論是越演越烈的重度或緊追在後的輕度，皆可證明該類群為連續性的。

是什麼帶來了類群？

　　為什麼會產生這種縱貫式的類群障礙呢？針對這一點，肯納使用的是「脫離了初期類似性」的表現方式。

　　在這個調查中演變為重症的 5 例中有 4 例都是在州立精神病院長期住院者。這樣的共通性，讓肯納感到相當震驚，因為「聽到在州立醫院住院，難免會有幾乎被判了終身監禁的感覺」（如 9 號病例就是從 5 歲 10 個月住院至今）。肯納雖然知道不能完全歸咎於此，但也懷疑在脫離了初期的類似性後，失去「昔日光芒」、演變為重症，還是有受到從小開始便長期住院的影響。

　　這一點也讓人聯想到，70 年代美國發生激烈的「去機構化」運動，其起因就是因為州立醫院的住院環境及治療方式過於惡劣。

在 70 年代，腦病變說的環境影響因素遭到全盤否定的研究風潮下，肯納的質疑並未得到重視。這些病例甚至還直接（包含長期住院的病例）被當成是導致自閉症預後不良的嚴重大腦病變證明。這給自閉症兒童的父母親帶來很大的衝擊。像病例 1、2 號的好轉病例就被隱藏在重症化的案例之下，讓大眾更加深信自閉症是相當嚴重且無法改善的障礙。

　　若再次從發展角度來思考的話，如同第 9 章－ 3 的圖示，隨著發展的腳步，其差異性會逐漸加大，進而脫離初期的類似性是自然現象。每一個孩子都會順著 Z 軸，朝右上方走上成長之路。只是發展的步調會因人而異，所以最終才產生有快有慢或有高有低的連續性類群障礙。

　　另外，正如在第 7 章所說，精神（心智）發展可以透過與大人密切的交流而有所進展，孩子不可能獨自走在發展的道路上，而是必須要與大人以兩人三腳的方式一起前進。因此，少了環境的影響，是不可能有所成長的。除了孩子本身的步調外，環境結構的差異也會讓孩子脫離初期的類似性。

　　自閉症也是一樣，肯納的追蹤調查也已明確指出，每個人發展的步調會有很大的差距。

像自閉症這樣建立關係的能力較弱、與環境之間的社會性連結極度薄弱的孩子們，往往都會被認為不太可能會受到環境的影響。但是，事實正好相反。沒有任何一個孩子可以跟環境沒有任何連結。這些孩子也是，即使嚴重缺乏連結能力，但仍然可以憑藉微薄之力努力長大。

而且，正因為自己很難主動與環境產生連結，所以更容易受到環境的影響。換句話說，他們其實不太能適應環境（請參考第 9 章－ 8）。這不就證明肯納的質疑是對的嗎？

....

根據以上說明，我們得到以下結論。

（1） **被診斷為自閉症的孩子們也會走上成長的道路。這表示每個孩子都擁有「往改善（發展）的向量」，絕對不是一成不變的障礙。**
（2） **每個孩子可以改善（發展）到何種程度，會形成一個連續的類群。**
（3） **在類群上可以走到什麼程度，取決於孩子的步調與環境之間的關數。**

13　依附與自閉症類群障礙

牽扯其中的力量也有其個體差異

自閉症類群障礙裡的「關係障礙」又有哪些具體特徵呢？就從發展歷程來看看吧！

從剛出生的嬰兒已經可以一邊喝奶，一邊試圖盯著養育者緩慢的臉部動作，聽到聲音就會試著去聽的行為舉止來看，就能發現孩子從小開始就已經具備主動且渴望想與他人交流的能力。

佛洛伊德的「幼兒性愛」以及約翰‧鮑比、瑪莉‧安斯沃斯的「依附」，就是這能力。這主動且渴望想與他人交流的先天能力，正是促進關係（社會性）發展的原動力。

　　因為這是與生俱來的生物能力，一定會有自然的個體差異，不可能每個孩子都像是同一個模子刻出來的。切斯（S. Chess）或湯瑪士（A. Thomas）的氣質向度研究已經證實「每個嬰兒的感官反應與活動能力，一出生就具有極為顯著的個別差異」。同理可證，這能力（幼兒性愛、依附能力）也有個體差異，每個孩子呈現出的樣貌也都有所不同。因此，就過往的經驗來看，有些嬰兒個性活潑愛親近人，也有些孩子一出生就不吵不鬧。

人類的依附是雙向的

　　就生物的個體差異（正常偏倚）來看，必然會出現一些主動與他人交流的能力或依附能力低於平均值的孩子。這會成為低於平均值的孩子在關係（社會性）發展上受挫的危險因子。自閉症類群障礙的多因子遺傳要素，或多或少都跟這能力有關。話雖如此，並不是說這能力遠低於平均，就一定會演變成自閉症。這是由於孩子的關係發展有著來自養育者的協助。

・・・・・・・・・・・

剛出生的小花嘴鴨與人類小嬰兒的依附能力，有著決定性的差異。小鴨所具備的運動能力，讓母鴨不用多做什麼，小鴨（自然）就會跟在媽媽的屁股後面跑。但小嬰兒剛出生時不具備任何運動能力，就算想主動接近他人，卻總是動彈不得。必須要由養育者主動接觸（抱抱等），親子間的依附關係才得以成立。相較於花嘴鴨的「小鴨→母鴨」

單向依附關係，人類的依附關係則是雙向構造。除此之外，或許也可以從中看出人類的精神（心智）發展是由相互性、交流性息息相關的生物性起源開始的。

. . . .

　　大家可能會認為會自己乖乖跟在媽媽屁股後面的小花嘴鴨，較能獨立生存，但事實恰好相好。花嘴鴨本身也會有個體差異，也會有些依附能力較弱的小鴨。在這種情況下，單向的依附關係，反而會讓這隻小鴨跟不上其他人而慘遭淘汰。

　　相較於此，人類的雙向依附關係，仰賴的是養育者的主動接近。因此，就算孩子的能力稍嫌不足，但還是可以在父母的協助下，拓展其能力並成功建立起依附關係。即便剛出生時的依附能力有所差異，但並不會造成太大的影響。這是因為大部分孩子的關係發展，憑藉的就是這個雙向依附關係。

. . . .

　　相反地，即使出生時的依附能力不算弱，但若高度缺乏來自養育者的主動接近，依附關係無法成立的話，也是有可能會出現關係障礙。這一般稱之為「反應性依附疾患（reactive attachment disorder，RAD）」，也就是所謂的「兒童虐待」（請參考第 15 章－ 9 －（一））。此一現象也是來自於人類的雙向依附關係。

. . . .

做為負荷條件的觸覺過敏

　　遺憾的是，即便是雙向關係也可能力有未逮。孩子所擁有的依附能力、對他人的渴求低於某種程度的話，就無法接收到

來自養育者的善意，因而導致關係發展出現遲緩。不過，就算沒有弱化到一定程度，但若加上其它負荷條件，依附關係的成立就有可能出問題。

比方說，因與生俱來的個體或氣質差異，讓孩子的**觸覺**變得特別敏感。偶爾會看到討厭被抱，老是動來動去很難抱的嬰兒。

小花嘴鴨的依附能力是從「追在屁股後面跑」開始的，人類則是從「被抱」開始。對靈長類來說，肌膚接觸對依附能力的培育來說相當重要。上述論點來自動物行為學家哈洛（Harlow）的實驗（1959）。哈洛的實驗是給出生沒多久就離開母猴的小猴子一個裝有哺乳裝置的鋼絲製母猴跟一個沒有哺乳裝置但柔軟溫暖的母猴布偶。小猴仔選擇依附的是雖然喝不到奶，但觸感柔軟的母猴布偶。這就像對人類來說一樣，少了擁抱等身體愛撫接觸，育兒行為就無法成立了。

觸覺是極為細膩的感覺。太過敏感對依附關係的成立來說，是相當不利的條件。不過，只要嬰兒對依附的慾求（主動尋求關係）十分強烈，對愛撫接觸（抱抱）的渴望遠超過觸覺過敏帶來的不適感，依附關係就得以成立。大部分的情況，都應該如此。

問題是，如果依附能力較弱的孩子又剛好是**觸覺過敏**，被擁抱的痛苦遠超過渴求的話，依附關係的成立就會受到阻礙。單憑觸覺過敏，並不會造成自閉症。但依附能力較弱又加上觸覺過敏的話，就會成為引發自閉症的一大負荷條件。

自閉症類群障礙的案例中，常會看到嬰兒期厭惡擁抱的孩子、被抱著卻不停掙扎的孩子，或是成年後擁有極端觸覺敏感的人，都在在證實了此點。針對此點，我會在探究 C 領域的感覺時，進行更進一步的解說（請參考第 10 章－15）。

14　對人的關心，對事物的關心

「人」與「事物」的分化

　　嬰兒滿月後就會一直盯著眼前的東西看。因為無法調整焦距，脖子也還沒硬，所以沒辦法自由選擇想注視的對象。在這樣的條件下，最常反覆注視的就是總在自己眼前，呵護著自己的「人」（養育者）。

　　出生 3 個月後，脖子硬了，眼睛也能調整焦距，嬰兒就能自由主動地觀察周遭環境，讓探索活動變得更加活躍。一開始，嬰兒就像是在掃描外界的一切，絕對不會放過映入眼簾的所有東西。過沒多久，新生兒期已經萌芽的對「人」關係，也清楚地展現出來。熱情地追著人的表情動作跑，看著大人的臉笑。在嬰兒的辨識世界裡，也能清楚地劃分出了「事物」與「人類」的差別。

． ． ． ． ． ． ． ． ． ． ． ．

之所以會產生這樣的分化，是因為若嬰兒對新生兒期不斷出現在自己眼前，關係緊密的對象有所反應的話，「人」也會加以回應。前面也有提到，當大人發現嬰兒正在看著自己時，也會跟著看回去、對著孩子微笑、發出聲音逗逗孩子、走過去抱起孩子等，無意間做出某些親

密的接近行為。這些行為不僅能讓孩子清楚辨識到「人」與「事物」的差異，也會帶來更進一步的對「人」探索活動以及更加親密、接近的交流。如此一來，就能促進關係的發展（請參考第 8 章－ 5）。

. . . .

為什麼嬰兒的關心會從「人」轉向「事物」？

　　不過，先天依附能力較弱，無法培養出想主動接近態度的嬰兒，則正好相反。「事物」一直靜止不動，可以慢慢盯著看，但「人」總是動來動去充滿變化，讓孩子難以掌握。這讓孩子必須具備更為主動的觀察力。再加上，當發現嬰兒正在看著自己時，人就會出現接近行為。若是一般也同樣具備想主動接近念頭的嬰兒，就會藉此引發他們對人的興趣與親近感。不過，對此一能力較弱的嬰兒來說，在還搞不清楚是怎麼一回事的情況下，觀察的對象突然起了變化或靠近自己的話，反而會造成他們的不安或緊張。

　　因此，這些孩子就會盡量避免注視「他人」，迴避與「他人」的接觸。這樣看起來就很像是對「人」一點興趣也沒有，或是有所避諱。若持續下去的話，關係發展就真的會出現遲緩，演變成極為顯著的自閉症類群障礙症狀。

　　因為事物不會出現變化或沒有接近的動作，就能在不會感到任何不安、緊張的情況下進行探索，但這會造成孩子只會把注意力或關心放在這些事物上。就結果來看，一般來說當能清楚區分出「事物」與「人」的差異後，孩子在體驗世界裡的矚目焦點是「物＜人」，但這些孩子反而是「人＜物」。肯納所舉的第 4 個特徵，指的就是這個（第 193 頁）。

• • • • • • • • • • •

黑川新二等人也將此一現象視為早期發現自閉症類群障礙高風險群的
指標。黑川等人的論述中也有提到針對這些高風險群的具體支援方式。

• • • • • • • • • • •

「兩人三腳」的探索活動

縱然形成了「物＜人」的典型發展，也不代表就削弱了對
「事物」的關心。以外界事物為對象的探索活動會持續活躍。
只不過，對「事物」的探索方式，會出現極為重大的變化。

新生兒期到嬰兒期初期的探索活動，是在被賦予的感覺能
力驅動下，只屬於那個孩子的單獨探索活動。不過，自此之後，
就是與自己極為關心的親密對象、「人」（大人）的共同探索，
進化為「兩人三腳」的探索活動。原本是嬰兒獨自一人看著、
聽著外界的動靜，就變成跟其他人一起看一起聽（請參考第 8
章－8）。

所謂的「事物」探索，指的是嬰兒對外界的一切事物與種
種刺激，都會投以探索的目光。但若孩子看到的剛好是具有社
會意義的事物，周遭的大人（特別是養育者）就會立刻發現，
告訴孩子說：「這是花花喔！」、「這是汪汪喔！」跟著孩子
一起將注意力轉到這些事物上。但若是不具任何社會意義的事
物，大人可能就不會發現嬰兒正在注視著它們，或是只會告訴
孩子「是牆上的髒汙」、「是天花板跟牆壁的接縫」，並不會
跟著孩子一起注視這些事物。

積極展現出對「人」的關心或積極探索人類行為的嬰兒，
也會同時掌握到這些「人」的反應方式。透過這樣的典型發展，

讓嬰兒對「事物」的探索活動與對「人」的探索活動，開始有了緊密連動。

這樣的連動（兩人三腳），能讓嬰兒的辨識世界清楚區分出自己投以關注目光時，大人會有所反應／沒有反應的對象，以及會／不會吸引大人目光的對象。換句話說，就是能區分有意義／無意義對象的認知程度開始萌芽。像這樣跟大人一起進行的兩人三腳探索活動，最後會發展為「共同注意」（請參考第8章－8），也會讓孩子從「手指指示」進化到「語言」發展，讓孩子的關係與辨識能力都更上一層樓。

不過，要是關係發展出現遲緩，只能仰賴缺乏此一連動（兩人三腳）下的單獨探索活動，就會讓孩子的發展歷程滿布荊棘。

15　C領域的體驗世界

只能靠著自己雙腳的探索活動

C領域（主要為亞斯伯格症）的孩子有自己推動探索活動的腳力（知識落差），藉此發展出其獨特的認知甚至是辨識能力。不過，這過程的特徵是這樣的孩子幾乎都是靠著自己的雙腳前進，而不是透過與大人的「兩人三腳」。（單）靠自己的關心，所做出以自我為中心的探索（發展領域的區分請參考第228頁的★25）。

C領域的孩子透過與他人的直接相互交流（兩人三腳）來學習事物的能力偏弱。不過，他們也擁有要是有興趣的話，就會開始觀察「人」的行動，進而從中間接學習的探索力（智力）。

這是與 B 領域的孩子最大的不同。

這樣的差異,最常展現在語言發展方面。接下來,就來討論這點吧!

言語習得的「自學」

B 領域的孩子會出現嚴重的語言遲緩,但 C 領域的孩子反而發展得不錯。只是,與 T 領域相比,兩者的語言發展歷程有所不同。

我們只要有一定程度的智力與努力,(就算沒有跟外國人有任何交流)就能靠著文法書跟辭典自學。雖然語言學習不等於語言發展,但對 C 領域的孩子來說,這論點卻是可以成立的,他們可以透過「自學」來學會某種語言。但這些孩子並非透過與他人的雙向交流與親密互動來吸收言語知識,而是仰賴對他人言語活動的單向觀察,將語言深深烙印在腦中。若是要「如何表現某種事物」的語言「指示性」,透過這樣的智力方式就能進行學習。只要是 C 領域的孩子,就具備這樣的能力。

不過,要是與喃語裡情緒調解為首的「情緒性對人交流」有關的語言「表達性」,就無法藉此來學習。在沒有任何親密互動下的言語習得極限,就會成為偏向指示性的語言。比方說,孩子開口說的第一句話不是「媽媽!」,而是看著車子說出「豐田 Corolla」,就是因為如此。

基於相同理由,這些孩子的特徵是雖然發音正確,但音調卻缺乏高低起伏,聽起來很像機器人在講話。這是用大腦學習語言的特徵,語言裡不帶有一絲感情。但也請大家不要誤會,這並不太代表這些孩子缺乏該有的情緒。他們也是擁有各種情

緒、情感的孩子。不過，因為他們沒有辦法區分出與其他人的不同，便呈現出了這樣的音聲言語。

．．．．．．．．．．．

透過自學獲得的語言，有幾個弱點。（1）缺乏表達性（情緒性）。（2）就辭典跟文法書上寫的來看，都是對的。但多半為照字面解釋的制式化語言理解。（3）無法理解一個人說的話會因為當下情況或與對方的相互關係而有所調整的日常語言中的「弦外之音」，在語言發展的第 5 階段（請參考 173 頁）受挫。這些弱點都會出現在自學外語的時候，因此想把外語學好，就必須透過留學等方式，跟母語者進行生活交流。

．．．．．．．．．．．

獲得語言的同時，C 領域的孩子也跟 T 領域一樣，活在有「意義」的世界裡。可清楚區分外界事物，一打開窗戶，「房屋」或「樹木」就映入眼簾的體驗世界。不過，由於這樣的語言有其弱點，導致其辨識世界也會出現不少弱點。就讓我們循著發展順序來看看吧！

（一）感官知覺的高度

被稱為「感覺敏感」的原因

這樣的孩子只要一走進辨識世界，就會跟 A ～ B 領域的孩子一樣，脫離極度混亂的感官刺激世界。因此，孩子們為了對抗這一切所做出的極端維持同一性、重複言動、自我刺激行動也會變少。雖然稍縱即逝，但總算能擺脫這一切。

話雖如此，這樣的辨識世界無法轉化為透過兩人三腳、共同作業得來的共同世界，是有其難處的。因為缺乏與他人分享自己的感覺、情緒、注意與關心……等嬰兒期便開始累積的共同體驗，形成了單靠自己開疆闢土（缺乏共同協助）的辨識世界。因此，情緒容易起伏，並顯著呈現在其感覺體驗中。這在 C 領域裡就稱為「感覺敏感」的現象。

　　就先來看看身體感覺吧。一般來說，剛出生的嬰兒所擁有的身體感覺，不僅尚未分化，還呈現出顯著的個體差異。不過，透過養育者的細心呵護，讓身體感覺出現分化的過程，讓所有感覺都朝平均（典型的）的感覺模式進化，就是一般常見的發展過程。與生俱來的感覺特徵，會轉化為每個人的獨特性格，但並不會太過極端。

············

以第 10 章－ 10 提到的觸覺過敏為例，因觸覺過敏而討厭被抱的嬰兒，在媽媽不斷給予細心呵護與溫柔擁抱下，也會感受到愛撫的舒適感。如此一來，（就算不會立即消失）可以減輕其過敏程度，讓孩子不再劇烈抗拒。慢慢地就能乖乖被抱著，觸覺也獲得馴化。

不過，要是這孩子的依附能力也偏弱的話，觸覺敏感帶來的痛苦遠勝過想被抱著的渴望，就會想辦法逃避與他人的身體接觸。到頭來，孩子的觸覺敏感永遠無法獲得馴化，以最激烈的狀態一直留在體內。

············

　　如此一來，就會造成 C 領域的孩子透過細心呵護讓身體感覺朝共同的方向分化、馴化的腳步有所遲緩。因此，若身體感覺中出現類似敏感這類的個體差異，就容易留在體內。無論是

何種身體感覺都一樣。身體感覺過度敏感且失去平衡的話，就會出現苦於無法順利調節身體感覺的人。

感覺很難擁有「共有感」

一般來說，在獲得言語時，能透過「熱」、「冷」的詞彙（涵義），讓自己的身體感覺以認知方式加以物化，並藉此增加身體感覺的穩定性。C領域的孩子也是透過語言將自己的身體感覺加以物化。

不過，有些人可能對自己的身體感覺是否與其他人口中的「好熱喔～」、「好冷喔～」一致這點沒太大的把握。

原本，所謂的身體感覺是很主觀的，不知道是否與他人一致也是很正常的。就算是氣溫相同，但每個人對冷熱的感受都不太一樣。一定會出現個體差異。不過，即便如此，C領域的孩子很容易出現「大多數人（看起來）幾乎一致的「熱」「冷」感受，但偏偏自己就是跟別人不太一樣」的體驗。換句話說，就是沒有所謂的「共有感」。這或許就是受到單靠自身的分類方式來將身體感覺具體化，而非兩人三腳合作模式的影響吧！

（二）以感官打造出來的辨識世界

還留著先天的感官

T領域的辨識世界，是透過嬰幼兒期與身邊其他人的親密交流，也就是透過肌膚所接觸到的社會共有「意義（概念）」所形成的。是以社會共同性為基礎，打造出來的「意義」世界。

相較於此，C 領域的辨識世界並沒有與他人的親密交流，因此缺乏了社會共同性這個穩固基礎。只能以本身的認知（感覺）作為基礎，靠著自己的力量（自學）賦予其「意義（概念）」藉此打造出所謂的辨識世界。是以本身感官為基礎，打造出來的「意義」世界。因此，一般來說會隨著辨識發展而退化的認知性（感覺運動期）的先天感官，在辨識開始發展後還是得以保留，甚至成為辨識世界的基礎。以下就是當事者親口講述的實例。

> 例　跟大多數人不一樣，我的思考模式是從類似錄影帶的具體影像邁向一般化、概念化的。比方說，我對「狗」的認識，與過去遇到的小狗們息息相關。（中略）也會將歌詞視覺化。聽到「跳躍」這個字時，腦中就會跑出小學時模仿奧運比賽項目的「跨欄」遊戲。看到副詞時浮現的印象，都與實際意義相去甚遠。若「QULCKLY（快）」這個字跟動詞一起出現的話，就能調整自己腦中的影像。沒有的話，可能就只會想到快可立。以「他跑得很快」這句子為例，看到時腦中就會清楚浮現小一課本裡，迪克健步如飛的樣子，看到「他慢慢走」的句子時，就能想像到他放慢速度的樣子。小時候，我常會漏掉「is」、「the」或「it」。這是因為這些詞彙對我來說沒有任何意義。（天寶・葛蘭汀《星星的孩子：自閉天才的圖像思考》，英文原名：Thinking in Pictures（1995））Cunningham 久子譯、學習研究社、1997 年）。

　　上述的文章能讓人清楚理解「感官（特別是視覺）是辨識最直接的平台」。若以圖表簡單劃分的話，就是★ 25（第 228 頁）圖表所呈現出的，T 領域的孩子是生活在透過社會共同意

義（概念）打造出的辨識世界，B 領域的孩子則是活在由先天感覺組成的認知世界。而在 C 領域裡，由意義組成的辨識世界與感覺組成的認知世界，兩者之間的距離很近。因此，孩子們是活在兩者交融的世界裡。

以「圖像思考」的人們

葛蘭汀說自己屬於「圖像思考（Thinking in Pictures）」。乍聽之下，感覺很像什麼神奇的特異功能，但其實並非如此。每個人在嬰兒期時應該都是透過視覺影像等知覺意象（圖式）來分辨（思考）一切事物。進入幼兒期後，透過言語習得的過程，與以言語來思考的大人們，透過語言來交流彼此的想法，日積月累後就能習得「言語思考」（概念思考）的技巧。

就平均發展來看，當一個人具備了概念思考的能力後，嬰兒期的「圖像思考」也就是所謂的影像思考能力就會退化（並非消失不見）。產生了記憶的主力從印象記憶轉換為意義記憶的平行轉移現象。葛蘭汀的情況，則是完整保留了此一圖像思考能力，不見任何退化。

葛蘭汀將作為「溝通工具」的語言（音聲言語）發揮地盡善盡美。不過，因為這些詞彙並非透過頻繁深入的對人交流所習得的，所以對她來說並不是「思考工具」，思考時都是透過圖像思考。學習外語時，雖然能以外語進行溝通，但以母語思考的人（大多數的外語使用者）為例，應該就好懂多了。

將影像印象當成母語進行「圖像思考」的人，不僅限於葛蘭汀這樣的自閉症類群障礙患者，應該也有很多聾人都是如此。就發展來看，「圖像思考」能力原本是每個人都（曾）具備的

能力。就算沒有像葛蘭汀如此明確，每個人的程度也有所差別，但 C 領域的孩子或多或少都保有這視覺的言語世界。語言是在沒有任何社會共同概念的媒介下，直接以生理性、感官性的印象相互串連的世界。因此，詞彙與印象、意義（概念）與感覺的距離近乎咫尺。

. . . .

C 領域裡有許多內心深處徜徉在名為「自閉症幻想」的妄想世界的孩子，就是因為上述兩者的距離太近。也因為無法適應外界的現實世界，內部的印象世界對這些孩子來說更有親近感。從這點來看，名為「想像障礙」的「羅娜・吳引三類群」的分類法，可能就沒有那麼恰當。

這些孩子的語言特徵與固執，容易給人「愛找藉口」、「不懂變通」、「太過認真」的強硬印象。雖然從表面上來看，每個人都差不多，但我們也不能忽略了其內心纖細脆弱的印象與感覺世界。常會有人介紹說自閉症類群障礙最典型的繪畫方式就是以硬梆梆的筆觸描繪出的精密機械畫（如戰車等）。不過，還是有孩子能以纖細柔軟的線條畫出動物（如鰻魚等）圖案。

. . . .

豐富的感官世界及其困難

C 領域孩子的辨識世界會隨著與認知（感覺）世界連結的緊密程度，跟 A ～ B 領域的孩子一樣，擁有高度感官性。其中（葛蘭汀也是一樣）若出現擁有遺覺心像的資質、學者症候群記憶力的人，也沒有什麼好大驚小怪的。概念與印象之間的距離太近（相互交融），會引發讓文字或數字等概念記號看起來就像

顏色（稱為「聯覺（synesthesia）」）的現象。

　　這樣的特徵，不只會以「獨特的豐富感官世界」呈現，還會帶來強烈的感覺敏感或混亂。這一點與 A ～ B 領域的孩子是一致的。C 領域的孩子也因此遇到了不少困難。

（三）「圖像」與「背景」的分化困難

　　T 領域的人們所認知的外界，是只將有意義的事物當成有意義的「圖像」。除了這些以外的圖像，若無法引起本身注意的話，就會將其當成背景，不會多看一眼。生活在「意義世界（辨識性世界）」指的就是這個（請參考第 8 章－ 8）。

　　C 領域裡，只有獲得了辨識性的體驗世界，才具有相同意義。不過，與 T 領域的人們相比，這個體驗世界相當不穩定也容易造成混亂。原因之一是因為其高感官性（過敏）。另外，還可以加上下述條件。就來看看當事人的論述吧！

萬事萬物都以等價朝自己逼近的世界

例　同樣的特徵也會出現在來自身體外部事物的資訊。不過，我跟大多數人相比，比起整體更會將焦點擺在某個部分上，藉此獲取情報。「即便是因為隨處可見，所以大部分人都不會多加留意的景緻（瀧川註：公車站的風景），我也會將焦點擺在某個部分（瀧川註：公車站裡某根生鏽的鐵柱或通風口的柵欄），也常常因為看到某些讓人覺得噁心的模樣，不自覺地別過頭去。
這讓我就算想跟其他人待在同一個地方卻常常待不下去。即便是大多數人都不會感到不便的職場，冷氣運轉的聲音、辦公桌上的文件、

文具、燈光照明的色澤亮度、窗外的景色、食物的味道、溫度、濕度等，不斷變化的諸多資訊接踵而來的情況下，只有我覺得不舒服，痛苦到無法坐車通勤。（綾屋紗月〈來自發展障礙的當事人無所不在的刺激——崩壞的我〉（暫譯）青木省三等編《成人期的廣泛性發展障礙》（暫譯）中山書店、2001 年）

前面有提到，隨著辨識的發展，知覺會將社會上具有意義的對象，以「圖像」的形式劃分出來。不過，並不是所有有意義的對象都能一併適用。

看著窗外，將關注的焦點放在熙來攘往的車流上的話，「道路」或者是絡繹不絕的「車」潮，都會轉化為「圖像」被劃分出來。道路另一側櫛比鱗次的「房屋」、「樹木」就會變成「背景」。若將焦點放在建築物上的話，「房屋」、「樹木」就會變成「圖像」，「道路」、「車輛」就成了「背景」。（只）會選擇當下關注或有其必要性，具有「意義」的對象，並將其獨立出來。

生理知覺會一視同仁地被動接收所有外界事物，但辨識性知覺會根據自己關注的焦點，將必要的事物轉換為「圖像」主動接收。

念念不忘那些「令人作噁的圖像」

一般來說，公車站這些隨處可見的景緻都會隱沒在「背景」裡，就算在生理層面有所知覺，但也不會多加留意，目光一閃而過。之所以會發現「哇啊！是公車站耶！」，並將目光轉到這些景色上，一般來說是因為他們將標誌鐵柱、公車站牌、長

椅這些構成「公車站」的直接要素轉換為「圖像」。因為這些「圖像」，讓公車站的「整體」形象出現在自己的知覺世界中。就公車站景緻的構成要素來看，生鏽的鐵柱或是通風口的柵欄其實沒什麼特別涵義。沒有特別留意的話，都會沒入背景之中。這是「大多數人」擁有的知覺模式。

不過，這位當事人卻將焦點擺在「鐵鏽圖樣」、「柵欄」上。無法區分風景裡各種構成要素是「圖像」還是「背景」，把眼前的一切都看得十分仔細。如此一來，因為「令人作嘔的圖像」會轉換為感覺刺激，給人帶來強大震撼，常常會（優先）映入眼簾。

在職場上，一般來說，只會將工作上的對話或是眼前的電影螢幕畫面等，具有工作意義的事物轉化為「圖像」，辦公桌上與工作無關的雜物、冷氣運轉的聲音、照明燈光的色澤亮度、味道、窗外的景色等，種種「對工作來說毫無意義的」刺激都會退化成背景，讓人不會多加留意。這是「大多數人」的感覺模式。不過，在這種情況下，也無法明確區分出「圖像」與「背景」的差別，生理上感覺到的所有東西，無論大小都會接二連三地進入自己的意識當中。超過容許範圍後就會產生混淆，專注力也會跟著渙散。活在這樣的體驗世界裡，是很耗費精神體力的。

無法抄寫黑板上的文字，也聽不到老師的聲音

這樣的例子，雖然每個人的呈現方式不同，但在 C 領域中卻是稀鬆平常。

上課抄黑板是一件苦差事。因為板書文字、早已擦去的板

書痕跡、黑板汙漬、反射的光線都會一起映入眼簾。告訴老師後，老師可能會說只要抄重點就好，但要學生找出「重點」，又是另一個艱難的任務。

　　只要教室出現一點小小的騷動，就會將注意力轉移到那上面，聽不到老師在說什麼的學生（在熱鬧喧囂的派對會場裡，大部分人都能專注於自己有興趣的對象所說的話。這現象在心理學上就稱為「雞尾酒會效應」，但有些人就是辦不到）。

　　無法將黑板上的文章跟老師說的話轉化為「圖像」獨立出來。

．．．．．．．．．．．．

　　有很多孩子不擅長「一邊做甲，一邊做乙」，無法同時進行多項作業。進行甲、乙兩項作業時，事實上並非完全「同時」進行。先做甲時，就得將甲裡面需要的情報轉化為「圖像」，乙的則轉化為「背景」。先做乙的話，則恰好相反。必須持續切換「圖像」與「背景」，才能同時進行這兩項作業。不過，因為這些孩子無法進行「圖像」與「背景」的切換，因此當如字面所示要「同時」處理甲、乙時，就會變得不知所措。

．．．．．．．．．．．．

為什麼會這樣？──兩大原因

　　為什麼會出現這樣的現象呢？一個原因是，剛剛也有提到的在 C 領域的孩子具有高感官性，且意義（概念）跟感覺的距離很近。就算透過意義來區分這個世界，但還是無法藉此來充分了解外部世界。「意義的世界」也會遭到感覺事物的大舉入

侵。公車站的景緻裡（毫無意義的）鐵柱鏽蝕部分就會轉化成「令人作噁的圖像」直接映入眼簾。

另一個原因則是從嬰兒期開始的外界探索活動，總是自己一個人去看去聽，而不是跟大人「兩人三腳」的共同合作。

在兩人三腳的探索活動中，可以透過大人有反應／沒反應的對象、大人有興趣／沒興趣的對象，了解各種外界對象間的差異及程度上的輕重緩急。與大人共享其中的差異，就能讓孩子在不知不覺中主動區分出「有意義的事物（應該接收的事物）」與「無意義的事物（可以無視的事物）」，藉此學會將外界事物加以分類的技巧。大部分的人也會在幾乎自動（無意識）的情況下，主動啟動將當下關注或有其必要性，具有「意義」的對象轉化為「圖像」，其它的一切就當成「背景」的技能（請參考第 8 章－8）。

問題是透過個人的探索活動來辨識外界的 C 領域孩子，只學會了此一技能的皮毛。雖然可以根據其意義，將外界區分為「房屋」、「樹木」、「汽車」等來加以辨識。不過，卻無法根據當下的情況分辨出哪些是重要情報，自由自在地進行「圖像」與「背景」的切換。因為將「房屋」、「樹木」甚至是鐵柱上的「鏽蝕」都視為等價，接收了過剩的知覺情報。要有意識地從中挑選出所需的知覺情報，會造成其極大的心理負擔。

要多留意別要讓孩子獨自承受

自閉症類群障礙的當事人在日常生活中感到頭痛的，並不是像「不會察言觀色」、「無法看出對方的情緒」、「遲鈍」等，以當事人的痛苦為中心的社會性障礙。最大的問題是身邊

的人。

　　雖然自閉症類群障礙的本質是「關係（社會性）的發展遲緩」，但卻會給乍看與社會性毫無瓜葛的感覺、知覺等生理現象蒙上一層陰影，充分展現出包括這些在內的人類各種精神能力之發展，與他人的「關係」有多麼地緊密。

　　牢牢記住將這些孩子抱著這類「感覺上的問題」的可能性是很重要的。雖然身邊的人會比本人早一步察覺到其社會性遲緩或人際關係的問題，但這種「感覺上的問題」卻正好相反。

　　在外界尚未發現前，因為自懂事以來就已經是常態，於是就抱著「就是這麼一回事」的想法，所以本人通常也不會主動開口傾訴（很多人是到了關係有進一步發展的青春期～成年期後，透過與他人的交流才發現「自己好像跟別人不太一樣」）。因此，希望周遭的大人能多加留意，及早發現並試圖提供協助，千萬別讓孩子獨自承受。

支援要靠個別的錯誤嘗試

　　基本上，就跟 A ～ B 領域常見的感覺混亂因應對策相同，盡可能整理出一個不會出現太多知覺情報，安穩簡樸的環境，藉此減緩孩子的混亂與痛苦。話雖如此，一般的社會生活是很難做到這點的。對這樣的孩子來說，學校這個充滿刺激與高度拘束性（無處可逃）的環境，很容易變成一個讓人難以適應的場域。

　　這樣的感覺特徵雖然都以「感覺敏感」一言蔽之，但其實每個人的情況都不同，並沒有一個所有人都能適用的因應對策（就像可以在太郎的座位四周加上隔板減少外界刺激，提高其

專注力，但次郎反而會很在意這些隔板，造成反效果等）。所以，個別的錯誤嘗試是有其必要性的。每個孩子都能透過自身經驗，做出自己才能做到的工夫與努力。只要借用這樣的智慧，身邊的人也參與其中，一起整頓環境，並找出能減緩痛苦的對策。

能在這樣的感覺、知覺特徵變得更加激烈前就事先預防，是最理想不過的了。盡可能在發展早期找出孩子的關係遲緩問題，從嬰兒期開始就提供能邁向「兩人三腳」探索活動的治療教育協助。

接下來，我會根據發展歷程來介紹具體的支援方式。

第 11 章

該如何協助發展遲緩的孩子？

與人相處能力（借用佛洛伊德的理論，就是對幼兒性愛的渴求，若套用約翰・鮑比的說法，指的則是愛慕能力）薄弱的人，就是 B ～ C 領域（第 228 頁）的孩子在發展早期階段一定會看到的共同特徵。即便其它特徵或有落差，但唯有此點是共通的，與他人交流能力的不足，可視為此一障礙的最大特質。

　　就病理學來講，此一能力的不足，或許就是產生自閉症類群障礙的必要條件。若始終缺乏與他人互動的能力，就很難讓諸多的精神能力朝定型化（平均化）的方向去發展。人類的諸多精神能力，都是透過早期與大人密切互動，以及相互交流、共同體驗才得以定型發展的。

　　因此，這種能力上的缺陷，不單只是帶來「社會性的遲緩」而已。誠如前面所述，包含語言特徵、對維持同一性的強烈堅持、感官世界容易混淆等等的特徵，都從中衍生出來，我們將其稱之為「自閉症類群障礙」。

　　如此一來，最接近本質的援助，理應是促進其與他人相處的能力，藉此彌補其能力不足的部分。隨著年齡的增加，雖然緩慢，但與人相處的能力也會有所成長。除了要排除妨礙其成長的事物外，更要提供能協助發展的後備支援。

以關係發展遲緩會用最淺顯易懂的方式呈現出來的 C 領域孩子為對象，可以找到下述的援助方式。即便孩子被歸類為辨識發展遲緩較為嚴重 B 領域，其基本思考模式，並沒有太大分別。（● 編註：B～C 領域請參考第 10 章）

. . . .

雖然可以看到許多根據各式理論立場研發出的專門療法或療程計畫，但我不會在此詳加介紹。畢竟孩子都是透過日常生活來養育的。因此，想針對「在生活中該怎麼與他人相處會比較好？」這點加以探討。就算是加入各種專門療法的援助計劃，也是要以日常生活為基礎，才得以發揮作用。

. . . .

1　嬰兒期的支援協助

立即照護！

孩子缺乏與他人互動的能力這件事，快的話，養育者在嬰兒期後半就會發現與自己小孩的情感連結較為薄弱這件事。

> 例　「視線無法對焦」、「看似專心注視某物，但其實視線飄移不定」、「無法乖乖讓人抱著」、「叫他都不理」、「對著孩子微笑，但孩子卻面無表情」、「逗孩子玩時，沒有任何開心的表情」等等。

若在嬰兒期時就發現親子間情感連結薄弱，大人不能抱著「再觀察看看」的心態。雖然不一定要立即帶去看醫生，但還

是得迅速採取相關照護，並不一定要進行特殊療法或訓練課程，只要多給孩子一點與他人互動的經驗，就當作是一般育兒的延長即可。就算是沒有任何遲緩問題的孩子，給予這樣的刺激，也沒有任何損失。

....

有此傾向的嬰兒，只是與他人相處的能力較為薄弱，並不討厭與養育者互動。不過，正因主動與他人互動能力薄弱，若有人主動靠近的話，會先表現出不安或緊張情緒，而非親近感，甚至刻意迴避。

對上眼神或對方主動攀談等，一般來說理應能加深互動的刺激行為，對交流能力較為薄弱的孩子來說，會變得太過強烈導致本身無法接受。

再加上，他們的感官態度也較為敏感，就會讓此一傾向變得更加顯著。

因為原本就不擅長主動與他人交流，看到父母主動靠近時，也會採取迴避態度。這樣的反應會讓父母解讀為「親子感情連結薄弱」。

....

從不經意的應答開始

利用愛慕的雙向構造，讓大人有意識地補足嬰兒與人互動能力不足的問題，這也是一種支援方式。不過，一定要注意別讓大人的主動行為，變成對孩子來說過度刺激的侵入行為，當中的尺度一定要拿捏得宜。

這類孩子並非全然不想與外界互動交流，雖然低於平均值，但還是有這方面的能力。他們會表現出對大人有興趣及想接近的一面（雖然不是很明顯）。只要確實掌握這些訊號，並且不經意地加以回應，就能培育出與他人的交流互動能力，這就是

照顧這類孩子時的關鍵所在。即便是抱抱這個小動作，要找出不會造成觸覺敏感的嬰兒感到過度刺激的擁抱或愛撫方式，都必須經過無數嘗試。

. . . .

不過，這類嘗試若單憑養育者一己之力，難度是很高的。找出嬰幼兒的興趣及表現出的訊號並精準回應，即便是一般的育兒生活，都是每天都在做的事。不過，對與人互動能力薄弱的孩子來說，要快速找出他們的興趣、表現出的訊號，並做出最適切的回應，都會變得更加複雜與敏感。

比方說，養育者與親生骨肉的親密接觸及照顧等，這類愛情表現，對這些孩子來說，都是過度刺激的行為，因而讓孩子心生抗拒，造成適得其反的效果。另外，若是與多因子遺傳有關的自閉症類群障礙，其雙親或許也擁有不擅長與他人互動（包括育兒）的先天特質。此時，給予細心的育兒協助，是有其必要性的。

若不要將 1960 年代的家族基因研究結果，直接歸咎於家族因論（家族責任論）或下意識排斥，而是仔細去思考其中奧妙的話，就能發掘出此一現象。

. . . .

親子間可以正常互動

此一階段的照護重點，在於提升嬰幼兒與養育者之間的互動交流。將出現連結情感疏離的原因以及解決方式告訴家族成員，觀察親子間實際互動情況後，提供專業建議或相關範本，藉此協助讓親子間的連結轉化為一種交流。另外，找出符合嬰兒喜好或感到開心的事物，不會讓他們覺得是過度接觸的交流

方式，也是很重要的。

上述方式不僅限於與孩子的互動，關鍵在於必須要打造出讓養育者能以輕鬆的心情來與孩子互動的條件。育兒本來就是一件需要毅力與不輕言放棄的事，要想持之以恆，就必須保持心境上的餘裕。面對缺乏與他人互動能力的孩子時，這點更為重要。不過，也是會有因無法與孩子產生連結感而失去自信、不斷自責的父母。

無論是因缺乏與人互動能力所以看起來乖巧好帶的嬰兒，或是用盡各種方式都無法獲得回應的嬰兒，嬰兒期展現出的樣貌可說是五花八門。因此，太郎、次郎展現出的感覺、活動力等的性格（個體差異），都各有不同。

乖巧好帶的嬰兒，會在不知不覺中減弱其與他人的連結，導致更加缺乏交流的風險。亦或者是得花很多時間照顧的嬰兒，可能會讓養育者失去內心的餘裕，而有阻礙其交流的風險。因此，必須適時提供協助，藉此防範這類的惡性循環發生。就養育者來說，太郎的爸爸媽媽在個性上的差異，或是其家庭狀況、環境條件的不同等，都必須納入考量，提供個別的協助與指導。

2　幼兒期的支援協助

托兒所階段出現的 3 個弱點

C 領域的孩子已經擁有充分的智能探索能力，因此可以憑藉自己的力量來分辨周遭的世界。進入幼兒期後也學會了語言，就能邁向辨識的世界。不過，這個世界並不是靠與身邊的人同心協力得來的，因此隱含了幾個弱點。

在自己家時，可以依自己的步調一步一步來。但若進入托兒所、幼兒園這類由他人組成的社會團體時，這些弱點就會暴露出來。最常見的問題有 3 個。

（一）社會性發展遲緩的問題

例如，無法打入幼兒園的小圈圈、沒辦法跟其他小朋友玩在一起，或是看起來好像是跟大家一起行動，但實際上卻無法與他人共有其空間等問題。就人際關係發展的角度來看，因尚未跨越兩人關係的階段，要參加社會性的三人關係世界是有其難度的。（請參考第 8 章－ 13）。

（二）前述的感官知覺的問題

團體生活不僅會增加感官刺激，在團體裡也無法採取獨自的因應行為，讓孩子變得更加不知所措。

（三）所謂的「堅持」問題

剛提到的（一）跟（二），雖然在程度上有所差別，不過基本上都與 B 領域共通，可視為其延伸。相較於此，（三）的話，就現象來看大同小異，但與 B 領域的本質截然不同。C 領域的「堅持」最常帶來的就是「無法與他人合作，單憑自己大腦所下的判斷或理解」的傾向。

孩子會依自己的判斷來行動

例 念幼兒園的太郎，平常上課都沒有什麼太大的問題。6 月換季時，幼兒園規定要換成夏季制服。不過，太郎堅持要穿入學以來就一直穿著的冬季制服，說什麼都不肯換成夏季制服。

上述舉例展現的「堅持相同模式」、「抗拒改變」的特質，看起來跟肯納前述所舉的例1、例2（第255~256頁）相同。不過，已經具備一定程度認知能力的太郎，並不符合肯納所說的「仰賴簡單易懂且單純的思考模式來維持外界恆常性」的發展水準，其所呈現出的問題也不同。

雖然關係的發展有所遲緩但擁有高智商的太郎，遇到事情時不會仰賴外界幫忙（不知道該如何尋求外界幫忙），凡事都靠自己思考判斷。以高智商來彌補與人互動能力不足的問題。從入學典禮開始，就一直穿著冬季制服，這樣的體驗，讓太郎做出了「上學就是要穿這套衣服」的判斷。若就此判斷來看，穿別套衣服去上學就是錯的。因此，就算大人說：「今天開始要穿這套。」他還是堅持自己的（正確）判斷，不會退讓。

大多數幼兒都是仰賴大人（尤其是養育者）的判斷並加以接受，藉此來習得符合社會大眾標準的判斷或行動模式。聽到媽媽說：「今天要穿這套喔！」時，就乖乖穿上，到學校時發現大家都穿一樣，就會知道這樣做是對的。

反之，關係發展遲緩的孩子不會管媽媽怎麼說、其他孩子怎麼穿，而是依自己的判斷來採取行動。雖然可以說這孩子擁有「獨立思考的能力」，但再聰明的孩子，單靠一己判斷還是有其限度的。因此，從旁人眼光來看，這些就變成了毫無意義的堅持或頑固，歸納為「障礙特質的堅持」，會比較好懂。

從了解孩子的堅持開始

不過，這些其實是孩子按照自己的判斷及理由做出的行為，因此，首先必須了解孩子的判斷或理由。

例 「因為你都穿這套衣服去上學，所以才會想說這套是上學穿的。不是這套，就不能上學了嗎？」

「可是，學校還有另一套制服喔。之後會越來越熱，所以要改穿這套比較涼的衣服去上學喔！」

　　爸媽解釋清楚，讓孩子明白後，就能改變其行為模式。但若不管怎麼解釋都無法理解的話，問題就出在孩子一直以來都缺乏學習他人的判斷或行動並加以共享的經驗，進行的都是高度孤立的探索活動。因此，透過上述對話，來累積與大人交換判斷的經驗至關重要。其真正目的是給孩子更多學習他人如何進行判斷的經驗，而不是一味想改變孩子的行為模式。

無法做出社會參照

　　3、4 歲的幼兒根本不知道幼兒園是什麼地方？又為什麼要去上學？雖然搞不太懂，但媽媽都會說：「去上學囉！」老師也會說：「小朋友好啊！」聽到這些，就會乖乖去上學。因此，聽大人說：「穿這套喔！」就會乖乖穿上，也是一樣的道理。透過與大人的連結，將大人的意志歸為己有，並藉此習得社會行為模式。

　　孩子在幼兒園會遇到很多第一次跟未知的事物。這時候，大多數的小朋友都會看看四周，觀察其他人是怎麼做，並加以模仿。看老師（大人）的表情，來判斷這樣做對不對。這類行為就被稱為「社會性參照（social referencing）」。（● 審定註：社會性參照是指孩童在不確定的情境下，能根據他人的表情、聲音、動作等訊息，參照他人的狀態來決定下一個動作。約 9

個月就發展出來，是具社會化的主要指標。）經過不斷日積月累後，就算沒有一個一個教，孩子也能自行吸收學習。

不過，與大人的情感連接尚屬薄弱的 C 領域幼兒，是不會（無法）將大人的意志歸為己有的。無法理解（認同）的話，就不想上學，也不會做出跟其他人一樣的行動。這看起來像是頑固的「堅持」，如缺乏關係的協助，一遇到新事物感到強烈的不安或警戒，就算孩子改變想法願意去上學，但由於他還是有自己的一套想法，就像太郎的夏季制服一樣，讓大人在意想不到的地方摔一大跤。

這些孩子們在幼兒園接觸到新事物時，也不會參考社會情況，而是按自己的理解或判斷來行動。要說是獨立自主，也算是獨立自主。不過，雖然是依本人想法所採取的行動，但就旁人的眼光來看，多半是不符合當下場合、情況的「擅自行動」。不過，因為本人堅持是對的，不會有絲毫退讓。由此可以看出孩子有多麼「堅持」。

- - - - - - - - - - - -

會懷疑高智商孩子罹患亞斯伯格症的原因之一，就是因為聰明的他們，在觀察周遭大人的表情前，會先（能）依自己的大腦來做判斷。在人際、社會要求較為單純的年少時期，還有辦法應付。有創意的話，就不會特別被刁難，但只會換來無法習得社會性參照的技巧就長大成人的結果。到了必須察言觀色的年紀後，常會因此變得格格不入。

當然並非所有高智商的孩子都是如此，就算是充分具備與他人互動能力的孩子，也無法單靠個人智力，必須同時進行社會性參照。另一方面，即便是與人互動能力較弱但不會（不能）單靠個人智力的孩子，也會出現社會性參照行為，藉此來累積其實力。相較於此，若是與人

互動能力較弱卻擁有高智商的孩子，其高智商反而會成為自閉症類群
障礙的負荷條件。

‥‥‥‥‥‥‥‥

無法進入三人關係的世界

一般來說，孩子滿 3 歲後，內心視野就會從兩人關係世界
拓展到三人關係世界，家人以外的社會性共同體驗也逐漸化為
可能（請參考第 8 － 13 章）。

以前附近鄰居孩子會約在路邊或空地玩耍，就是第一個共
同體驗的場域，這是一個離開大人的視線範圍，大小朋友通通
玩在一塊的混齡團體。時至今日，依年齡區分的同齡團體，在
大人的保護、管理下生活的托兒所或幼兒園，則改變了此一場
域的定義。

‥‥‥‥‥‥‥‥

現在的日本孩子從幼兒早期到青春期，幾乎都是在同年齡層且具高同
質性的團體社會體驗下長大的。他們的父母親也是如此，現在這樣的
情況已成為常態。不過，就悠久的育兒歷史來看，這或許是前所未見
（說不定是極為特殊）的育兒型態。精神（心智）發展是社會與文化
的函數。育兒方式會如何影響孩子的精神（心智）發展，特別是社會性、
人際關係意識的形成，是相當重要的問題。針對此點，之後會再進一
步說明（請參考第 16 章－ 11）。

‥‥‥‥‥‥‥‥

C領域的幼兒因尚未跨越兩人關係世界，也就無法進入將兒童團體的社會性三人關係世界，當成是成長場域的階段，這部分，就當成看起來比外表還要幼小的孩子即可。若只看社會能力的發展水準，就是透過與父母的親密關係所成立的精神生活，停留在嬰兒期～幼兒期初期的水準，親情感受力也較弱的孩子。

先鞏固兩人關係的基礎

　　這些孩子需要的是在加入團體前，先在幼兒園與負責照顧工作的老師，建立兩人關係的連結。其作法可參考嬰兒期的親子交流模式。

（1）以一對一（兩人關係）的互動交流為主，
（2）迅速掌握小孩關心或要求的事物並立即回應，
（3）可以快樂分享彼此情感的互動或身體遊戲來促進交流等。

　　這些孩子只是因為缺乏相關能力、技巧與經驗，並非討厭與他人交流。透過上述（1）～（3）的互動，讓孩子體驗到與他人交流的樂趣與安心感，慢慢展現出其特有的撒嬌方式或主動親近他人的態度。

　　在此，最重要的就是這些孩子尚處於還需要與小於實際年齡的人際交流及互動的發展階段。除此之外，更要藉此搭起能與其他小朋友分享共同體驗的橋梁。建立起情感連結的大人要陪伴在側，協助孩子融入群體生活。

可以視當下的情況，告訴孩子：「太郎會怎麼做呢？次郎又會怎麼做呢？對了！那你會怎麼做呢？」（社會性參照輔助模式），或是告訴孩子：「因為這裡是這樣，因為這樣這樣，所以我認為要這麼做。你覺得呢？」（社會判斷輔助模式）。

每個環節都要具體說明（這裡最重要的就是要稍微將孩子當成「大人」來看待），讓孩子的判斷或行為能一點一滴朝共同方向前進。

這是被專家命名為「社會技能訓練（SST）」的核心部分。關鍵在於這一切並非以公式化、機械化的方式來灌輸相關技巧，而是必須透過與他人交換分享、理解或判斷的體驗，並持續累積。

3　學齡期的支援協助

只有本身觀點的簡易單層世界

處於智能理解力已經達到皮亞傑所說的具體操作期水準（以邏輯與理論來思考與判斷），卻還留有前操作期水準的自我中心性等的失衡體驗世界，就是 C 領域孩子的學齡期。

只會根據自己的觀點來進行判斷，無法將視點移至他人身上，又再轉回自己身上就是自我中心性。若能轉換為他人觀點，就表示自己的內心有其他人，也能將本身視為客觀對象。不過，卻出現嚴重遲緩。

結果便會出現對他人與對本身的了解遠不及其智商表現的笨拙行為。人類在促進其關係發展的同時，也會納入各式各樣的他人觀點，讓自己的世界形成多層次。但這些孩子卻停留在

只有本身觀點的簡易單層構造的關係世界裡。就像辨識發展的遲緩，會延遲世界形成多層次的速度，關係發展的遲緩也是一樣。（請參考第 10 章－ 5）。

例 1 太郎上課都很認真，也能完成老師交辦的任務。但某天要換教室時，老師請大家「收拾一下桌上的東西」，但只有太郎一個人不理不睬。就算聽到老師問說：「太郎，你怎麼都不動？」也只是一臉茫然。聽到老師說「太郎，請你也收拾一下」時，才總算動手整理。

例 2 熱愛恐龍，也對恐龍無所不知的次郎，因此讓同學對他刮目相看。問題是就算同學對恐龍沒興趣，他還是講個沒完，讓大家開始對他避而遠之。不過，次郎本身並沒有察覺到這件事，逢人就一股腦地講恐龍的事。

在學校生活中太郎已經離開自行判斷、獨自行動的世界，知道要聽老師的話，依照老師的指示行動。不過，就太郎的角度來看，所謂的「大家」指的是次郎、花子這些身旁的同學。就老師的觀點來看，太郎還無法將自己視為是「大家」的一員。也可以說，因太郎去中心化的程度還不夠，所以無法理解自己也是「大家的一員」。再加上，太郎也無法做出「看到同學們手忙腳亂地整理時，自己也要跟著做」的社會性參照行為。

次郎雖然已經具備與他人分享自身關心事物的能力，但還無法切換成「自己喜歡的東西，別人可能會覺得無聊」的觀點。無法透過對方的表情或態度來察覺這一切。因從嬰兒期開始便缺乏雙向互動交流的經驗，因此其溝通模式還停留在單向溝通的水準。

晚別人一步的去中心化

上述的自我中心性，嬰兒期時會出現在 T 領域，因為是沒有惡意也無心的心理意識（覺得別人也會很喜歡自己喜歡的東西），幼兒園不會認為這是什麼太大的問題。不過，一般都落在 4～5 歲時的去中心化現象則有所遲緩，即便進入學齡期，自我中心性也依然存在的話，學校生活就會出問題。如前頁例 2 所示，次郎特有的關係發展持續推進，渴望與他人有所交流，並出現與他人分享自身關心事物的行為，但這樣的行為最後卻招來周遭的嫌棄與排擠。反而會削弱次郎日後與他人進行互動交流的意願。

不過，C 領域出現關係發展遲緩的程度，還是比 B 領域來得輕微。到了小學高年級，就能養成從他人視點來看待事物的能力。去中心化持續推進。

雖說持續進行去中心化的動作，但這些孩子對他人的理解缺乏透過嬰幼兒期開始的密切交流，讓身體記住對人的感覺，靠的都是透過大腦的智能理解。因此，會有些生硬、因為一些微妙小細節而受傷，也是無可厚非的。不過，社會性參照也已經開始，同時也記得要模仿其他孩子的行為，但因練習不足而顯得笨手笨腳，有時候還可能模仿不來，反而不倫不類。

· · · · · · · · · · ·

對拜倫科恩等人所說的「錯誤信念作業（第 199 頁）」的正解率過低，就問題內容來看，可以說是自我中心性的展現。拜倫科恩等人，當時認為人類生來就具有「心智理論」的能力，因自閉症患者缺乏此能力，才會出現所謂的關係障礙。

不過，就算不用這種新奇的概念來假設，也能簡單地以「關係發展遲緩導致去中心化的行為會比實際年齡來得晚」的現象來說明。「因為我知道球在盒子裡，所以莎莉應該也知道」。典型發展的孩子，也會經歷嬰兒期時回答「盒子」的發展階段。不過，在此階段也能充分發展出符合其年齡的社會人際互動。因此，將不具備回答出正確答案的能力解釋為是造成發展障礙的原因，有點不太合理。

. . . .

容易擁有強烈孤獨感的時期

C 領域的孩子與他人的互動或社會性，進入學齡期後就有所成長。不過，也因此會造成很多問題。雖然有所成長，但其對人關係還是比平均值來得幼稚。因此，在高同質性的同齡團體裡，還是會被當成異類遭到排擠。

即便如此，還是會想辦法跟其他小朋友互動，不斷做出接近行動。如此一來，就會出現旁人看來很白目又沒常識的孩子，或是放棄與他人互動，盡量避免自發性接近行動的孩子。（羅娜吳引提出的自閉症 3 族群裡的「主動但怪異型」屬於前者，「被動型」則為後者。已達此程度但與他人互動的能力未有所成長的話，就可定義為「孤立型」）。

在與他人的關係世界，正要敞開心房時，卻顯得格格不入或遭到排擠的話，很容易帶來強烈的孤獨感（視情況）或被害妄想。遺憾的是，最後演變成霸凌問題的，也不在少數（霸凌問題請參考第 16 章－ 9）。好不容易才冒出的社會能力嫩芽就有可能會被連根拔除，又因為這些孩子也不太能適應環境，就算長大成人也會被這些不好的回憶牽著鼻子走。與老師等大人

的互動與大人的協助，都是學校生活不可或缺的一環。那又需要提供哪些協助呢？

關鍵在於「感情」與「規範」

大體而言，人與人之間的「社會連結」與「共通性」，基本上都跟下述兩大情感羈絆有關。

（1）其一是感情，與他人的親近感或信任感。
（2）其二是規範，與他人之間的規則或約定。

社會性人際關係的連結，靠的就是這兩大原則。缺少其中一項，社會性人際關係就無法成立。社會能力的培育，就是要將（1）跟（2）深植心中。嬰兒期的教養要視為將親子間情感交流與規範的獲得，達到表裡一致程度的過程。協助這些孩子順利融入學校生活的關鍵就在此。

這孩子還蠻有趣的嘛！——感情的入口

（1）的感情並不是什麼「愛的教育」的偉大抱負，而是要以「在不管什麼情況下，都能讓孩子對老師抱持好感」為目標。不需要太刻意，淡泊如水即可。

如此一來，就能看到 C 領域孩子的正直、天真、坦率、純粹的一面。也可以說是還沒被表裡不一、充滿算計的多層次關係世界所汙染的純真性格。

被歸類為「怪異型」孩子的行為，根據的也是其想法或思

考模式。只要了解其中道理，說不定就會浮現「原來如此！」的想法。雖然容易引發混亂，但也會發現這些孩子擁有特殊且多樣化的感官世界或奇幻想法。親眼目睹這些孩子因無法融入社會吃盡苦頭的一面，或許就會有那麼一瞬間，能感受到這些孩子付出了多少努力（即便也因此遭到池魚之殃）。

雖然會引發不少糾紛、製造很多麻煩，造成老師維持班級秩序上很大的困擾。換個角度來看，還是有不少優點的。若能抱著「這孩子還蠻有趣的嘛！」的親近感，也讓孩子們感受到這點，就能建立起彼此間的情感。

孩子們身上都帶著纖細敏銳的天線，能接受到對方對自己的親近感等，情緒上的變化。這是因為孩子處在一個意義與感官相去不遠，相當仰賴感覺性的認知世界裡。可以靠感覺來感應這一切。

雖然這與霍布森主張的「自閉症兒童無法讀取他人感情」有所矛盾，但霍布森的實驗是將感情定義為「憤怒」、「悲傷」等社會性意義，來調查將其概念對象化後的認知能力。這並非 B ～ C 領域的孩子擅長的領域，因此會透過進入語言（概念）階段前，類似直覺的東西，敏銳地掌握眼前對象的情緒與氛圍。

因親近感促成其連結，讓孩子開始尋求與他人的交流，內心也因此起了變化。

可利用孩子的喜好，讓雙方可分享各種體驗的時間與場域融入學校生活中。久而久之，就能轉化為更了解這個孩子的時間與場域。

雙方都努力做出非單向的互動，也可以適時加入一些玩興（playfulness）。擁有與他人互動能力的孩子，可以透過與同儕間的遊戲體驗到這樣的交流，藉此達到成長的效果。但這對自閉症的孩子來說簡直是天方夜譚，因此大人必須給予適當的協助。沒有任何與他人親密交流的體驗，就無法培養出所謂的社會性。這就等同於第 315 頁（1）所說的感情。

具體互動──規範的入口

學校是由各式各樣的規範組成的。沒有規則的話，就無法維持班級秩序。透過遵守學校規矩這件事，也能培養孩子自我控制的能力。這就是第 315 頁（2）所說的規範。

C 領域的孩子容易在此階段受挫的原因如下：

（a）無法將大人的意志轉化為自己的意志。
（b）與其模仿他人，選擇堅持自己的想法或判斷。遵守的規範都是「自己心中的規則」（看在旁人眼中就是「固執」）。
（c）因關係發展遲緩，導致自我控制力較弱（容易衝動）。

以（1）的親密連結為基礎，在遵守規則這件事上遇到瓶頸時，可以個別、具體的方式反覆跟孩子說明（「你「應該這麼做」的抽象說明是行不通的。因為，孩子都還處在具體操作期）。因此，透過親密關係讓孩子接受老師的想法，若其思考邏輯能說服孩子的話，他們就會把這些規則當成是自己的東西。自我控制力的培養，也是要一邊溝通一邊嘗試錯誤。因為孩子還沒學會情緒一來時可以用語言與他人分享這件事，而這也是造成

孩子透過衝動行為來打破規則的理由之一。因此，透過諮詢來增加語言互動這個動作，也會帶來很大的幫助。若能遵守周遭的一切規則，努力學習自我控制的話，就表示這孩子已經朝所謂的社會人跨出一大步了。

應該要「安靜」到什麼程度呢？

例3　下課時間，有幾個女同學站在走廊聊天，三郎突然闖進來瞎鬧。雙方因此起了爭執，三郎甚至還出手打人。女同學們氣呼呼地說：「我們又沒對三郎幹嘛！」在旁邊目擊一切的同學們也說：「三郎好奇怪喔！」此時，孤立無援的三郎越來越激動。先讓三郎一個人靜一靜之後，再慢慢問他到底是怎麼一回事。三郎的解釋是：「早上開班會時，不是說好『在走廊要保持安靜』的嗎？牆上也有標語啊！我只是去提醒她們，但她們都不理我，還繼續講得很大聲……。」

雖然規定「在走廊要保持安靜」，不能大聲喧嘩，但只是站著聊聊天並沒有什麼太大問題。不過，幾個同學聚在一起越講越大聲的話，又算不算是違反規定呢？分界線到底該畫在哪呢？所謂的規則，經常會出現這種模糊不清的灰色地帶。再加上，我們生活的世界中充滿了表面上的規則或是大家心照不宣的默契。就像有時候我們不能單以字面上的意思來解釋，社會規範也並非全然照著這套規則走。這些孩子之所以會對規則無所適從，除了前頁所說的（a）～（c）外，還要加上（d）的「日常規範會隨當時的情況與場合而有所調整。因此，並不是通通都要照規則來」。這樣的認知對 C 領域的孩子來說，是很大的瓶頸。

面對模糊不清的規則，不止是理解條文，還要使用社會性參照與調控自己觀察周遭並配合他人的能力，盡可能的了解規範的要求及容許範圍。若是這樣的能力不足，則很可能引起像前頁例 3 的例子。

4　青春期的支援協助

個人差異逐漸拉大

進入青春期後，自閉症類群障礙的幅度隨之增大。即便是同為 C 領域的孩子，每個人的差異會逐漸擴大，再也無法一概而論。先天性格或生活環境中的種種差異，都取決於前述的嬰兒期開始的支援協助是否有所成效。過去這段期間遇到的人事物，也扮演了關鍵性的角色。就智能來說，此一階段也進入了形式操作期。與此能力有關的範疇（比如數學等），我們可以看到在某方面具有高度天分的孩子，也會出現不擅長念書的孩子。後者有時也會呈現出一種學習障礙（第 12 章－ 1、2）的現象。

與他人交流的能力，會變得比學齡期更好。雖然有程度上的落差，但交朋友或跟朋友間的互動會變得更加主動。就結果來看，有些孩子會因為自己熱衷的興趣，交到志同道合的好朋友，也有些孩子因為不擅長或缺乏與他人互動的能力，因此在交朋友這件事上飽受挫折，甚至也有跟周遭格格不入而無法融入（被排擠）的孩子。若還處於兩人關係的階段，在一對一的情況下是還好。但如果是三、四人的小團體，很多自閉症的孩子就變得無所適從。

如何看待異性問題？

進入青春期後，異性問題就會浮現出來。大多數的情況都是「因關係發展尚未達到青春期（佛洛伊德將其稱為性器期）」的水準，因此很少發展到戀愛階段。反而會對比自己小的異性有興趣，但這往往會引來不少糾紛。

例　高一的太郎上課時老是偷看花子，一下課就繞著花子團團轉。就算花子覺得煩，太郎還是死纏不放。

單就太郎的行為來看，一定會被當成是性騷擾或跟蹤狂。不過，其本質就像是偷偷在意班上的可愛女同學或是憧憬漂亮大姊姊的小學男生，一有機會就會不經意地想靠近對方，其動機根本算不上是什麼性騷擾。一般來說，對異性的好奇心，從兒童期（潛伏期）開始就會出現，但太郎卻等到念高中才開始萌芽。問題是已經是高中生的太郎，卻還不懂面對異性時該遵守的社會禮儀。讓太郎對異性的關心，反而變成了社會大眾眼中的問題行為。

如上所述，C領域的孩子進入青春期後，關係能力有所成長。彷彿是要追回過去落後的進度般，努力尋求與他人的互動，卻面臨種種困難。這也讓他們開始反思這樣的自己，並意識到這些困難帶來的煩惱。為什麼自己就是做不好？為什麼自己會這樣？自己好像跟身邊的人不太一樣……？

C領域的孩子，從青春期邁向成人期的過程中，常常會意識到這樣的煩惱。學會面對自己的「煩惱」，其實並不是件壞事。

風險條件

但是，若出現下述情況，就有超過一般認知煩惱程度的精神失調風險。

(a) 一直以來都缺乏與他人的互動，因而形成了極度孤立的性格。面對與他人互動所造成的壓力，卻找不到任何支撐自己的能力時。

(b) 陷在曾經（小學時代等）體驗到的疏離感、被害感，又與現在面臨的煩惱相互連動，過去痛苦的一切重現眼前時。

(c) 感官、知覺面臨極大困難，光這些就已經應付不過來時。

(d) 目前所處環境狀況對本人來說相當嚴峻時。

若遭遇上述情況，孩子可能會抗拒上學、窩在家裡足不出戶、出現抑鬱狀態，甚至有可能已經打開了通往精神失調、精神疾病的大門。發展早期就具有一貫性的照護與支援之所以重要，就是為了防範未然，避免發生上述情況。

要找到諮商對象

「自己為什麼會這樣？」的不協調、不安全感，在開始發展與社會或他人的關係的青春期時，是每個人都會碰到的煩惱，也被視為確立自身認同感時最常見的煩惱。即便是 C 領域的孩子，還是能將它看成是青春期常見的煩惱並加以克服的話，是最好不過的。

一般來說，把這樣的煩惱埋在內心深處，不會輕易說出口

或找人商量，正是青春期少年少女的特徵。咬著牙跨過這一關後，就能跨入成熟大人的階段。話雖如此，對這些孩子來說，不可或缺的是可以聆聽自己煩惱、給自己建議的人。若找不到這樣的人，就很難跨過這一關。

重新思考所謂的「診斷」

從剛剛提到的「自己為什麼會這樣？」這個問題，會重新衍生出「診斷」的問題。

對本人來說，診斷只是給自己的「體驗」取個名字（並不是給「自己」取名）。取名的意義，前面就已經說明過了（請參考第3章－6）。自己的體驗具有某種程度的普遍性，並沒有所謂的特定性。至於這樣的體驗具有哪些特性，社會上已經累積了諸多見解，也已經有了該如何處理的經驗與SOP。因此，可以藉由這些線索來摸索出自己專屬的生活模式。若能跟本人與身邊的人共享上述的「診斷」，不僅能解決這些孩子們在青春期時面臨的種種煩惱，還能幫助他們在未來的人生做出選擇（就業等）。

. . . .

希望大家不要把這理解成語帶威脅的「障礙告知」。大家不覺得「告知」一詞中隱含著專家學者的權威主義嗎？我也不想讓大家將「專家『告知』障礙，本人及其家人只能乖乖『接受』」這件事視為理所當然。更不希望大家將障礙名稱直接跟「自我認同」畫上等號。
精神醫學的診斷，並不是依近代醫學方法做出的診斷，充其量只是那位醫師做出的診斷。真要追根究柢的話，其實也沒什麼大不了的。事

實上，這幾十年來，自閉症的相關學說或診斷標準隨時都在變。今後又會有什麼樣的變化呢？專家學者應該更加謙卑地來思考這些問題。不過，就算是沒什麼大不了的診斷，但只要能找出能與此連結的經驗或 SOP，讓這些孩子能順利融入這個社會的話，這些診斷也未必毫無意義。

....

5　現代社會與自閉症類群障礙的增加

為何會急速增加？

90 年代開始，發展障礙、尤其是自閉症患者持續增加，呈現出一種發展障礙風潮的現象。若多因子遺傳帶來的自然個體差異是造成自閉症類群障礙的關鍵因素，「從某個年代開始，發生率急速上升」的現象，其實是很難想像的。

患者人數的增加是因為 80 年代英美精神醫學界重新發現亞斯伯格症，讓原本以 B 領域診斷為中心的診斷範圍拓展到 C 領域。若前面提到的★ 26（第 273 頁）的分布趨勢正確無誤的話，因為超過一半以上的自閉症類群障礙都屬於 C 領域，人數暴漲這件事在理論上也是說得通的（成為人數倍增的佐證）。並非自閉症類群整體人數增加，增加的幾乎都是 C 領域。

....

雖然沒有確實的統計數據，但肯納一開始報告的典型重度自閉症（B 領域中心群）的確有顯著減少的跡象。少子化讓父母更加重視育兒，甚至是及早發現異常，都能避免其惡化成超乎想像的重症。就整體來

說，呈現出的多為輕症，才會給社會大眾帶來自閉症類群障礙大幅增加的印象。

....

　　就日本的情況來看，60 年代開始亞斯伯格症就已廣為人知，也列入診斷範疇。因此，單靠診斷範圍的擴大是無法解釋為什麼患者人數會暴增。C 領域的患者自古以來就已存在，但或許過去的生活環境沒有現在嚴苛（當然也有因此感到痛苦的人，即便有一部分的人已經被診斷為亞斯伯格症也有接受治療）。

　　90 年代後，並不是病患「人數」增加，但這些人「活得很痛苦」的程度增加了。因此，為因應診斷範圍的擴大，臨床的場域也開始增加。發展遲緩的人，較難適應環境的種種變化。對這些人來說，這時期出現的社會構造巨大變化，或許讓生活環境突然變成了一種負擔。接下來，就要來聊聊這個變化。

....

　　要正確掌握發生率是否增加，有其難度。比方說，就有現代社會晚婚現象帶來的高齡生產（不只是母親，連父親也高齡化）成為危險因子，也就是生理性的負荷條件（不限自閉症），導致生出身心障礙兒童機率增加的說法。

　　現代醫學技術進步讓早產兒、體重過輕的嬰兒保住一命雖是件好事，但未足月生產也會成為負荷條件，就結果來看，也因此造成了身心障礙兒童人數的增加。假設真有上述現象的話，相較於過去的發生率，存在特殊意義的加乘狀況又有多少呢？相反地，或許也有進入現代後才得以減少的危險因子。針對此點，可能需要更進一步的調查與探討。

....

產業結構變化——
三級產業占比達 70% 以上所代表的意義

　　打造社會結構的大框架，是維持人們生活基本盤的產業結構。就先來看看日本各產業就業人口的變化（★ 27）吧！

　　50 年代為止，大多數的日本人從事的都是一級產業（農林水產業），顯現出日本長久以來都以農業立國的事實。不過，進入 60 年代後，日本從事一級產業與二級產業（工業、製造業）的人口比例出現逆轉，一級產業人口急速減少。這是因為日本在 60 年代時推動高度經濟成長政策，讓日本由農業國家搖身一變成為工業大國，而這也讓日本得以脫離貧窮。

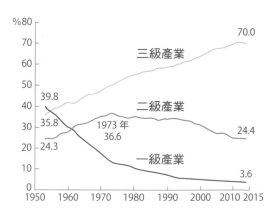

★ 27：各產業就業人口變遷圖

註 1953 ～ 2014 年的歷年統計。因有產業不詳的就業人口，
因此構成比例加總，不見得剛好是 100%。
資料來源：出自日本厚勞省的勞動力調查資料

但 1975 年時，一路成長的工業人口到達最高峰，80 年代後便逐年減少。相較於此，三級產業（商業、服務業）的就業人口逐年增加，比 1975 年足足成長了 50%，2015 年時甚至高達 70%。商業、服務業，也就是所謂的消費產業儼然成為日本的基礎產業，而這樣的社會也被稱為高度消費社會。這樣的變化又帶來了什麼樣的影響呢？

....

　　對兒童精神醫學來說，70 年代是一個重大的過渡期、轉捩點。以在此之前逐年減少的中小學生長期曠課率為例，也是從 1975 年開始增加，往後更是有增無減。過去罕見的青春期飲食障礙也出現於 70 年代後半，進入 80 年代後，已成為極為普遍的疾病。另一方面，60 年代前，一年約 300 ～ 400 件的青少年殺人事件，進入 70 年代後快速減少，1975 年甚至少於 100 件，青少年犯罪大幅減少。

....

以「自然」與「物質」為生的年代

　　一級產業，是以種稻捕魚等，「自然」資源為生的勞動。二級產業是以製造機械、蓋大樓等「物質」為生的勞動。而三級產業則是以購買商品、服務的「人」為主的勞動。

　　仰賴自然資源的勞動，並不是看著黑板來學習辨識性的「知識」，而是透過實際體驗，用自己的身體來習得認知、感官方面的「直覺」。不擅長與他人對話也罷，只要能與大自然對話就好了。C 領域的人們就具備這些豐富的感官能力。另外，就算不擅長交際，只要在山上、田裡或海中默默工作，就能成為

受到社會認可的勤奮有能之人。

　　以「物質」為生的工作，對 C 領域的人來說更是得心應手。縱使看起來冷淡又固執，但只要「工作能力好」就會得到匠人的高評價。因為這些都是追求極致的匠人該具備的性格，不會有人把它當成問題。專業技術人員或技藝純熟的工匠，都有讓他們盡情發揮的領域。相關評價取決於他們的高超技術，而不是交際能力。雖然不懂人情世故但卻獨具創意。別人不感興趣的玩意，卻能全心投入，絲毫不受周遭影響，最後獲得卓越成果的人也不在少數。一肩扛起日本 60 年代經濟高度成長的高超技術能力，或許背後就有這麼一群人的努力。

　　社會主流為上述產業結構的時代裡，C 領域的人們可將自己的個性轉化為「天分」、「才能」。無論是一級產業或二級產業，勞動所需要的條件就是這些高度「生產性」以及支撐它的「勤奮」，而不是高度「社會性」。擅長察言觀色，是種不出稻米，也沒辦法製造出汽車的。這其中應該有很多因為人際關係的失敗、感官知覺的混亂、無法控制本身衝動而感到困擾的人。不過，只要在社會上找到自己的容身之處，自己的存在價值獲得肯定，就能將上述的煩惱控制在一定程度，盡量減少出現過度失調的人吧。生而為人，只要活著都會有自己的煩惱。不過，大多不會超出其定義的範圍內，因此在這個時代中，不管是本人還是身邊的人，都不認為要將這些冠上「障礙」這個名字。

在「社會性」的時代——
以「人」為對象的工作又具備哪些條件呢？

　　三級產業是以人（人類的欲望）為對象，藉此產生消費的

勞動方式。因此,必須敏銳地觀察每個人需要什麼(或不需要什麼)?並巧妙地誘發出每個人的渴求或欲望,提供讓人感到舒適的高品質服務,別讓客人感到厭惡。這些都需要心理層面的交際手腕。因此,三級產業追求的勞動條件並非「生產性」而是「社會性」,並將其視為最高價值。不過,這卻是自閉症類群障礙的人最不擅長的部分。

　　★27(第325頁)已經顯示出自從進入以三級產業為主的高度消費社會後,C領域人們適合的工作項目急速減少。更何況,當整體就業人口的6～7成都集中於三級產業時,其勞動價值觀也會影響到一級產業及二級產業。無論哪種職業,「只要工作能力好就好」的時代已經結束了。

　　這樣的現象不僅限於工作場域,現代社會所到之處都開始講究所謂的「社會性」。日本的基礎產業還停留在一級、二級產業時,「勤奮」就是唯一的工作倫理,甚至是社會倫理,但現在取而代之的是「社會性」的倫理(規範)。是否擁有「社會性」,也成為評價一個人的標準。

　　每個人都活在這種評價標準中,這對C領域的人來說,是極大的負擔。就實際情況來看,找工作時筆試成績名列前茅,面試時卻被刷掉的情況時有所聞。這是因為面試時的考核標準就是「社會性」。如此一來,不僅造成了生計上的困難,也象徵了他們失去了社會立足之地,以及只要在某處認真工作就能獲得周遭肯定的場域。

‧‧‧‧‧‧‧‧‧‧‧‧

　　不過,這裡提到的「社會性」著重的是體諒他人與跟他人之間的協調性,而非公益性(公眾意識)。在與周遭的人或有直接接觸的人的關

係中，會顧慮到對方的感受，了解與他人相處的分際，不給人添麻煩或造成對方的不適，並與朋友相處融洽，就是這裡所說的「社會性」。就此意義來看，（即便擁有高明的交際手腕），應該也只是侷限於極為狹隘的關係世界裡的「社會性」。隨著將視野拓展到親朋好友、公司同事等具體他人以外的抽象他者，就能帶來具有「公益性」的社會性，不過這正是他們所欠缺的。

. . . .

「才能」變成「障礙特質」──被排擠的人們

　　價值觀、倫理觀的普及，讓 C 領域的人縱使擁有一身才能，但卻動不動就被排擠。這也會讓他們變得「難以生存」，也開始被冠上 80 年代出現的「亞斯伯格症」、「發展遲緩」等診斷名稱。

　　因此，讓過去被視為「才能」的優點變成了「障礙特質」。「成人發展遲緩」的問題從此時開始受到矚目，也是理所當然的。這恐怕是 90 年代以後快速增加的社會背景吧。

. . . .

在將「勤奮」視為社會倫理的年代，尤其是達到經濟高度成長的 60 年代末期到 70 年代，因為過度追求此一倫理造成失調，導致憂鬱症病患大量增加（請參考第 17 章－ 1）。當時的精神醫學所扮演的角色，是將這種憂鬱症稱為「腦部疾病」，而不是「偷懶不想上班」，藉此協助患者擺脫所謂的勤奮壓力。與上述情況相同，在以「社會性」為社會倫理的時代，精神醫學扮演的角色變成了將這些因為被排除在外而出現失調問題的 C 領域人們，定義為自閉症類群障礙（亞斯伯格症）的「腦部障礙」，絕對不是因為「鬧脾氣而故意與其他人作對」，藉此協助患者擺脫所謂的社會性壓力。

. . . .

孩子的世界也從「勤奮」轉化為「社會性」

這些社會變化都是因為產業結構（勞動結構）改變，為成人世界帶來價值觀及倫理觀上的變化。不過，這樣的現象也反映在孩子的世界。這是因為孩子都是以大人為借鏡，一步步走上社會化的道路。

前面已經提到，發展遲緩的孩子容易在學校的同儕團體裡顯得格格不入。不過，「勤奮」＝美德的 70 年代初期為止，孩子們都擁有「一定要認真念書」的共同價值觀。雖然不可能每個孩子都那麼認真，（正因如此）讓人更加重視那些努力用功且成績優異的孩子。因此，只要認真讀書，就算多少無法融入學校的小圈圈也無所謂。高智商的 C 領域孩子，就是藉此獲得周遭的肯定與支持。

再加上，當時「社會性」尚未成為普遍認知的規範、價值觀，小朋友之間的相處模式，比現在更加輕鬆自在。孩子間的爭執、無法融入更是家常便飯，不過即便稍微遭到冷落，也不會像現在如此明顯。那是一個大人對小孩抱著「小孩子就愛異想天開」、「小朋友就是愛瞎胡鬧」等等觀念的時代，而這樣「才像小孩子」啊！

70 年代後半逐年增加的拒絕上學（長期曠課）就是其徵兆。到了 80～90 年代，學童裡已經沒有所謂的「勤奮」倫理（因為成人社會也幾乎消失殆盡），而是轉換為「社會性」倫理觀念。要怎樣才不會遭到同儕排擠？要如何經營與同儕間的友情？或者是該怎麼做才不會被孤立？這些都變成了孩子們最在意的問題。

與此同時，C 領域的孩子在同儕團體就開始顯得突兀（請參考第 16 章－ 11）。

「社會性」有其盲點

　　就實際情況來看，要求還在學習社會化的孩子遵守社會倫理這件事，其實藏了一個很大的盲點。這也讓現代的孩子容易對同儕團體造成某些心理負擔，若轉化為團體性病態行為，就是現在的「霸凌」行為了（請參考第16章－11、12、13）。「社會性」倫理之所以會演變成霸凌問題，就是因為此一「社會性」是尚未擴大成公益性（公眾意義）的狹隘性格。

　　如此一來，與成人世界連動的兒童世界，也起了很大的變化。以C領域為中心的自閉症類群障礙孩子，就變得容易遭到同學排擠。因此，如何減輕這個現代孩童都可能面臨的心理負擔，就成為極為重要的課題。

．．．．．．．．．．．．

　　希望能儘早發現具有關係發展遲緩風險的兒童，並且儘可能在發展早期階段（如前所述）就持續提供協助。不過，在這個強烈要求每個人都要具備「社會性」的社會裡，一味期待孩子以自己的方式努力，並等待他們順利長大成人，其實是很艱辛的。

　　或許因此才會出現能加強這些孩子「社會性」能力的照護、訓練方式的想法。不過，要補足這些有所欠缺的先天能力，相當不容易。「社會性」真的有好到非得做到這種程度不可嗎？我們生活的社會是不是對人際關係太過敏感，才會因此變成讓人覺得難以生存的世界呢？這些負擔引發的精神失調，絕對不在少數。打造出一個更加寬容開明的社會，不只是為了這些自閉症的孩子，更是為了我們這些大人。

．．．．．．．．．．．．

第 12 章

局部性的發展遲緩

接下來要討論的並非發展遲緩的整體狀況，而是某些特定發展領域的顯著遲緩，包括學習障礙及 ADHD。

哪些算「整體」？哪些算「局部」？的確沒有一條明確的分界線。整體和局部是有相關的。前述已經提過的智能障礙、自閉症類群障礙、學習障礙、ADHD 等症狀都是相互影響、連結的，至少在僅能看到症狀（行為）程度的狀況下，是無法在此之間劃出一條明確的交界線（請參考第 9 章－ 1）。接下來，將透過上述事實狀況，來討論這些發展障礙。

1　什麼是學習障礙？

須注意用語的混淆

為了獲得某種特定能力的單一遲緩現象從以前就為人所知，在精神醫學上稱之為「特定性發展障礙（specific developmental disorders）」。「學習障礙（learning disorder）」的概念也是從其中衍生而來。

需留意的是「學習障礙」這個單字，是來自不同的兩個英文單字。一個是 learning disorder，另一個則是 learning disability。兩個單字皆譯為「學習障礙」，縮寫也同為「LD」，因此很容易被相提並論，招致混淆。前者是幾乎等同於特定性發展障礙的醫學概念，後者則是更廣泛的教育概念，內容有些不同。我們來回顧一下研究的歷程。

- 審定註：disorder 指的是和 normal 相反或不相同的狀態，但不一定會造成生活中或學習上所謂的障礙。disability 則是指個體的功能上的限制或問題已經造成「障礙」（The National Center for Biotechnology, USA）。

大腦病理學的方法

進入現代社會，開始推動公民教育後，發現有一定比例的孩子就算再認真也跟不上進度的情況，從中便衍生出智能障礙（精神遲緩）的概念。但後來又發現了智能發展正常，但語言發展大幅落後的孩子、閱讀困難不會書寫的孩子或是不會算數的孩子等等。

研究這個問題的神經內科醫生歐頓（Orton）寫了一本名為《孩子讀、寫、口說的問題（Reading, Writing and Speech Problems of Children）》（1937）的書。書裡將身體、精神、情緒完全沒問題，卻還是出現某些特定能力遲緩的情況，分為以下 6 種。

（1）發展性失讀症・・・・・・閱讀學習的遲緩
（2）發展性失寫症・・・・・・書寫學習的遲緩

（3）接受型失語症‧‧‧‧‧‧‧語言理解的遲緩

（4）發展性表達型失語症‧‧‧‧語言表達的遲緩

（5）發展性口語失用症‧‧‧‧‧極度的不協調

（6）兒童期的真性口吃

　　除了最後的（6）外，此後皆統稱為「特定性發展障礙」，也幾乎囊括了所有障礙。

　　19世紀的大腦病理學發現因腦內特定部位受到局部損傷而失去（僅）該部分所負責的精神能力（請參考第2章－4）。歐頓提出了（1）失讀症（2）失寫症（3）接受型失語症（感覺失語、韋尼克氏失語）（4）表達型失語症（運動失語、布洛卡失語）（5）失用症等症狀並提出相關對策。依照其理論，這些孩子的問題似乎就可以透過負責該能力的大腦局部先天障礙來說明。（比方說，歐頓的（3）接受型失語症是韋尼克區，（4）表達性運動失語症則是由於布洛卡區的先天性障礙等等）。

　　但是，實際上並非如此單純，就算檢查了孩子的腦部，也找不到如同成人般的大腦局部病徵。失去原本獲得的能力與獲得能力的過程，出現遲緩的現象是不同的。

　　歐頓認為這些現象都是由於腦部成長的發展遲緩，控制視覺、聽覺、運動的左右腦機能分化（職責分擔）的成長不順遂而引起的。

　　以上就是此一問題的醫學研究起源之一。

從腦部損傷研究到 MBD 概念

還有另一個醫學研究的流派，即是源自於神經精神醫學家史特勞斯（Strauss）《腦部損傷兒童的精神病理與教育（Psychopathology and Education of Brain Injured Child）》（1943）。

在第二次世界大戰中，有許多士兵腦部受到外傷，由大腦病理學者歌德斯坦（Goldstein）進行了腦部損傷的研究。曾學習過其研究成果的史特勞斯找出了腦部損傷的孩子容易情緒不穩定、也有敏感性、衝動、好動、容易不專心等徵狀（史特勞斯症候群），並開始著手打造適合這些孩子的特殊教育環境（抑制過度刺激的教室等）或教育技術，是提供非智能障礙的兒童特別支援協助教育的先驅。

上述因腦部外傷、腦炎後遺症導致腦部損傷的孩子，針對其行為研究與教育支援協助就是其起點。不過，最後的研究方向卻轉向，出現如此行為特徵的孩子一定有腦部損傷症狀的研究。根據帕薩馬尼克（Pasamanick）所提出的「輕微腦部損傷（minimal brain damage；MBD）」概念（1959）。內容講述的是即便進行腦部損傷檢查，卻找不到任何損傷部位，代表隱藏了某種幾乎看不見的輕微（minimal）腦部損傷的障礙。此後，認為稱為「損傷（damage）」有點不太適當，便改以「功能失衡（dysfunction）」一詞來概稱，但思考模式是一致的。以歐頓為首的學者們所找出的學習層面問題，都被認為是由大腦的輕微損傷所造成，因此被歸類為 MBD，並朝此方向進行研究。60 年代是 MBD 研究的高峰期。

來自教育領域的
「學習障礙（learning disability）」概念

　　另一方面，在教育領域中，1963 年美國的教育心理學家科克（Kirk's）提出了「學習障礙（learning disability）」的概念，這也是此一名詞的首次登場。並非智能障礙，也並不是沒有學習欲望，更不是生長或教育環境有什麼問題。不過，讀寫算數等學習卻呈現明顯落後的狀態，科克建議以此名稱代稱。試圖統整出一個教育理念，從中找出相關教育對策並加以實踐。從囊括了情緒不穩定、敏感、好動、衝動、學習困難等的 MBD 概念，將教育領域裡重要的學習問題分門別類各自獨立。因此，美國制定了包含學習障礙（learning disability）為協助對象在內的「全體障礙兒童教育法（The Education for All Handicapped Act）」（1975）。

　　70 年代過後，MBD 研究的熱潮逐漸消退。歌德斯坦的研究尚未獲得醫學上的實證，80 年代則進入了不依病因、病理分類的操作型診斷時代，開始將 MBD 概念丟在一旁。不過，從史特勞斯的時代開始便深受矚目的高度好動性或衝動性的孩子，便以「ADHD；缺乏注意力好動性障礙」的名稱來取代 MBD，被納入「發展障礙」的分類之一（後述）。

　　MBD 研究熱潮消退後，「學習障礙（learning disability）」的概念開始受到關注。這可以說是因為以往被混為一談的行為問題被各自獨立，讓「特定學習遲緩」的框架更加明確。而這個框架也逐漸擴展到其他領域，出現了不僅限於語言或讀寫計算，還包括身體運動或社交能力等的「非語言性學習障礙」概念（現在因被認為是發展性協調障礙（developmental coordination disorder）或自閉症類群障礙的別名而不再使用。不過，運動及社交能力是需要學習的想法本身並沒有錯。）

學習障礙（learning disability）從 DSM 開始

在精神醫學中，正如奠定其研究基礎的歐頓所提倡的大腦成熟出現遲緩，主張這些可能都是因為某部分的中樞神經發展遲緩，分別產生了語言障礙、發展性閱讀障礙、發展性書寫障礙、發展性計算障礙等，統稱為「特定性發展障礙」。透過神經心理學（中樞神經系統機制相關心理學）及認知心理學（訊息情報處理相關心理學）來釐清此一架構的研究，時至今日仍蔚為主流。

到了 90 年代，在 DSM–IV（1994）裡，在發展性閱讀障礙、書寫障礙、計算障礙等學術技能發展障礙的「學習障礙（learning disorder）」分類裡，將發展性語言障礙區拿出來，歸類成另一個「溝通障礙」的分類。再把診斷分類裡，寫有「特定性發展障礙」的標籤撕掉。這是醫學概念（正確來說是 DSM 概念）中首次出現「學習障礙（learning disorder）」一詞，日語中的學習障礙因此分為兩類。另外，ICD–10 仍然適用於原本的「特定性發展障礙」。

＊　　＊　　＊

在學術上經過了上述種種曲折後，才走到今天。醫學所定義的「學習障礙（learning disorder）」是扣掉了發展性語言障礙的特定性發展障礙，而教育所定義的「學習障礙（learning disability）」則可定義為雖然沒有智能、欲望、環境等方面的問題，但學習效果不佳的現象。learning disability 當然包含了 learning disorder，不過，也包含了許多其他徵狀。就讓我們從一般角度來思考看看學習狀況不佳的情況吧！

2 學習狀況不佳的辨別方法與支援

　　沒有任何智能遲緩問題，但學習成績就是不理想的學生，班上一定會有只要努力就能做到，但不管他多認真都還是做不到的孩子。這是因為在最基礎的地方摔了一大跤，導致孩子的學習進度逐漸落後，這對父母或老師來說，都是很大的問題。就從這開始吧！學習狀況不佳會出現在何種情況下？又需要哪些支援協助呢？

（1）IQ 在臨界領域的孩子

　　智力測驗的結果，IQ 超過 75 雖然不會被判定為智能障礙，但還是有一定比例的孩子，智商未達平均值的 100（稱為邊緣性智能障礙）。就算其他部分沒問題，但課業成績就是不太好。由於智力測驗的數字取的是眾多擅長與不擅長能力的整體平均值，因此會看到就算 IQ 平均在 75 以上，但算數能力就是比平均低上許多的狀況。還會發生雖然不是特定性發展障礙中的發展性計算障礙（計算障礙），但其它科目都有辦法低空飛過，唯獨算數跟不上的情形。在教育概念裡的學習障礙（learning disabirity）裡，有很多都是屬於邊緣性智能障礙的案例。「得

一步一步花時間慢慢來」，這類針對輕度智能障礙的孩子進行的學習指導方針，就能成為一種支援協助。

（2）C 領域的孩子

被歸類為非智能遲緩的自閉症類群障礙（C 領域）的學童裡，也有聰明但學業成績就是不理想的孩子。每個孩子的原因都有所不同。大部分的孩子上學後，聽到爸媽或老師說：「要認真念書。」又看到身邊同學都在學習，就會開始發憤圖強。但若是 C 領域的孩子，就會看到以下幾種情況。

- 沒有可以說服自己的理論就不想念書的孩子。
- 就算對學習有興趣，但想說與其跟別人學，不如靠自己思考摸索。因此，獨創出自己的一套讀寫方式、算數解法等，這些都會造成其學習效率不佳、內容也變得越來越難，最後一蹶不振。
- 學習分為憑藉智商與興趣就能有所提升的內容，以及若無累積社會體驗或與他人的交流經驗就會停滯不前的內容，而在後者表現極度不理想的孩子。
- 因知覺混亂，覺得待在教室裡很痛苦，上課無法專注或不喜歡抄筆記的孩子。

針對上述 4 類孩子，必須提供搭配前述自閉症類群障礙的照顧及協助的學業支援（請參考第 11 章）。

（3）ADHD 的孩子

對 ADHD 等注意力無法持續集中的孩子來說，聰明但學習狀況不佳的例子不在少數。漢字會念但不一定會寫。知道計算方法但不一定會解題。書寫或算數問題都需要專注地反覆練習。因為沒辦法做到，才會出現「雖然知道但寫不出來」的情形。要讓孩子明白「學習並不是完全都是不快樂的事」這個道理，也是需要衝動控制能力，但這些孩子這方面的能力也很薄弱。之後會再提到 ADHD 的相關支援協助。

（4）曾有「受虐」經驗的孩子

學區裡有兒少社福機構的學校教師都知道，曾有「受虐」經驗的孩子（並非智力問題，在社福機構的保護下現在應該沒有所謂的環境問題）學業成績不理想的案例不在少數。原因之一就如「第四發展障礙」所說的，都是因為上述（1）～（3）所產生的發展問題，也需要與（1）～（3）相同的支援協助教育。

另一個原因是因為大人給予自己的都是痛苦、不幸的經驗，因此在學業上提出「來！你試試看！」的要求時，有些孩子的身體本能就是想要逃避。因此，與大人建立互信關係，就變成很重要的課題。關於這類孩子，後面會再詳加論述（第 15 章）。

（5）沒有學習欲望的孩子

就定義來看，沒有「學習欲望（動機）」的問題，就會轉化為「學習障礙（learning disability）」的條件。但是，學習欲

望的有無或程度，不一定能客觀認定。

是因為沒有學習欲望才導致導致學習狀況不佳？還是因為成績不好才沒有學習欲望？其實也相當微妙。大致可分為以下三類。

- 只要認真就能拿到好成績，並因此燃起學習欲望的上層。
- 再努力都考不出好成績，也無法燃起學習欲望的下層。
- 位於兩者之間，涵蓋範圍最廣的中間層。

學童的學習欲望就涵蓋在這三層的光譜中。高度成長時代的 70 年代初期為止，除了上層之外，中間層也抱持高度學習欲望認真學習。但是，到了高度消費社會的 70 年代後半之後，這樣的學習欲望開始下降。大多數的中間層開始離認真學習的方向越來越遠（不上學的孩子開始增加的時期）。這並非個別孩子的問題，而是整體社會開始不重視勤奮的價值觀，導致孩子也喪失了要致力於學業的價值觀。學童的學習欲望基準線也開始大幅下滑（第 342 頁★ 28）。

孩子整體的學習欲望基準線較高的時代，就算是有點不太會念書的中間層孩子只要認真學習，都會得到不錯的結果。但若基準線下降，有點不太會念書的孩子動不動就會放棄學習，成績也越來越差。這也是屬於本身智力不符的學習狀況不佳，而這樣的學童更是急速增加。可視為日本聚焦在「學習障礙」上的社會背景之一。

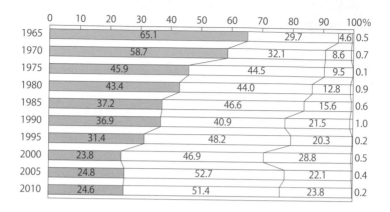

註 從左到右的數值為「想再多學一點」、「現在這樣剛剛好」、「不想再學了」、「無回答」。
摘錄自藤澤市教育文化中心「第十次學習意識調查報告」（藤澤市教育文化中心每 5 年都會以市內公立國中 3 年級學生為調查對象，進行詳細的學習意識調查。上方圖表引用的就是其數據。）

（6）「學習障礙（learning disorder）」的孩子

因為有不符合前述（1）～（5）的基礎學力學習狀況不佳徵狀，才出現了醫學概念上的「學習障礙（learning disorder）」（特定性發展障礙），此一障礙的架構目前尚無法完全釐清。究竟是在認字、寫字、計算等神經心理學、認知心理學的複雜程序裡哪個環節受挫，每個孩子都有所不同。隨著成長逐漸改善乃至更加惡化的個案，其範圍也相當廣泛。

就診斷概念來說，應該（只有）除去（1）～（5）的個案，才屬於「學習障礙（learning disorder）」，但實際上是很難劃分清楚的，也有很多是相互連接或有所關連的情況。因此，進行實際協助時，這些都必須一併列入考量。

關於（6）這一項，也必須下工夫擬訂以認知心理學見解為基礎的學習支援計畫。不要硬逼孩子學習那些自己不擅長的項目，若是閱讀障礙的孩子利用聲音或圖像學習，書寫障礙的孩子則借助打字機，計算障礙的孩子則活用計算機等，像這樣積極使用相關輔助教具，也能達到實質幫助。每個人都會有一兩樣不擅長或不拿手的東西。只是這些孩子剛好不擅長讀寫或計算而已。

3　什麼是 ADHD？

無法自我控制，冷靜不下來的孩子

另一種局部性發展遲緩被 DSM 稱為「注意力不足過動障礙（attention deficithyperactivity disorder，ADHD）」，ICD–10 則稱為「過動症（hyperkinetic disorder）」，其詳細的診斷標準在前面已經介紹過了（第 65 頁）。簡單來說，就是無法自我控制，冷靜不下來的孩子。這些孩子有以下 3 種特徵。

① 注意力無法集中
無法長時間將注意力集中在同一件事情上。就算原本將注意力集中於某處，也會因其他刺激馬上轉移注意力（轉移性很

高），因此容易造成失誤或老是忘東忘西的。

② 過動性

　　靜不下來、沒辦法乖乖站著或坐著、身體某處動個不停（講話講個不停，也是症狀之一）。

③ 衝動性

　　不擅長控制自己的衝動或欲望、容易受到刺激、不看狀況就動作、或無法安靜待著。

　　上述 3 種症狀何者較為明顯，則會呈現個別差異。不論是注意力不佳、過動性或衝動性，都能看出是一種無法控制好自己的症狀。

　　注意力的轉移性、過動性、衝動性，是每個孩子從嬰兒期到幼兒期初期都會出現的情況，可說是在每個發展階段的適應方式（遇到新刺激就會轉移注意力，活力十足地進行探索。為了活下去，會立刻反映自己的衝動或欲望等）。

　　不過，一般來說，在成長的過程中也需要長時間的專注持續或抑制自己的衝動，藉此來提升自我控制能力。若此能力的發展出現大幅落後，就是所謂的 ADHD。

　　就讓我們來回顧相關的研究歷史。這與學習障礙的歷史是相互重疊的。

ADHD 的研究歷程

　　自古以來，就知道有些孩子是靜不下來的。不過，就世俗

眼光來看，「孩子就是靜不下來，動個不停」，沒有把這個問題看得太嚴重。開始推動義務教育，要求孩子要乖乖坐在教室後，才發現這個問題。

一開始被認為是本人的心理或雙親教養的問題，後來才發現是因為腦部外傷或腦炎後遺症造成孩子過度好動，靜不下來。一開始提出此一論點的是英國的小兒科醫生史迪爾（Still）的報告（1902）。1914 年的嗜睡性腦炎大流行，許多孩子都留下了無法冷靜的後遺症。因此，從疫病學的角度確立了與腦部傷害的關連性。

第二次世界大戰後，史特勞斯等學者開始針對腦部受到損傷的孩子的過動性、衝動性等諸多行為特徵進行研究，才得以發展出前述的 MBD 概念。

雖然無法找出任何腦部損傷的部位，但有些孩子的徵狀，的確符合史特勞斯所說的腦部損傷兒童之行為特徵，其原因是因為其中隱藏了某種幾乎看不見的輕微腦部損傷。有段期間，除了靜不下來之外，包括讀寫困難、情緒不穩定，乃至於反社會行為，都直接套用 MBD 概念。

不過，到了 80 年代，精神醫學開始轉向以病症來分類，捨棄了根據假設性病因論的 MBD 概念。之前在 MBD 裡被歸為同類的讀寫計算等學習困難，也因症狀不同，被移到其他分類（學習障礙）。把「注意力集中困難」、「過動性」、「衝動性」這三大症狀歸為一類，並沿用至今。

派醋甲酯（methylphenidate）的效用

　　隨著這樣的研究歷程衍生出來的就是 ADHD。在 DSM–3（1980）中是「注意力缺乏障礙」，在 DSM–4（1994）中則是「注意力缺乏過動性障礙」，在 DSM–5（2013）是「注意力不足過動症」（翻譯有所不同），ICD–10（1993）中則是「過動性障礙」等，診斷名稱或標準雖然有些許的不同，不過基本上都屬於第 343 ～ 344 頁①～③的特徵中。

　　以腦部損傷後遺症研究為源流，有很多研究學者都認為是中樞神經系統的某些物質構造不完整。而派醋甲酯（methylphenidate）這款藥物（常見藥物為利他能）的其特殊效用（有效率約70%），更是其強而有力的證據。（● 審定註：methylphenidate 最常見的商品名為利他能，是一種中樞神經系統興奮劑，被廣泛應用於注意力不足過動症和嗜睡症的治療。）

- - - - - - - - - - - -

「為什麼有效？」的藥理還處於尚未完全釐清的假設階段。因為派醋甲酯（methylphenidate）具交感神經興奮作用，但在 ADHD 裡的興奮程度稍低（若考量到這款藥物會帶來睡意就比較好懂。興奮程度降低，就很難集中注意力或控制衝動）。因此，有一個說法，只要提高興奮程度，就能安靜下來。另有一說是因為派醋甲酯（methylphenidate）可增加神經傳導物質多巴胺，而 ADHD 是因為多巴胺不足導致控制一切行動所需的神經傳導迴路無法順利運作。因此，需要透過藥物來增加多巴胺，增強其控制力等假說。

- - - - - - - - - - - -

4 靜不下來的孩子們

有很多孩子不一定是 ADHD，但就是靜不下來、注意力散漫、無法控制自己的衝動。那麼，又可以分為哪些情況呢？

（1）智能障礙與自閉症類群障礙

因為專注力與衝動控制能力，是透過發展培養出來的。因此，發展遲緩經常會帶來 ADHD 的特徵。智能障礙或自閉症類群障礙的孩子尤多。

特別是在關係發展遲緩的自閉症類群障礙孩子，較難養成衝動控制力，很容易無視周圍，依自己的步調來行動。因此，動不動就會做出符合 ADHD 診斷標準的行為。

在操作型診斷中，若同時符合 ADHD 的診斷標準與自閉症類群障礙的標準時，基本上不會將其判定為 ADHD（●審定註：DSM-IV 是如此；但 DSM-5 已容許兩者並存）。不過，同時被冠上 ADHD 與自閉症類群障礙的個案也不在少數，也有很多無法明確劃分的微妙案例。這可能是因為各種發展遲緩都是相互連動的。就此來看，自閉症與 ADHD 之間說不定也能看出一些連續性的光譜。

（2）不健全養育環境下長大的孩子

在極度不健全的養育環境下長大的孩子裡，也有不少是符合 ADHD 診斷標準的個案。因為沒有透過與養育者的互相交

流來養成衝動控制能力的機會，憤怒、不信任感提高了衝動性後，讓自我控制變得更加困難。之後會有更進一步的論述。

（3）高智商兒童

高智商兒童也會出現可被視為 ADHD 的行為舉止。因為智商高，可以比周遭的人快一步進行獨自判斷並加以行動，讓這些孩子的行動力或活動量高人一等。

> **例** 有人認為湯瑪斯‧愛迪生是 ADHD 患者（也有一說是亞斯伯格症）。這或許是因為他是一個具有超高智商，再加上旺盛的好奇心（探索心）、卓越的活動力及行動力的孩子吧。對事物的好奇心，會讓他隨時轉移注意力，並積極去探索。聞一知十導致上課容易分心不認真聽講。靠別人教，不如自己去嘗試還比較有趣。常常靈光一閃，一想到點子就想馬上試試看。容易單憑自己的智力、想法及判斷就開始行動，拋開一般社會約定俗成的規範，埋首於自己關心的事物而忽略周遭的一切。愛迪生是否曾是這樣的少年，甚至長大成人後也是這樣呢？
>
> 從這樣的行為特徵來看，找出符合診斷基準的部分就是 ADHD。就社會性方面來看，符合其基準的部分則可診斷為是亞斯伯格症。這是僅使用加分法的操作型診斷之特性。但若加上做實驗時所展現出高人一等的專注力或續航力，以及創立公司、管理研究團隊時所展現出的高超社交能力，這些可以減分的項目，是否還能輕易做出如此判斷呢？

（4）腦部疾病後遺症

專注力或自我控制力，也會因適齡發展的孩子罹患某些嚴重腦部疾病所造成的後遺症，而受到影響。這樣的現象就是 ADHD 研究的起點。造成智力下降的情況也不少。再也做不出原本認為是理所當然的行為動作，對這些案例的孩子與父母來說，會造成極大的失落感。這些都是必須多加留意的。

（5）ADHD 的孩子

出現明顯的注意力無法集中、過動、衝動等行為特徵的孩子，除了上述的（1）～（4）以外的個案，就是 ADHD 這點無庸置疑。不過，前面也有說過，就實際情況來說，是很難清楚劃分的。很多個案都是由複合性因素所造成的。這些孩子的問題會出現在幼兒園或學校等社會共同生活的場域，因此提供相關協助也是很重要的。

5　ADHD 的支援協助

服藥須經過本人同意

由於有這些行為特徵，遇到學校等社交場合時，一定會遇到麻煩，因此必須提供相關照護。藥物療法是目前 ADHD 的第一選擇。不過，70% 的有效率，並不代表 10 個人裡有 7 人都是靠藥物治好的。這是包含「稍微有點效用」在內，多少有點效

果的比例達到 7 成。有多少效果也是因人而異。就算有效，也並不代表光靠藥物就能解決。因為所有問題的發生，並非單靠藥理假設的機制。不僅要經過謹慎判斷，使用藥物時也一定要取得本人的同意。

> **例** 太郎從小就是個很好動的孩子，沒有智能發展遲緩的問題，幼兒園也採取自由開放的教育方針，並沒有發生什麼問題。但上小學後，上課時間老是坐不住，身體動來動去，無法專心，也經常忘東忘西。升上 2 年級後，未見改善，在學校的建議下前往醫院就診。

上述這種情況，一般來說都不會以「你得的是名為 ADHD 的病，只要吃藥就會好了」來說明。雖然這對不斷挨罵的孩子來說，聽起來像是「這是因為生病，而不是你的問題」的免責訊息，不過同時也可能為他帶來「因為是生病，我也沒辦法怎樣，就只能乖乖吃藥了！」的無力、被動感。

大多數的孩子就算來到診間也靜下不來，但還是可以暫時乖乖坐在診療椅上，太郎也是如此。跟本人確認了「上課時坐不住」的事實後，有了以下的互動。

> **例** 「你自己也知道吧？」「嗯！」「不過，你現在有好好坐著喔。」「嗯！」「你很厲害喔。那你有試過自己可以乖乖坐多久嗎？要不要現在來試試看呢？」「好！」「那我們來計時吧。沒辦法就不要勉強，但我們來挑戰看看可以乖乖坐多久吧？」
> 就像是玩遊戲般，一邊計時一邊告訴他「10 秒⋯20 秒⋯30 秒⋯1 分鐘，好棒⋯⋯都沒有動耶⋯⋯1 分 30 秒，你好乖喔。」，「很

棒喔！過了 2 分 15 秒，都沒有動耶！」。跟他聊聊動漫或朋友的事之後，告訴他：「我們再來挑戰一次看看吧？」「好！」

確定時間比第一次還長後，可以建議他：「太郎可以讓自己乖乖坐好喔！只要這力量越來越強大，你就能做更多事情，也會過得更快樂喔。我們一起加油，讓自己變得更厲害好嗎？」太郎聽完點了點頭。因為這也需要家人及學校老師的協助，於是問太郎能不能把這件事告訴家人跟老師。「最重要的就是太郎努力想讓自己跟今天一樣的開心，有些藥物是可以幫助你的喔！至於有沒有用，我們一起來試試看吧！」

取得服藥的共識後，還要告訴他：「我們會從少量開始。所以，不要想說沒有立即見效就放棄囉！」「吃了以後要是覺得不舒服或有點擔心的話，不要硬撐可以馬上來找我。」「若太郎的努力慢慢有了成果後，到時可以慢慢減少藥量或拉長無須服用藥物的時間喔。」

支援協助的 3 大重點

藥物說到底只是輔助，最重要的是一點一滴地培養孩子本身的自我控制能力。這樣的支援協助也適用於第 347 頁（1）「智能障礙與自閉症類群障礙」、（2）「在不健全養育環境下長大的孩子」，具有其普遍性。藥物基本上只適用於（5）「ADHD的孩子」。

要如何培養孩子的自我控制力這點，已經在教養與意志發展的單元裡討論過（請參考第 8 章－ 10）。其支援協助有 3 大重點，必須持續累積才得以水到渠成。

① **以細緻的 step by step，累積達成（成功）經驗**

　　沒有爸媽會一開始就要求孩子自己坐在馬桶上尿尿，一開始都是從學習用小馬桶循序漸進。基本上，都是透過「哇！做到了耶！你好棒喔！」，不斷累積成功經驗，讓幼兒學會控制的技巧。

　　以無法乖乖坐在教室裡 45 分鐘的孩子為例，若一開始覺得這孩子可以乖乖坐好的時間為 10 分鐘，就設定為 10 分鐘。只要達到目標，就讓他感受到成功的喜悅，並稍微暫停（休息一會）。設定一個可以達成的目標，讓孩子體驗到成功的滋味，再慢慢把時間拉長，藉此提升其自我控制力。

② **慢慢減少協助次數**

　　並引導他完成目標進行教養練習時，父母會陪在孩子身邊。抱著孩子坐在小馬桶上，一邊說著：「噓噓～噓噓～」一邊從旁協助。透過這樣的助力，讓孩子學會自我控制。

　　無法靠自己集中注意力的孩子，可由輔導員陪同。要是靜不下來的話，就從旁出聲協助等。當孩子的自我控制力有所提升後，就慢慢減少協助的次數。

③ **要注意別讓本人失去了積極態度**

　　自我控制是發自內心的積極作為。「忍耐」、「死撐」都是被動的努力，這些是無法培育孩子的積極態度。這點一定要特別留意。雖然「抑制」（剎車）與「達成」（油門）是控制的兩個輪子，但後者才是重點。對孩子來說，把目標設定為「我們來做○○吧！」而不是「不要做○○喔！」，前者比較容易讓孩子願意去努力，也比較有建設性。

不僅限於改善（消除）過動或注意力集中困難等問題，持續培養孩子本身有興趣或喜歡的事物，不時鼓勵孩子「你成功了耶！」、「你做到了耶！」。藉此協助孩子從日常生活中獲取成功體驗，也是很重要的。如此一來，也能培養孩子主動積極的自我控制力。

　　就此意義來看，左頁②的陪伴輔助最重要的就是幫助孩子體驗「（靠自己的力量）做到了！」的經驗。

　　對出現發展遲緩或障礙病徵的兒童來說，更是少不了同學的幫忙與協助。雖然看起來是很美好的光景，但由同齡孩子來協助培養其積極態度，還是有一定難度（很容易變成被動接受協助或是要對方做的體驗）。這點也是大人必須特別留意的。

　　上述①～③的重點，仔細想想其實沒什麼特別的，都可以說是教育層面的普遍原則。配合每個孩子所具備的能力，花時間不斷持續努力，才能稱得上是所謂的「特別支援協助」。

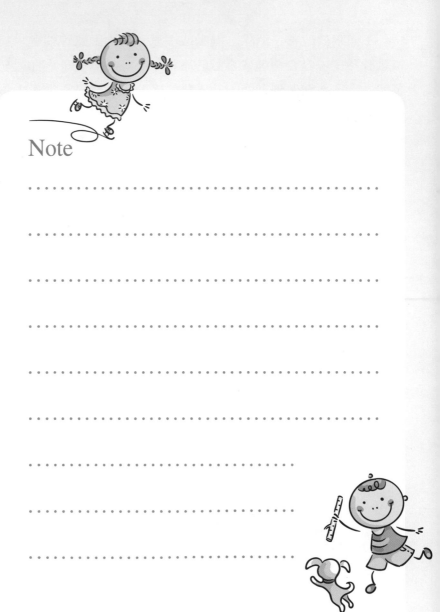

Note

. . . .

. . . .

. . . .

. . . .

. . . .

. . . .

. . . .

. . . .

第 III 部

育兒時面臨的困難
父母、支援者該如何協助？

發展障礙代表的是兒童在成長過程中所遭受到的困難。而接下來，我們將探討養育者（父母）在育兒時，會面臨到的困境以及因此產生的失調。

　　養兒育女並不容易。話雖如此，但由於本書是臨床相關書籍，因此會聚焦於困難處以及容易受阻的部分進行分析探討。希望各位讀者能將這點先銘記在心，再繼續往下閱讀。

　　育兒可以為人生帶來無比的喜悅與歡樂。因此，我們都會將這其實並不容易的行為，視為人生中獨一無二的寶物。

　　最重要的是，孩子本身也具有成長茁壯的力量。如同精神（心智）發展相關單元所述，兒童的成長，需要來自包含養育者以及身旁大人持續不間斷的交流。因此，比起成人具目的性的行動，讓孩子在不知不覺中做出必要行動（伴隨樂趣）更為重要。兒童所擁有的「成長力」或許也可以視為養育者將其「引導出來的力量」。

　　某天，父母會驚訝於孩子在不知不覺中的驚人成長。

- - - - - - - - - - - -

　　每個人都有可能會成為發展遲緩、「成長力」較薄弱孩子的父母。不過，前面已經詳細分析過這些發展遲緩的孩子，依舊努力成長茁壯的樣貌。只要跟這些孩子一起努力，就能轉化為一生無可取代的寶物。

- - - - - - - - - - - -

第 **13** 章

育兒相關問題

在育兒過程中，親子間的感情不可能永遠都一帆風順。父母跟小孩都是人，免不了會產生一些對立或糾紛。不！正因如此，孩子才有辦法長大成人。

　　做父母的，或許會想說為什麼孩子總是無法符合自己的期待呢？不過，對孩子來說，眼前的爸媽跟自己內心所想像的也有很大的落差。這樣想想，不是還蠻公平的嗎？

　　這就跟沒有任何一個人可以成為理想中的自己或是過著自己夢想的人生，但這並不表示自己很沒用或人生全毀的道理一樣。就算自己的育兒技術跟親子關係不像經典名畫那般美好，但也用不著全盤否定。就讓我們以上述論述為前提，試著來思考育兒的困難之處。一定能從中找出育兒過程中，為人父母一定會面臨到的問題以及身處現代社會中被強加在身上的難處。

1　因為是父母一手養育的

強烈的「羈絆」意識

　　育兒是一種跨越時代與社會的、生了小孩的父母親都無法

逃避，最為普遍的文化。這其中又蘊含了什麼意義呢？

　　哺乳動物都是由雙親養育幼仔。人類也屬於哺乳類，也許是根據生物學上的理由。不過，更重要的關鍵是因為人類是高度社會化的共同存在。孩子不只要有生物性的成長，也必須要有社會化的成長。

　　若想在複雜的社會環境中，盡可能習得明辨是非與建立關係的能力，如同我前面多次提及的，就必須跟具備這些能力的大人持續密切交流。因此，相較於其他哺乳類動物，人類的育兒時間更長，也更花心思。這是人類育兒的固有特徵，也可以說，這是育兒並沒有想像中來得輕鬆的原因之一。

　　為了能長時間從事育兒工作，就必須具備對孩子的強烈「關係意識（羈絆認知）」。一般來說，會自然而然將這種關係意識視為理所當然的，就是生下如同自己分身般的孩子的父母吧。這樣的意識更讓身為生物學上的「生育者」的父母，搖身一變成為社會性的「養育者」。若從情緒層面的角度來看，這樣的關係意識就會以名為「情愛」的心理動力呈現出來。

- - - - - - - - - - -

　　這樣的「關係意識」孕育出的力量有 3 種。

　　最直接的就是（1）身體、肉體上的連繫感。這種將孩子當成自己的分身、血脈相連的自然感覺，被佛洛伊德稱為「性愛」、約翰・鮑比稱為「依附」的力量就成為生物學上的基礎。再加上，對活在凡事都有其道理的這個世界的我們來說，（2）以「親子」為名所賦予的社會意義，帶來了所謂的關係意識。我們生活的這個社會中，具備了各種支持此一意識，無論有形無形的機制。為了維持社會（共同體），就必須培養出能扛起未來一片天的孩子。最後是（3）孩子對父母的「感情」，也孕育出深厚的關係意志與親子之間的羈絆。

不僅限於親生父母

換句話說，只要對孩子懷抱強烈的「關係意識」，就算不是生物學上的雙親，也能成為「父母」（養育者）。事實上，人類社會裡也存在著各種「並非仰賴親生父母的育兒」型態。除此之外，就算不是全面取代親生父母的育兒工作，但將一部分交給雙親以外的人來負責的情況也很常見（安親或教育）。

這就跟人類育兒的另一個特徵，左頁也有提到的（2）「賦予社會意義」有關。

對人類來說，育兒並非只是親生父母個人的工作，更與維持繼承社會的共同性、公益性活動息息相關。正因育兒是必須結合社會跟父母的力量，若在現代社會中育兒變成了一件苦差事，就表示社會跟父母的連動出現問題。

2 育兒歷史

先來簡單回溯一下育兒的歷史吧。正因為經歷了這段歷史，才能演變出現代的育兒。古代曾經遇到哪些困難呢？

江戶時代──結合社會眾人之力的育兒

近代的江戶時代，幼兒的脆弱生命是育兒一開始就會面臨到的困難。在社會生產力尚低、生活環境嚴峻、醫療條件也尚未發達的情況下，嬰幼兒的死亡率相當高。正如日本古代諺語「孩子七歲前都是神明的」所說，孩子能否平安長大有時並非

凡人所能控制，只能祈求他健康長大。也因此出現了各式各樣為孩子祈求的習俗。

在不一定能平安長大的情況下，父母只好拼命生小孩。在有八成的勞動人口從事一級產業的情況下，為了生存就必須要全家總動員。如此一來，就得多生一點做為未來的勞動生力軍。相反地，也會因此產生「生太多卻養不起」的矛盾，為了解決這個問題，有人選擇「墮胎」。除此之外，甚至還出現不少「棄嬰」。但比起育兒的困難，更要擔憂的是生活的困窘。雖然江戶時代是沒有戰亂的和平社會，但人們的生活還是受到疾病、饑荒的威脅。

這時代的棄嬰，與其說是放棄育兒的責任跟義務，不如說是被育兒逼到窮途末路的父母，選擇將孩子交給整個社會照顧的不成文默契。以第五代將軍綱吉的治世時代（1680 － 1709）為例，當時就下達了多次禁止棄嬰的命令。或許是因為棄嬰的情況太過頻繁（甚至連松尾芭蕉的《曠野紀行》（1686）都有棄嬰內容），除了遺棄禁令外，發現棄嬰的人要代為照顧或是要由村吏或五人組（江戶時代的農村每五戶要組成一組，類似中國的保甲制）來照顧，或許這才是命令的關鍵所在。甚至還擬定了一個補助負責養育者相關經費的制度。

這個時代也經常會看到去收養窮人家或失去養育者的孩子來當「養子」的情況。當時，不只是孩童，就連大人的小命都難保，所以自幼喪親的孩子也不少，是一個無法保證孩子都能由自己的親生父母養育長大的社會。基於地緣、血緣關係或是身分職業的人際網絡所形成的「社會共同努力」的育兒傾向，比起現代社會更加強烈。養兒育女時會遇到的困難，可以說是以共同社會的型態來相互扶持。當然也會有遭到父母遺棄不幸

喪生的孩子，也會有覬覦養育費，拿到錢之後就不顧孩子死活的人。不可能每件事都如想像般完美。

有一種祈求孩子平安長大的習俗，就是來自「被棄養的孩子才長得大」的傳說，故意拋棄自己的親生骨肉，請撿到的人成為孩子的「養父母」代為收養。這不單純只是一種習俗，而是靠這樣的方式，為孩子找到一些能建立「關係意識」的人，並藉此打造所謂的社會安全網。請其他人幫忙取名字，成為幫自己小孩「命名的父母」，這樣的習俗也是相同的道理。

明治以後──個別化與教育化

明治維新（1867）讓日本邁入近代化社會，江戶時代以前的傳統育兒術也有了重大改變。

最大的改變就是取消了士農工商的身分制度。一直以來，孩子的成長以及未來出路，都取決於雙親所屬的身分職業。相關的共同體制也都是根據此一身分職業所制訂。當時的育兒憑藉的就是這些有形無形的制度，不過，隨著身分制度的瓦解，這樣的制度也隨之崩壞。該如何養兒育女，成為父母個別的任務。雖然說就此解開了種種束縛，讓父母獲得更多自由。不過，也因此增加了育兒的困難度。

或許是受到這樣的影響，明治時代以後家庭育兒書陸續出版。孩童的生命依舊脆弱，再加上受到來自西歐近代醫學書籍有關嬰幼兒照顧相關內容的啟發，讓育兒變成父母親自己的事，讓父母必須自行找出專屬的育兒指南。

問題是與社會毫無交集的育兒，可以說是天方夜譚。1872（明治5）年制訂了學校（國民）教育，學校成為了想立足社

會的重要大門，由知識份子的家庭開始，把育兒與學校教育加以連結。

另外，根據 1898（明治 31）年制定的民法，確立了所謂的家庭制度。戶長（通常是父親）被賦予了家庭扶養義務。自此之後，日本社會正式建立了孩子必須由其雙親於家中撫養長大的概念。雖然這時候還是能看到許多為了繼承家業而成立的「收養關係」，但過去的「養子」社會已不復見。

順便為大家介紹一下明治時代之後的棄嬰情況吧！根據統計，明治時期，一年約有 5000 多件，但明治 30 年代開始減少，40 年代降到 1000 多件，大正時代大幅減少到 1000 件以下。若是因為育兒，被逼到絕境的雙親大幅減少倒也還好，只怕是因為隨著近代化的發展，導致將孩子交給整個社會照顧的不成文默契也跟著消失的結果。從新聞報導的數量來看，會發現取而代之的是明治末期開始的親子自殺案，在大正時代開始增加，進入昭和後更是急速成長（小峰 1934）。雖說不能單憑報導數量妄下定論，但也不能否定有伴隨近代化而來的窮困生活，讓父母選擇跟孩子共赴黃泉而非遺棄的可能性。

日本人的育兒基本概念，在明治時期已經出現雛形，可舉出下述 3 項特徵。

（A）孩子必須由雙親撫養長大的強烈意識。
（B）從共同社會獨立的概念逐漸增強。
（C）與學校教育的密切連結。

上述 3 項特徵在現代社會中更為強化。強化有其理由，且好處多多。不過，也為現代社會的育兒（含精神醫學方面的問題）增加不少困難。

3 現代日本的育兒

嬰幼兒死亡率的驟降

首先，為了讓讀者能簡單爬梳時代變化，想先提供幾個統計數據給大家做參考。★ 29 是嬰幼兒死亡率的變化趨勢，嬰幼兒被殺害數量的變化則如★ 30 所示（因絕對數值較少，故採實數而非百分比）。從長期趨勢來看，可以看出呈現出病死（自然死亡）占比極高，成為犯罪犧牲者或因生計或育兒有困難而殺嬰案件大幅縮減。因此，現代社會可說是最重視孩童生命的時代了。

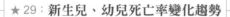

★ 29：**新生兒、幼兒死亡率變化趨勢**

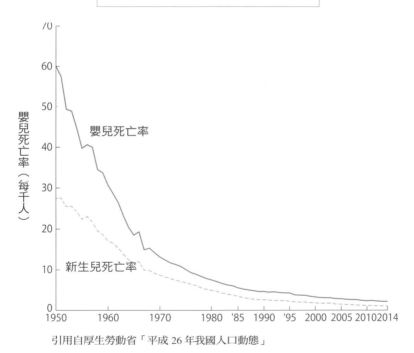

引用自厚生勞動省「平成 26 年我國人口動態」

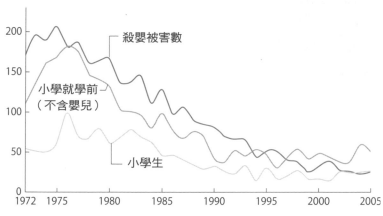

★ 30：孩童被殺害件數變化趨勢

殺嬰被害數

小學就學前
（不含嬰兒）

小學生

資料來源：管賀江留郎「少年犯罪資料庫」

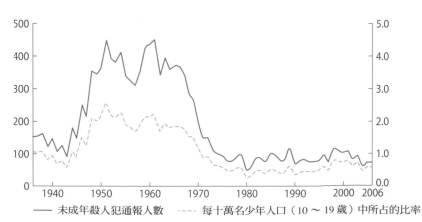

★ 31：少年殺人件數的變化趨勢

—— 未成年殺人犯通報人數　　---- 每十萬名少年人口（10～19 歲）中所占的比率

資料來源：管賀江留郎「少年犯罪資料庫」

少年殺人事件也大幅降低

涉嫌過失犯罪成為殺人加害者的青少年又有怎樣的變化呢？也就是有嚴重暴力與破壞傾向的孩子。其變化如★ 31 所示。

成為加害者的兒童犯罪人數也驟降，就戰前跟戰後的數據來看，現在可說是史上最低。不只殺人，就連其他的重大少年犯罪案件也隨之減少。沒有比現代社會更能讓孩子收起嚴重暴力、破壞傾向平安長大的時代跟社會。誤入歧途的青少年人數顯著下降。這或許受到了日本歷經高度經濟成長期，社會變得更加安定富庶（成年人謀殺案的降幅雖緩但也逐年下降）的影響，讓人可以投注更多心力在育兒上。

上述所列舉的資料，顯示了現代日本的育兒能讓孩子在安全、健全、穩定的環境中成長這個事實。無視此一事實而一味透過早已大幅降低的兒童「犯罪被害與加害」、「虐待致死」，來煽動所謂的育兒危機是不對的。話雖如此，但敏感且過度反應的危機意識，卻逐漸在社會中蔓延開來，讓現代社會的育兒變得更加困難。

戰後的育兒——母子關係的增強與教育志向

日本歷經二次大戰後 60 年代的高度經濟成長，生活與經濟都變得更加寬裕後，大多數的日本父母便開始將這些資源優先投資在孩子身上。隨著育兒是親生父母「個人行為」此一概念的普及，在戰爭這個最大規模的公共事務中，嘗遍人情冷暖的父母輩，便將自己手邊的一切都賭在私人生活的重建上。

民法修訂後，廢除了由父親承擔扶養義務的家父長制，取

代致力於日本戰後復興與高度成長打拼的父親，孩子的扶養責任全都落到母親身上。母子間密不可分的親情—「關係意識」，也隨著經濟成長，讓育兒的意義變得更加重大。

另外，戰後的教育改革也讓國中成為義務教育，塑造出一個 15 歲之前都是被扶養者（也就是孩童）的社會，也因此延長了所謂的兒童期。

又隨著工業成為日本核心產業，出現了需要高度技術人才的需求。高中如雨後春筍般出現（戰前只有一小部分的菁英可以進入高中就讀，學校數量也有限）。曾為高度成長期重要支柱的都市勞動者（受薪階級）們，卻沒有可以留給孩子的財產、讓孩子繼承的家業，甚至傳承給下一代的專門技術，身為父母能給孩子的就只剩下「學歷」而已。因此，大多數家庭的育兒與教育就變得更加緊密。

因為育兒變得更加慎重，與教育的連結變得更加緊密，讓育兒的成本隨之水漲船高。這也讓多生孩子這件事成為不可能的任務。少生一點並用心栽培變成了最基本的育兒模式。高度成長成熟期的 70 年代初期，出生率顯著下降，開始了所謂的少子化時代。

70 年代以後的育兒——兒童精神醫學的轉捩點

如上所述，日本戰後的父母在育兒上傾注精力，孩子們因此獲得最完善的養育照護，也帶來了前述★ 29、★ 30、★ 31 的結果。由此可知，社會整體的育兒觀念全面升級，是一件值得慶幸的事。不過，也為育兒增加不少難度。整體升級也拉高育兒的平均分數，及格標準（符合社會要求的水準）也跟著調升。

高度成長的 60 年代，日本人的生活型態也隨著產業結構有所改變。不時可以聽到專家對「家庭功能的低落」與「親子關係的弱化」帶來的危機發出示警。不過，這些卻是與現實發展背道而馳的認知。原因有二，一是大家已經強烈意識到育兒過程中家庭與親子關係所扮演的角色。二是忽略了育兒標準已經拉高的事實。

高度成長成熟期的 70 年代，大部分的日本國民都抱持著所謂的中產階級意識，也就是抱著可以過著與其他人無異的生活這樣的認知，因而出現了所謂的「一億總中產社會」（● 審定註：60 年代，日本屬於橄欖型的社會結構，中產階級占大多數，故日本自稱「一億人口、一億總中流」。），80 年代開始更進入了以第三次產業（消費產業）為核心的高度消費社會。

如前所述，70 年代成為兒童精神醫學的轉捩點，這是因為社會變遷與育兒方式都有了重大變革。接下來，就從第 362 頁提到的日本育兒三大特徵（A）、（B）、（C）來檢視這些變革吧。

鄰人共同體的消失

首先就從（A）跟（B），也就是育兒是由父母一肩扛起的個人（非社會性）行為與來自共同社會的獨立性，來看看此時出現了何種變化吧？

60 年代為止，被定義為鄰人共同體的近鄰交流成為庶民生活的一部分，附近鄰居彼此都認識，對彼此的家庭構成與職業等也都瞭若指掌。育兒也可以放進近鄰交流的脈絡當中，孩子

們會在區域內自然形成不同年齡的團體（一起玩或吵架），形成累積社會經驗的場域。雖說育兒是父母自行承擔的個人行為，且這樣的概念日漸盛行，但當時日本經濟尚在發展階段，若少了鄰居間的相互扶持，可能就活不下去了吧。亦或者說，或許就是這種網絡的存在暗中支撐了日本經濟的高度成長。

不過，進入 70 年代後，高度成長也進入成熟期，每個人的生活變得富庶後，鄰居間相互扶持的必要性也隨之下降。另一方面，越是近代化的富饒社會，人們的個人意識就越強，也就是一種「我們都是自由個人」的認知。再加上，以提升每個人的欲望、欲求來促進發展的消費產業成為社會中心的話，這樣的個人意識、「我」的認知就會更加擴大。因為這樣的意識變化，讓人開始對鄰居間的來往感到厭煩，甚至覺得共同社會侵犯了個人隱私。這樣的鄰人共同體，先在大都市面臨崩解（比方說，越來越多人家門口不再掛寫有家庭成員的門牌），少子化也導致孩子們的不同年齡團體消失在社區中。

育兒是父母的個人行為

這樣的變化大大強化了育兒裡（A）跟（B）的特徵。育兒也脫離了「社會中兼具公共與共同性的行為」，徹底成為每對父母的個人行為，育兒也變得相當自由自在。父母將愛全部灌注在自己孩子身上，形成了親密的親子關係，並得以藉此用心培養自己的孩子。這樣的親子關係雖然親密，但缺點是育兒完全變成了父母肩上的重責大任，孩子也會因此在共同社會中遭到孤立。因此，若因某些因素削弱了父母的力量，育兒就會瞬間一敗塗地（請參考第 15 章）。

介紹幾個足以象徵現代育兒特徵的事例。

（1）再也看不到在公共場合提醒或斥責別人家小孩做錯事的大人。管教成為父母個人的專屬權利，他人變得難以介入。除此之外，把在自家附近公園或幼兒園玩樂的孩子嬉笑聲視為惱人噪音的大人也增加了。《梁塵秘抄》裡「聽聞孩子嬉戲聲，令我心不禁被觸動」所描述的感性已不復見。這些現象都顯示將孩子當成是「社會資產」（大眾資產）的公共感覺已逐漸淡薄。

（2）若孩子闖了如少年犯罪這類的大禍時，對其雙親的究責與批評，遠勝於追究孩子本人的責任。過去看到這些惡行或少年犯罪時，都會出現「是大環境不好」、「是這個社會的責任」等等的論調，但現在都已經消失無影蹤。對於孩子的脫軌行為，社會（大眾）開始將自己定位為單純的被害者。少年犯罪必須嚴懲的聲浪高漲，也是受到此一想法的影響。

（3）日本出現越來越多不知正確讀音的孩子名。雖說育兒是從為孩子取名開始，但其自由度已高漲到某種程度。原本名字是要讓生活在社會裡的個人用來辨識與相互連結的符碼。雖然屬於社會，但把這個當成專屬特權，隨自己喜好幫小孩取名的父母越來越多。

（4）收養失親孩童的領養制度於戰後制定。不過，登錄數的高峰是 1963 年的 1 萬 9275 戶，其後降至 1975 年的 1 萬 230 戶，1985 年的 8659 戶。高度成長期以後逐年下降。雖然目前日本厚生勞動省（同台灣衛福部）大力推廣領養制度，但 2010 年只剩下 7669 戶，不到 1963 年的一半。

其他還包括懷抱「無論如何都要生下自己的孩子」的心願與得以實現此一願望的生殖醫療技術的蓬勃發展。從「要養的話，就要養自己親生的」這個想法裡，也可以看到日益增強的育兒「私有」化概念。

教育壓力的增加

第二，則是與（C）的教育連結起了哪些變化呢？

高度成長期時，育兒與教育間的連繫沒有絲毫矛盾，完美結合。隨著工業化的發展，在學校裡習得的學術技能、團體規範、勤奮性格等，都能無縫接軌到畢業後的生產勞動。這時代的父母跟小孩都知道上學跟精進學業的重要性。就整體來看，孩子的學習欲望也大幅提升（第 342 頁★ 28）。鄰人共同體大為活躍之際，小學跟國中都能紮根於學區的社群裡，父母都將學校視為可將自家孩子的教育託付於此的重要場域，因而受到極高的尊重。

問題是過了 70 年代，進入 80 年代後，這樣的連結變得窒礙難行。因為這時代是以第三次產業（消費產業）為主力，在學校學到的學術技能、團體規範都無法直接與勞動內容做連結。當高中升學率超過九成（1974 年），就算是高中畢業，也變得沒什麼價值，學業的價值與意義產生動搖。過去將一步一腳印的努力視為重要價值的勤勉倫理也消失了。在這樣的背景之下（原本就很會念書的上流菁英不在此論），孩子們的學習欲望也隨之減低，在校園裡感受到的壓力逐漸增強。

....

「班級脫序」、「校園霸凌」等校園問題頻仍的背後，都隱藏著大多數學生學習欲望低落、勤奮倫理的式微、對校園生活的壓力逐漸加大的因素（請參考第 16 章－ 7、13）。

....

原本是肩負社會化責任的公教育，卻被要求要為個人量身打造

　　育兒的個人化、「私有」化的過程中，愛子心切的父母開始要求公教育提供為個人量身打造的教育服務。出現了必須符合個別父母期待或每位孩子個性的教育，換句話說就是出現了學校教育「客製化」的要求（80 ～ 90 年代，這樣的要求與以此為背景的學校批評甚囂塵上）。不過，透過教導孩子社會共有的知識、技能、規範，賦予孩子團體性的共同體驗，讓孩子成為社會上的一份子（社會人）。換句話說，「社會化」才是公立學校的重大任務。這個任務跟家長的要求之間有所矛盾，又因為鄰人共同體的消失讓學校跟家庭間的友善關係也變得淡薄。如此一來，育兒與教育的連接就變得更加困難。

　　話雖如此，現代社會中幾乎找不到像學校一樣能讓孩子在日常生活中累積社會經驗的場域。因此，抱持如此矛盾與困難的育兒與學校教育，依舊無法切割。

＊　＊　＊

　　現代日本的育兒，就整體而言已經達到超高水準。如同多種統計數據所示，其優點更是不勝枚舉。不過，其中還是隱藏了一些問題，偶爾也會因此衍生出更大的困難與失衡。接下來的章節，將深入探討。

　　本書大致將其分為兩組。育兒的水準之高、用心之深所帶來的副作用為第一組。反之，因為不符合現代常見育兒方式的高水準與用心，而被迫歸類到社會少數派，由此產生的影響則歸到第二組。

第14章

關於育兒困難

就育兒困難來說，看似升級的現代育兒到底出了什麼問題？

　　如第362頁所示，（Ａ）孩子必須由雙親撫養長大的強烈意識與（Ｂ）從共同社會獨立的概念逐漸增強的結果，打造出一個如字面所示「家人之間容不下一粒沙」的關係世界，也更容易形成近距離的親密親子關係（如「朋友般的親子關係」）。

　　不過，人心是很複雜的。有時候會出現與其說親密，但更容易倒向緊密卻充滿束縛的親子關係。所謂的育兒，有時必須對孩子的所作所為睜一隻眼閉一隻眼，有時候也希望孩子不要動不動就頂嘴。這在親子關係中並非由誰主動，多半是一種相互作用。隨著育兒變得更加自由，每個做父母的人都會將個人想法或是對自己孩子的期待與盼望，更加熱切地投注在養育上。這讓育兒成為一件大事，但也可能讓它朝微妙的方向發展。

　　家人之間的「貼心與關懷」、「管教與干涉」，因其分界線模糊曖昧，無法清楚區隔。越傾向後者，越容易帶來充滿束縛的關係，讓人痛苦到不想活。若是不帶任何貼心或關懷的關係，可能會讓孩子心生反抗進而離家出走，這或許是一種「解套」，但也可能會衍生出其它問題。

　　如此微妙的問題，引發了被定義為精神醫學性失調的臨床

案例。上述的育兒變化，於 70 年代末期～ 80 年代初期日益顯著，隨便都能舉出幾個社會問題所造成的心理失調案例。

1 家庭內暴力～繭居族

因太過親密所造成的暴力，難以脫身的陷阱

孩子對父母施暴的「家庭暴力」，在 1980 年代成為重大社會問題。好發於青春期的家庭暴力，在 60 年代之前大多來自於不同世代間相互對立的價值觀或對父母權威的「反抗」。到了現代則是為了擺脫過度親近的親子關係，所呈現出的強烈暴力色彩。其中隱含「為了長大成人，告別原生家庭的心理獨立」這樣的發展課題。

若能順利脫身（達到心理上的獨立）就算成功，但事情的發展不會盡如人意。所謂的親密關係並不只有父母對小孩，孩子也會對父母產生強烈的依附感。因此，原本是為了擺脫父母所產生的家庭暴力，不知何時開始變成了以暴力來束縛父母，讓關係變得更加緊密的行為。無法跟父母劃清界線的親密關係，就以將父母當成「自己手足」般使喚（想到什麼就叫別人去做）的行動加以呈現。

父母雖苦於孩子的暴力行為，卻無法擺脫與自己親生骨肉的密切連結，無法下定決心將孩子逐出家門或自行逃離。因為這樣的相互關係，只要一出現家庭暴力的行為，就宛如掉入陷阱難以脫身。不管是對父母或對本人來說，都是一段讓人感到窒息的親密關係。

大家可能會認為暴力代表的是激烈的攻擊性，但孩子並非生性暴戾、具攻擊性。只有在跟父母相處的時候，才會暴力相待。如前所述的少年重大刑案比率驟減（第 364 頁★ 31），這是高度成長期後出生，在父母的用心呵護下平安長大的孩子，才會出現的特殊暴力行為。

暴力行為弱化，化身繭居族

　　80 年代初期以嚴重家庭暴力樣態呈現出來的精神失調，隨著時代的進步，這樣的暴戾之氣也逐年降低。取而代之的是盡可能不跟家人見到面，把自己鎖在房間裡的全新型態。原本想擺脫跟父母間親密關係的暴力行為，改以非暴力的樣態呈現，或許可以說是「進化」了。但這並不代表暴力行為就此消聲匿跡，目前所謂的「家庭暴力（domestic violence）」代表的已經不再是孩子對父母施暴，而是配偶間或是父母對小孩所施加的暴力。

　　不過，這樣一來，問題反而更容易被「拖延」。一味逃避跟家人的接觸，根本算不上是心理層面的獨立。反而更像是（舉極端一點的例子來比喻的話），就如子宮裡的胎兒完全依附著母體般，根本就無法擺脫巴著父母生活的型態（每天讓爸媽把飯菜送到房門口等）。後來被命名為「繭居族」的這個現象，最先呈現出來的特徵就是為了「斷絕與待在家中的家人一切交流」而選擇躲在房間裡的行動。不過，當 1990 ～ 2000 年代，「繭居族」成了備受矚目的社會問題後，它跟拒絕上學間的關連性也成為社會大眾的焦點，轉化為「為了逃避家庭以外的一切社會交流」，才會做出躲在家裡的行動，這就被稱為「社會性繭居」。

2　飲食障礙

從抗拒女性特徵到對家庭糾葛的反應

　　「飲食障礙」在過去是相當罕見的疾病。70年代後半開始出現零星個案，80年代成了常見疾病。快速增加的原因，來自於疾病樣態產生變化。

　　古代的飲食障礙來自於出生在上流社會，比人早一步擁有近代自我意識（個人意識）的知性且才華洋溢的青春期女性。因為對上流社會根深蒂固的傳統父權文化深感矛盾，而開始選擇不吃不喝。

　　飲食障礙中也隱藏著因為自己身為女性，卻無法一展長才或自我實現所帶來的憤怒與無力感、對屈服於父權家庭的母親抱持的負面情感等。而這些症狀都深藏了「以不吃東西來反抗自己的身體逐漸成為成熟女性」此一事實的心態（拒絕女性特徵、拒絕成熟）。不過，當時要完全符合這些條件的案例有限，就數字來看也不多。

　　80年代以後的飲食障礙，則可視為在過度親密的家庭關係下，產生的微妙內心糾葛所帶來的反應。雖然案例還是女性居多，但與古代不同的是，當時的男性也會出現此一症狀。家人每天都會見到面且互動的地點就是餐桌。家人間的微妙關係，就會展現在餐桌氛圍上，讓較為敏感的青春期孩子因此出現飲食障礙的案例不在少數。因此，若發生吃或不吃的爭執，讓餐桌氣氛變得更加緊繃的話，就會造成惡性循環。

努力克服自我不滿感

不只有與家人之間的情感糾葛。本人抱持某種自我不滿感，因而跟家人產生衝突，這樣的自我不滿感覺因人而異，而因此出現的厭食症狀，跟古代的飲食障礙所呈現的女性抗拒恰好相反，為了擁有纖細柳腰、窈窕體態等完美身材，女性拼命想辦法要控制自己的身體。透過減肥來管理自己的身體，藉此克服自我不滿感的努力裡，蘊含著現代厭食症的本質。

若能順利克服的話，就不會成為出現在醫生面前的案例。不過，事實上並不容易。因為，自我不滿感的根源並非身形。就算達到理想體形，但「這樣就好」的成就感與滿足感維持沒多久，反而會被「哪天又會恢復原狀」的不安所吞噬。只能靠著一味減肥來消除這內心的不安。

其結果會產生過度減肥帶來的半飢餓狀態，經常會造成二次性的身心失調（抑鬱、易怒、焦躁、扭曲的身體意象、身體感覺的混亂等）、失控的暴飲暴食引發的復胖，以及暴飲暴食後的嘔吐，會讓情況變得更加一發不可收拾，失去了原本擁有重要意義的飲食裡蘊含的安心、滿足與喜悅感。自我不滿感越強烈，跟家人之間的情感裂痕就會更加嚴重。

3　問題的背景

因拉近距離所產生的問題

家人間的距離縮短，會孕育出更加濃烈的親密感與情感連

接。不過，也會產生「容易加深彼此間心結」的副作用。正因關係親近，不時出現爭執與僵持不下的情況也是很正常的。獨立育兒削弱了與共同社會的連結，也讓人容易將自己關在以家庭為名的密室關係世界中。

一般來說，只要生活過得越富裕，一個人的慾求（願望）就會隨之高漲，也可以說變得更「個人」化。高漲的個人欲望，不時會造成與他人之間的摩擦。父母對孩子的要求、孩子對父母的要求之間，會出現微妙的摩擦與意見相左的情況。就這樣在容不下一根針的親密關係裡持續發酵。家人之間不可能一輩子都不起口角，孩子成長的過程中，親子間產生對立是很正常的。這樣的衝突與對立，正是使人成長的能量。

問題是雖然這些情感糾葛、對立與衝突所帶來的風風雨雨，會促進孩子的成長，但也會讓變得更加緊密且敏感的現代家庭心理關係，出現不少必須克服的難關。親密的心理距離明明變近（就因為近），卻讓人無法敞開心胸大聲爭執（雖然距離縮短，卻覺得疏遠的現代家庭矛盾）。

看似風平浪靜的日常生活，卻不斷出現小裂痕的話，某天孩子就會陷入心理失調。典型模式就是前面提到的案例。

問題根源在於社會化的困難

不過，造成失調的負荷條件，不只是上述的家族狀況（A），還要加上育兒跟共同社會的連結變得薄弱（B）、以及與教育的連結變得困難（C）的條件（第362頁）。

個人化、「私人」化的育兒，雖然強化了家人間的親密關係，但卻削弱了與共同社會的連結。這讓孩子很難培養出與他人交

流的社交能力以及遇到社會性的糾紛問題時的解決能力。自從
近鄰共同體消失後，培養兒童所需社會能力的任務幾乎都落到
「學校」頭上。不過，這還是需要家庭育兒跟學校教育雙軌進
行，但這方面進行得不是很順利。

從「家庭暴力」轉為「繭居族」，其內容與其說是要擺脫
與家庭間的親密關係，不如說是如「社會性繭居」這個詞彙所
顯示的，對於踏進社會體驗世界感到不安與忌諱。從這裡我們
也可以知道，社會化的困難跟現代孩子們的心理失調有著異曲
同工之妙。「飲食障礙」也是一樣。他們的不安大多來自於在
學校等社會場域遇到的挫折，也有不少飲食障礙都跟拒絕上學
有關。在社會性的人際關係場域遭受挫折、容易受傷以及對這
一切感到不安，都藏在這些失調之中。

. . . .

現代孩子多多少少都能看到上述傾向。若考慮到現代育兒的特徵，孩子
會朝這個方向發展，也是最自然不過的了。不過，若太過極端的話，就
會產生有別於自閉症類群障礙（ASD）這類社會障礙的「社會化」困難。
在第 11 章－ 5 裡，有提到現代日本社會裡的「社會性」，考慮到別人
感受及協調性的色彩較濃，但公益性（公共意識）的色彩則較為淡薄。
其原因如下：
（1）除了三級產業（服務業）所孕育的價值觀與倫理，還可以加上以
　　　下 2 點。
（2）育兒與共同社會間的相互連結變得薄弱，讓孩子在成長過程中很
　　　難學到公共的社會感覺。
（3）持續強化為了避免因每個人心中不斷擴大的個人意識、私人欲望
　　　與感情相互碰撞所產生的摩擦、傷痕等與他人相處的技巧。

. . . .

4　問題因應策略與協助

「育兒問題」，也就是因育兒升級所帶來的現代家庭特殊問題，雖然程度有所不同，但都具有上述特質。在此並沒有一一羅列孩子因此出現的各種心理失調病狀，只介紹了家庭暴力、繭居族、飲食障礙等具代表性的案例。這是因為其背景跟所面臨的問題是一樣的。

下述是治療這些病例的大原則。除上述以外的心理失調，其基本原理應該也大同小異。

（1）家庭關係的根基已經完成

雖然現代育兒的費心程度以及家人之間的距離太近，造成了不符期待的副作用（不過，大家可以想想放棄或疏遠就是好的嗎？）但卻也已經打造出了不錯的家庭關係基礎。因此，家人跟周圍的人都必須具備「這樣的問題是可以解決的」的想法。也不需要因育兒失敗而感到自責。

（2）孩子們都在努力

小孩雖然試著突破僵局卻造成反效果，但我們不能失去「雖然失敗但想辦法打破僵局、試著獨立的努力」的想法。

（3）不要被症狀所控制

生病、障礙所帶來的不可違抗現象，醫學上稱之為「症狀」。

無論是家庭暴力裡的暴力行為，或是飲食障礙會看到的厭食、暴食、嘔吐等，都是不可抗力的「症狀」。因為這些症狀很容易看起來像是有意識的行動，但這些症狀都會折磨彼此的內心。

更何況，無論是暴力行為或異常的飲食習慣，都會為身體帶來很大的風險。若反覆出現這些症狀的話，會給眼前的家人帶來極大的不安與壓力。也會將所有的心思都放在其症狀輕重與消長程度。因此，在不知不覺中，讓孩子的症狀變成自己生活的重心。

話雖如此，情況再嚴重也不可能一年 365 天，一天 24 小時永遠處在發病狀態。只不過，雖然周遭大人跟本人的意識已經無法放在其它事物上，但日常生活中還是出現許多不同事物，其中也不乏康復的契機。因此，最重要的就是不要將生活重心都擺在症狀上，不要被症狀所操控（可以將注意力轉到其它事物上）。分散一點注意力，就算一點點也好，只要身心不再感到緊繃，或許就能慢慢恢復。

（4）避免長期化

只有繭居族症狀的話，因為不會造成身體上直接的風險，可能會讓人出現「那就順其自然，總有一天會好的」的想法。問題是這樣會讓孩子窩在房間裡的時間越拖越長，說不定成年後還是沒有走出房間的打算。因此，必須想辦法避免讓這問題長期化，並適時提供援助。若想擺脫繭居狀態，需要進行以下 3 個步驟。只要有一步出了差錯，就會導致情況更加惡化。

- 第 1 步……孩子是因為某些原因才會把自己關在房間，所以第一步就是要讓孩子可以安心繭居（不要硬把孩子拉出房間或是硬要孩子開口說話）。
- 第 2 步……讓孩子能在繭居生活中，主動累積某些經驗（就算是微不足道的小事也好）。
- 第 3 步……讓孩子能在社會上找到某種形式的棲身之處，常去的咖啡店或日間照護中心都可以。雖然能跟抱持相同煩惱的孩子相互交流也頗有幫助，不過為了成為真正的大人，跟家人以外的大人交流的機會也具有重要意義。

（5）專家的角色

　　上述幾點，單靠家人的努力實屬不易，因為雙方都處在當局者迷的狀態裡。因此，才有尋求醫療機構、諮詢機關協助的必要性。不過，這些專家本身也不具備一開口問題就能迎刃而解的魔法。

　　專家最重要的任務就是幫家庭這個密閉空間通通風，拓展其視野，並協助其打造與社會之間的聯繫，讓本人跟家人更有勇氣去面對、解決問題。除此之外，專家也擁有何時需要介入危機的專業判斷力與手段（視情況進行家庭訪問，協助住院治療等等）。

（6）助其一臂之力

必須思考該如何幫孩子解決本身抱持的不安、挫折感。因為每個孩子都有自己個別的問題，不會有一體適用的解決方案。又因為與青春期（青少年期）的成長課題有所重疊（請參考第16章－2）。本人可以自行解決，當然是最好不過的了。不過，順手助他們一臂之力，能讓事情更加順利。這些順手之勞，就是專家可以幫上忙的地方了。

（7）不斷嘗試錯誤

能以自己的能力擴展社會人際關係是很重要的。因此，必須有能在周圍的保護下不斷嘗試錯誤來累積這些經驗的地方。最好能找到家庭之外，輕鬆進行社會交流的場域。比方說，可以認識許多同齡孩子的日間照顧中心。

第 15 章

關於育兒缺失

因育兒水準不及現代社會一般水準所產生的困難，跟不上戰後育兒大幅提升的平均水準，就現代水準來看就是「育兒缺失」。

　　這會為父母與子女帶來極為深切的困難。現代社會中最極端的呈現方式，就是「兒童虐待（child abuse）」這個逐漸成為社會問題的育兒失調。這個問題很重要，因此想詳盡論述。必須思考的問題，包含以下 3 點。

（1）育兒失調的形成原因。
（2）其結果會衍生出哪些問題。
（3）相關因應對策。

　　接下來，將依序進行探討。

1　為什麼會形成有缺失的育兒方式？

名為育兒的苦差事

　　育兒不僅費工，還需耗費一段漫長的歲月。前面也提過，

為了走完這段漫長的育兒之路，就必須要有對孩子的「關係意識」（連結的意識）。沒有此一意識的話，育兒可以說是天方夜譚。若因某些緣故，造成此一意識無法形成的話，育兒之路就會變得窒礙難行。不過，也不是光有這意識就夠了。

每當嬰兒感到不適時，無論何時或身處何處都會放聲大哭。此時，養育者就得開始推測原因，用盡各種方法來消除嬰兒的不適。不管是大半夜也好，忙得不可開交之際也罷，孩子根本不管這些。甚至有就算餵了牛奶、換了尿布、抱起來哄，也不知道孩子到底在哭什麼的時候。動作能力停滯不前會擔心，但若變得越來越活潑，就開始擔心孩子一離開自己視線會闖禍。

進入幼兒期，父母開始進行管教。但不可能凡事都一帆風順，父母的耐心跟不輕言放棄的堅持都將面臨考驗。當孩子有了自我意識，也就是有了所謂的「我」的想法之後，就會遭受到更多的阻礙。

最重要的就是「從容不迫」

在育兒生活中支撐這一切的，就是關係意識所帶來的情愛力量。若就佛洛伊德的理論來說，就是性愛連結。就鮑比的理論來說，就是依附之力。不過，要克服育兒過程中的種種困難，最重要的還是「內心的從容」。

育兒過程中若出現嚴重缺失或失調的話，其共通點都是因為失去或被剝奪了這份從容。因此，若因育兒遇到什麼困難或缺失的話，就必須想辦法協助養育者能盡量找回內心的從容。

想當然，沒有家長可以總是從容不迫的育兒。看著哭個不停的孩子，內心滿是「想哭的人是我吧！」的情緒、忍不住發火、甚至想丟下「我不管了！」這句話，就拋棄這一切……。父母也是人，育兒時一定會遇到這種時候。不過，之所以氣過就沒事了，是因為擁有不被這種情緒拖著走的從容態度，這樣也才能持續育兒之路。就算吃了不少苦頭，但從中獲得的樂趣也會更加倍。

但若少了這樣的從容，要耐著性子想盡辦法哄著哭個不停的孩子，就會變得困難重重。嬰兒的啼哭是一種示警，因此帶有令人不快的音質，讓人感到刺耳（不少人在車內聽到嬰兒哭聲會露出不悅的表情）。若無法忍受孩子哭個不停，明明知道這樣只會製造出反效果（失去從容就會變成這樣），但還是忍不住大聲斥責、粗暴地搖晃孩子，甚至動手動腳。若持續惡化下去的話，會在不自覺的情況下，演變成「身體虐待」的危險。若因受不了孩子的哭聲，摀住耳朵離開現場的話，內心說不定就會浮現「疏忽（放棄養育，neglect）」的念頭，變成感受不到任何喜悅的育兒生活。我想大家都知道「虐待」大多始於嬰兒期，因為這時期有個高風險的關卡。

為什麼會失去內心的從容？

育兒過程中喪失這份從容的原因，也就是造成「育兒缺失」的危險因子，大致可分為以下 5 點。

① 經濟困難
② 家庭關係失和

③ 疾病

④ 孩子的障礙

⑤ 無法掌握育兒要領

　　就統計數據來看，讓育兒過程失去從容且造成失調，最重大也是最常見的原因就是①經濟困難。若是再久遠一點以前的資料，有池田由子等人針對「兒童虐待」家族背景所進行的調查（1982）。研究中指出引發兒童虐待的家庭背景，有57.9％是①的「經濟因素」（池田1987）。

　　其次則是②「家庭關係失和」，占了49.8％。因為此一調查為複選題，同時勾選①跟②的情況也不在少數。那之後所做的調查，上述數字都沒有太大的變動，由此可知①跟②向來都是造成極端「育兒缺失」的最大原因。

貧窮會遭到社會的孤立

　　高度經濟成長不僅提升了生活水準，也一口氣拉高了育兒的平均水準。反過來看，我們會看到那些被狠狠甩在後頭的貧困家庭中，出現拉低整體水準的育兒方式。貧窮會讓人在日常生活中逐漸失去從容，讓育兒變得相當心力交瘁，而且必須隨時提高警覺。

　　育兒的缺失、失調是因為父母對孩子的愛不夠，或者是因為缺乏責任感的共同認知，至今仍然根深蒂固。不過，以此來責備或批判父母是極大的錯誤，根本就無法解決這個問題。

　　從戰前到戰後初期，日本最窮困潦倒的時候，充滿缺陷的育兒方式所引發的「虐待」騷動，比現在多了許多。除了一小

部分的階級外，大多數的父母都因為工作、家事兩頭燒，而無法跟孩子好好相處（疏忽），甚至只要一有什麼事就動手打人（身體虐待？）。

只不過，因為那時候大家都窮，每個人在生活中多少都會吃到一點苦頭。貧窮並不會馬上就帶來社會與心理層面的孤立，反而是有一套鄰居相互扶持來協助育兒的人際網絡。不過，現在這個網絡已經消失，貧窮不只會讓生活變得更加艱辛，甚至會帶來家人與育兒的孤立。在現代社會裡，窮困帶來的最大問題，就是除了物質面的貧窮外，還包括人際關係的貧困，也就是所謂的社會孤立。

雖然說現行的生活保護制度可提供最小限度的物質協助，但卻無法協助解決人際關係貧困的問題。讓社會大眾加深對這些受惠者的孤立化以及關係的喪失。

家庭不合與父母的疾病

②家庭關係失和也是極大風險，家庭不合會讓人失去育兒的從容。沒有比家族之間的爭吵與感情糾紛更能消磨心智的事物，這也會造成育兒協助關係的瓦解。若家庭不和的日子持續下去的話，育兒勢必成為一種不穩定又孤立的行為。

①的經濟困難與②的家庭不合，常常會一起出現。要衣食無缺，家庭才能幸福美滿。雖然要解決家庭不合問題，離婚也是選項之一。但離婚後，等著自己的是一邊自己照顧小孩一邊

維持生計的苦日子。很多家庭都是因為①跟②所造成的家庭崩壞，或是因為一下子離婚一下子又結婚，老是搬來搬去，就找不到育兒所需的穩定基礎。

維持家庭生活的物質層面基礎就是「經濟面的穩定」，精神層面的基礎是「情緒面的連結」。若其中一個條件受到威脅，（單靠）家人來維持的現代育兒就會面臨危機。這就是為什麼池田的研究調查裡會主張「經濟問題」與第二名的「家庭不合」都是造成兒童虐待的重要因素。

除此之外，雖然比例不高，但還是會造成風險的就是③養育者的疾病。雖然身體疾病也會讓人喪失內心的從容，但精神疾病本身就會剝奪內心的從容。不只是育兒，疾病還會減低細心行事以及與他人交流的能力。要在養病跟育兒之間取得平衡是很困難的，拖久了也會造成①的經濟貧困。

孩子的障礙與無法掌握育兒要領

危險因子也可能藏在孩子這邊，這就是第 386 頁的④，也就是第 II 部提到的發展遲緩兒童，因為他們的成長過程滿布荊棘，甚至還會增加育兒的困難度。這些都會奪走父母內心的從容，增加育兒難度，進而形成一種惡性循環。

最後要說的就是人都有自己擅長跟不擅長的東西。因此，出現不太會照顧小孩或總是力不從心的父母也沒什麼好大驚小怪的。也有因為年紀輕輕就為人父母，所以缺乏包含育兒在內的現實生活自理能力。也有人要花很多時間才能適應。這些都被歸類到⑤。因為並非自己擅長的部分，而失去了從容。一般來說，只要身邊有育兒高手，在他們的協助下，就能慢慢上手。

只不過，現代社會的家庭環境、育兒環境，必須在沒有任何協助下而養育孩子的情況，越來越常見。

世代傳承的問題

第 386 頁的⑤的特殊案例中，最常見的就是被稱為「虐待的世代傳承」這個現象。在失敗的育兒環境下長大的孩子為人父母後，育兒失敗的機率比沒有此一經歷的人高了二、三成。這可以解釋為因這些人在不知不覺中學習了自己曾經歷過的失敗育兒方式。

動物行動學的理論也可以解釋此一現象，這個部分可以參考前面章節提到的哈洛實驗後續（請參考第 10 章－ 13）。自幼離開母猴的小猴子，長大後有了自己的後代時，卻無法以正確的方式來育兒，一切的所作所為看起來反而更像是「虐待」。這個研究證實了長久以來都被視為先天本能的育兒，其實是要從父母養育自己的過程中來學習的社會行為。不過，值得我們注意的是因為人類的彈性較大，即便出現這樣的不利條件，不會因此失衡的機率還是高達七、八成。

問題是所謂的連鎖效應不僅止於此。出生貧窮的孩子若想脫貧，也受迫於種種不利的條件。這是因為孩子想獲得經濟獨立的成本（如為取得學歷、資格的經費）會隨之增加。其結果導致成年後也無法擺脫窮困，因此更容易受到經濟困難的影響。這就是所謂的「貧窮的世代傳承」。

當然也不是只要有第 385-386 頁①～⑤，就一定會出現育兒上的缺失。只不過，若出現嚴重的育兒困難或失衡，背後一定隱藏了①～⑤的某個因素。而且通常不只一個，而是多個因

素同時出現所導致的。育兒過程中內心的從容，會隨著各種負面因素的不斷累積瞬間下降。

．．．．．．．．．．．

「關係意識」是育兒不可或缺的要素（請參考第13章－1）。話雖如此，有些人就算生了孩子也不會出現這樣的意識。不被期待的出生或是與配偶間的感情出現極大裂痕的話，就人類心裡來說，有可能無法萌生「這是我孩子」的關係意識，而是一種憐愛與疏離交錯的複雜心境。

這些就會成為育兒時的疏失、失調的危險因子。不過，大部分情況都會受到打造出「關係意識」的第3種力量（第358頁）或是被來自孩子的依賴所引導，讓父母產生所謂的「關係意識」讓育兒得以延續。

只不過，若出現前述①～⑤的因素，就會增加失調的可能。

．．．．．．．．．．．

2 「兒童虐待」概念的誕生

所謂的「育兒缺失」，其實範圍相當廣泛。其中會危害到孩子生存或身心發展的極端育兒失調，在我們的社會裡被稱為「兒童虐待」。

育兒並不需要什麼艱深的技巧。但充滿荊棘的育兒過程，甚至是育兒上的重大失調或失敗，在人類歷史中從未間斷過。只不過，將其命名為「虐待」，定位為對孩子的加害行為，卻是最近的事。就先來回顧一下其歷史吧！

（一）美國的「虐待」研究

坎普的「受虐兒症候群症（battered child syndrome）」

　　「兒童虐待」的概念來自戰後的美國身體醫學。

　　二戰結束後不久，美國因 X 光檢查等診斷技術的提升，有醫生發現因意外受傷就醫的孩子裡，有些個案從專業醫學角度來看，應該是家庭暴力所導致的外傷。小兒科醫師坎普（Henny Kempe）在學會中提出了這個名為「受虐兒症候群（battered child syndrome）（●審定註：受虐兒症候群（BCS），指兒童由於長期遭受虐待而產生的病理、心理綜合症，主要表現為多動、感情脆弱、適應困難、內向孤僻等。根據此診斷，可認為兒童的撫養人對此負有責任。）」（1962）後，「兒童虐待」的臨床研究就此展開。孩子雖說會成為犯罪事件的被害者，但沒想到加害者竟然是其父母（家人）！

· · · · · · · · · · ·

50 年代末至 60 年代，日本電視上也經常能看到美國的家庭連續劇。劇中被視為理所當然的自由主義家庭氛圍、汽車與電器產品的文化生活，都讓當時的日本觀眾為之嚮往。這些連續劇的共通點就是以「愛、理解、責任」緊密連結及其不可動搖的美好家庭形象。這應該是在二戰中獲得勝利，加深了對本身理念、價值觀的自信與滿足感，並在經濟高度發展的情況下發展出的美國人近代市民家庭典範。

不過，坎普等人的「發現」就好像潑了一大桶冷水，深深傷害到每個人心中的家庭形象甚至是自我形象。因此，才會產生極為偏激的反對運動，變成了因欠缺「自己也會因為某些因素，讓本身的育兒行為出

現失調」的同理心，專門針對孩子的犯罪加害行為等充滿告發色彩的活動。1974 年公布的「兒童虐待防制法（Child Abuse Prevention and Treatment Act）」中，也完全不提該如何避免育兒失調，只將重點放在該如何完美地舉發已知的失調行為。

. . . .

兒童虐待（child abuse）的定義

自坎普發表了「受虐兒童綜合症」相關研究後，不餵牛奶、食物，丟下孩子不管的疏忽（放棄養育）行為，以及專對孩童下手的性侵害等也成為研究重點，並統稱為「兒童虐待（child abuse）」。「兒童虐待」此一概念便由此而生。

「abuse」這個英文單字的由來是 use（使用、對待）這個字首前加上代表否定的 ab。將這個蘊含（對孩子的）「不適當或錯誤的對待方式」涵義的英文單字翻譯為「虐待」。責罵、貶低孩子的行為則被稱為「心理虐待」，目前可分為（1）身體虐待、（2）疏忽、（3）心理虐待與（4）性虐待 4 大類。

雖為先進國家，但成效如何呢？

美國被稱為「虐待先進國」。這是因為美國是最早關注此一問題，並制訂相關法律及因應機制的國家。除此之外，結合了國家、各州政府與民間團體的力量積極投入，成為世界先驅。經過多次法律修正並成立各種防止虐待的組織系統，一路走到現在。

雖然付出這麼多心血，但這些努力並沒有順利開花結果。

就國際來看，美國的發生率仍遠高過其它國家。（2002年的調查中，全美經認證的「虐待」件數為89萬6000件，「虐待致死」為1400名。就算從人口數來考量，還是多了一個零）。這背後應該隱藏了美國社會根深蒂固的貧困與階級問題。另一個原因則是舉報這種因應方式，是本身無法有效防範失調所產生的吧。

．．．．．．．．．．．

根據1993年聯合國兒童基金會的調查，年收低於1萬5000美元的家庭其虐待發生機率為每千人裡高達11人，比例極高。年收超過3萬美元則銳減為0.7人。與貧窮的關連性一目瞭然。（星野信也「從UNICEF調查來看兒童虐待與貧困」）。就被視為貧富差距指標的相對貧困率來看，美國以22.4％位居世界第2，僅次於墨西哥的28.2％（2000年）。以防疫學角度來思考上述數字的話，如果沒有能消除一定程度貧困、階級的政經策略的話，再「先進」的防範策略都只是徒勞無功。

．．．．．．．．．．．

（二）日本所採取的策略

　　日本是從70年代以後，才開始介紹美國的研究與應對方式，進而在日本進行相關調查研究。不過，這樣的關心也僅限於一小部分的專家與專門領域。「兒童虐待」成為社會焦點則要等到90年代。雖說是從70年代開始一點一滴累積的成果，但受矚目的原因也包括以下的社會背景。（● 編註：我國於2003年制定了「兒童少年福利法」。）

受矚目的社會背景

① 兒童權利公約

日本在 1990 年簽署了強調維護孩子基本人權的「兒童權利公約」，並於「國際家庭年」的 1994 年正式批准。內容明文規定要保護孩子免於兒童虐待（第 19 條）。擴大社會對虐待問題關心的同時，本公約更成為防範兒童虐待運動在理念與法制層面上的強大後盾。根據「將兒童虐待視為兒童人權問題」的基本理念，以法律學家為中心，並結合了醫學領域、兒童福祉領域的相關活動。

② 身為被害者的孩子

80 年代時，媒體將孩子的家暴、校園暴力等視為社會問題反覆報導。除此之外，包括金屬球棒弒親事件、襲擊遊民事件等，兒童或青少年對成人施暴這類「身為加害者的孩子」的報導更是絡繹不絕。但其實 80 年代以少年殺人為首的重大加害事件大幅銳減（第 364 頁★ 31）。可能是因為少到極為罕見，所以一發生就更容易受到矚目吧。

90 年代後媒體輿論開始轉向，新聞焦點落在「身為被害者的孩子」上。實際上，90 年代開始，孩子成為犯罪被害者的人數銳減（第 364 頁★ 31），社會開始聚焦在成為「校園霸凌受害者」以及「家暴受虐兒」的孩子身上，媒體大肆報導「虐待死」。這時候的犯罪報導開始以「被害者」為相關素材。父母殺害親生骨肉的案件，跟 70、80 年代比起來其實少了很多（★ 32）。在此，也能看到隨著實際數字減少，出現例外時反而引起社會騷動的現象。

基於以上因素，日本也開始致力於類似美國 60 年代的防止虐待活動。

③ 階級社會

　　1992 年泡沫經濟崩壞，受到全球經濟浪潮的影響，原本的生活安定感、無階級感消失殆盡。90 年代後，不僅終身雇用制正式瓦解，根據勞工派遣法（1985 年）分為正規雇用者／非正規雇用者的勞動階層也加速兩極化。

　　這樣的兩極化直接轉化為社會階級差距，前者得以維持經濟高度成長造就出的高水準育兒，與後者因無法維持而失去從容態度，二者之間產生了極大落差。

★ 32：**家庭殺人事件的被害者變遷（嫌疑犯與被害者的親屬關係）**

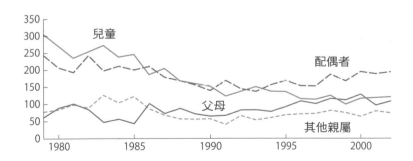

1．資料來源為警察廳的統計資料。

2．「父母」包含養父母及繼父母、「配偶者」含有實無名者、「孩子」則包含養子與繼子。

3．根據無刑事責任能力者等理由以致罪名不成立，以及確認欠缺刑事裁判條件的事件為例外。

節錄自法務省「平成 15（2003）年版犯罪白皮書」。

不只是收入上的差距，非正規雇用者的長期生活規劃、人生規劃都變得困難，也無法打造育兒的未來藍圖。「男女共同參與計畫」聽起來好聽，但目前日本的薪資已經演變成無論是出於自願或非自願，父母都得外出工作才能養兒育女維持生活的水準，這也讓現代的育兒生活變得緊張窘迫。

後者在如此窘迫的情況下，所衍生出最極端的例子就是「兒童虐待」。

兒童虐待防止法的制訂

基於以上背景，自 90 年代後半開始，兒童諮詢所收到的「虐待諮詢」案件開始增加。再加上前述的①（兒童權利公約）與②（身為被害者的孩子）等因素，在時機成熟的情況下，日本參考美國的相關條例於 2000 年制訂了「防止兒童虐待相關法律條文」。

法律內容包括（1）禁止兒童虐待、（2）國家與地方政府有早期發現兒童虐待與保護兒童的義務、（3）發現兒童虐待者的通報義務、（4）發現有虐待嫌疑時須介入調查、（5）施暴監護人的相關指導或採取親權喪失制度等等。在法律的背書下，得以實際介入進行調查。「兒童虐待」也因此成為大家耳熟能詳的詞彙。

....

順帶一提，其實戰前也曾制訂過「兒童虐待防止法」，但其內容主要著眼於強力禁止兒童從事不適當且嚴苛的勞動工作，「虐待」一詞也是根據此一定義。

....

虐待人數增加的理由

　　★33 是尋求兒童諮詢所協助的相關諮詢案件曲線圖。由此可知，自兒童虐待防止法制訂後，數目逐年上升。不過，納入統計的只屬於諮詢件數，並非全部都是「虐待」案件。（以2003 年東京兒童諮詢所受理的 2481 件為例，經調查後被認定為「虐待」案件的有 1694（68％）件。引用自「兒童虐待實況」東京都福利保健局，2005 年 12 月）。虐待諮詢案件中約有 3 分之 1 是誤認事實或其他問題。不過，就算扣除了這些，增加的幅度仍不容小覷。

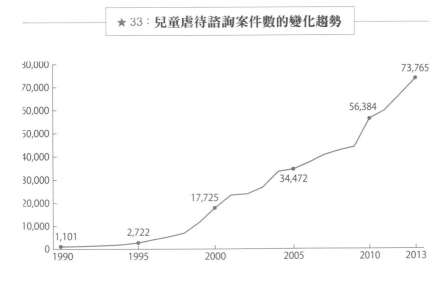

★ 33：兒童虐待諮詢案件數的變化趨勢

資料來源：厚生勞動省。

根據 2013 年（平成 25 年）的統計，諮詢案件數為 7 萬 3785 件。假設其中 3 分之 2 件，約 4 萬 9000 件為真的話，同年度的 14 歲以下孩童人口約 1640 萬人，因此「虐待」發生機率最少有 0.29％，表示 1000 個孩子裡就有 3 個人遭受虐待。

2013 年時委由育幼院、兒童養護機構、兒童心理治療機構、兒童自立支援機構、寄養家庭代為照顧的人數約 3 萬 8000 人。同年度的未成年人口約有 2240 萬人。換算下來，就占了未成年人口的 0.17％，1000 人裡有 2 人在名為「社會養護」的社福養育機構生活（雖然並不是所有人都是因為遭到「虐待」）。

由於相關活動與法律的制訂，引發日本社會的高度關注，也增強了人們想積極「發現」、努力阻止的心態，形成了如圖 ★ 33 所呈現的急速上升趨勢。這樣的傾向更擴大了虐待的概念。過去不會被視為「虐待」的缺失或失調，也被歸類其中，這也導致了案件數的增加。社會大眾對不及格育兒的評判標準也日趨嚴苛。

雖然無法否認兒童虐待事件有逐年增加的趨勢，但其主要原因應該是由於貧困與階級化日益惡化。無論是因為社會關注度提升、概念的擴大、實際數字增加等單一或複合因素，貧富差距造就的生活困難家庭所出現的育兒失調，占現今「兒童虐待」事件的大多數，卻是不爭的事實。

上述是「兒童虐待」此一概念在日本社會的發展過程。回顧歷史可以發現到明明是育兒時所引發的現象,卻意外缺欠了因育兒困難而生的缺失、失調(提供相關照護與支援之必要)這樣的觀點。這些全都是基於對孩子的加害、侵害孩子權利的概念,兒童虐待防止法也是將重點擺在「保護」孩子不受父母傷害這點。雖然法律也有明文規定針對父母的相關「指導」,但卻不是提供育兒支援,而是帶有濃厚的矯正式指導色彩。

日本也跟美國一樣,至少就整體而言,就如第 397 頁★ 33 所示並沒有成功「防止」兒童虐待。其中一個原因是因為無法解決存在於先進國家的貧困、階級問題,這個導致育兒失調的最大因素。這就很像不懂先把船底的破洞補好,只是拼命把水撈出船外。第二個原因則是我們這些將其命名為「虐待」的人所秉持的立場,反而讓問題變得更加複雜。

接下來,將針對這 2 點進行探討。

3　兒童虐待防止法制訂後

混亂的兒童諮詢所

兒童諮詢所很早開始就已經接觸到育兒缺失與失調的問題。因離家出走、在外遊蕩、竊盜、暴力行為等種種問題來到兒童諮詢所的孩子中,存在育兒重大缺失與失調的個案不在少數。這些都以「家庭監護不周」、「親子關係不和睦」稱之。

這樣的個案會進行家庭調查，並透過在家支援（定期赴兒童諮詢所報到或家庭訪問），與孩子跟其家人建立關係，就此改善養育缺失與其親子關係。若仍有不足之處，則委由包含育幼院等的兒福機構代為照顧，與機構相互合作相當常見。這些都是兒童諮詢所的日常工作之一。

一開始，兒童虐待防止法是為了強化家庭調查與負責照顧孩子的兒童諮詢所的權限，期盼相關工作得以順利推行。不要等到孩子出了大大小小的問題才提供幫助，而是希望可以在更早階段就提供相關協助。

問題是法律一上路後，反而增加兒童諮詢所在工作進行上的難度。不知不覺中，讓兒福現場幾乎陷入泥沼。這些都是基於下列 4 個現象。

陷入泥沼的原因

① 收容量不足

舊有的收容量無法應付隨著通報成為一種義務而暴增的虐待諮詢案件（★ 33）。因法律規定要立即進行調查，在這樣的時間壓力下便無暇顧及其它業務。

② 以離開父母為優先選擇

雖被極力要求進行調查，但深入調查卻變得困難。不只是因為諮詢案件暴增，若過程中發生「虐待致死」的情況，社會大眾便會聚焦到前面提到的「身為被害者的孩子」上（第 394 頁的②），引發「應對太慢」的批評。現今的社會氛圍已經演變成只要出現霸凌、自殺時，就會將矛頭指向學校。虐待致死

的話，兒童諮詢所就會受到輿論的無情批評。

在這樣的社會壓力下，與其進行深入調查，不如讓孩子離開父母為優先考量。一開始先讓孩子暫時待在兒童諮詢所，再轉往兒童養護機構。

的確有些是得行使公權力，盡速保護其安全的案例。不過，這些存在於日本社會的育兒失調中，所佔的比例還在少數。以特例來推動相關政策，絕對困難重重。

③ 由協助轉化為對立

將養育的缺失與失調直接視為「虐待」，只會加深父母與兒童諮詢所之間的不信任與對立色彩。急著「保護」孩子的兒童諮詢所，更是火上加油。過去是基於「親子關係不和睦」（父母與孩子雙方都沒錯，只是「關係」不太好而已）的理解加以進行協助的立場，卻被扭曲成「父母意圖加害親生骨肉」。兒童諮詢所也被要求由此觀點提供相關協助。

兒童諮詢所原本是在各地提供家庭協助的機構，卻因此變成了檢舉機構。這樣的變化給職員帶來莫大的壓力，暴增的工作量也消耗了其工作熱情。

④ 孩子的破壞行為

迫於時間壓力，孩子們接二連三被送入兒童養護機構。相關機構也陷入從未預料到的混亂與危機。原本應該是因此得救的孩子，卻有不少人出現毀損器物或對職員施暴的破壞行為。孩子間的暴力行為也層出不窮，甚至還出現了遭受父母暴力對待的孩子，對機構內其他孩子施暴的行為。職員每天疲於奔命都是為了處理這些問題。

因父母育兒方式出現重大缺失，從發育初期開始就無法獲得適切對待的孩子們，多多少少會出現憤怒或不信任他人、對表裏一致愛情的渴望、自我控制能力的薄弱、缺乏自尊等傾向也是理所當然的（容後再述）。

不過，這些都無法說明為什麼孩子來到機構後，會出現傷害自己與他人的破壞行為。因為這些孩子是因為「家庭監護不周」、「親子關係不和睦」等原因來到兒童諮詢所，照顧上確實有其難度，但應該也不會演變到如此程度。因此，可從以下情況來進行分析。

為什麼出現破壞行為的孩子越來越多？

① 共同生活將這些問題突顯出來

懷抱這類問題的孩子進入機構的比例暴增。右頁★34是不同年代委由機構代為照顧的理由之變化，「虐待」與「疏忽（放棄養育，neglect）」都急速增加。「經濟理由」也大幅上升，由此可窺見日本經濟狀況的惡化。

兒童養護機構的共同生活裡，孩子們有意無意的互動，所產生的力道相當大。跟職員人數比起來，兒童占絕對多數。抱持相同問題的孩子人數增加的話，會讓這些問題相互刺激。人少時可以暫時壓下來，成為潛在問題。若人數超過一定比例後，就會立刻浮現，較為沉穩的孩子也會因此受到波及。面對如此混亂的狀況，一般機構所規定的職員數（制訂兒童虐待防止法時，一位職員要負責六個孩子。若採輪班制，人力更顯不足。2013 年起，一位職員要負責 5.5 個孩子）是絕對應付不過來的。

有學者指出住在機構裡的孩子彼此之間的嚴重暴力與霸凌行為，更是存在已久的事實。這都是因為孩子們長期處於高度封閉的集體生活，以及在這樣的情況下，大人無法顧及到每一個人吧（田蔦 2011）。

② **無法認同也無法信賴的機構生活**
　　兒童虐待防止法制訂前，會先多次嘗試透過在家協助，來改善或調整親子關係，未見改善才會考慮送往兒童養護機構。透過這樣的流程，可以讓兒童諮詢所的職員與父母、孩子建立某種信賴關係。因此，雖然父母跟小孩都不太樂見，但基於這是「沒辦法中的辦法」而同意入住機構。

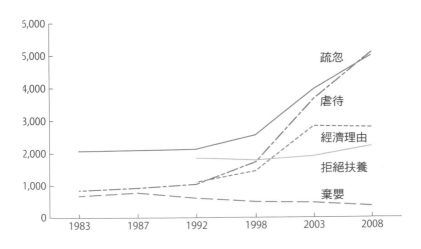

★ 34：**委由養護機構、育幼院、寄養家庭代為照顧的理由件數**

引用自「廣井多鶴子官方網站——兒童虐待 6 養護機構」

法律通過後，未經在家協助便貿然決定讓孩子搬到養護機構的情況，早已司空見慣。就算在形式上，已經走完為顧及「孩子權益」獲得家屬同意的程序，但實際上多半都是心不甘情不願地搬入機構。在這樣的情況下，孩子無法接受機構生活，而大吵大鬧也不足為奇。同理可證，父母與機構間也缺乏信任。因為從父母的角度來看，這簡直就跟親生骨肉活生生「被搶走」沒兩樣。

養育孩子全都是父母的責任？

　　把育兒失調視為「加害（虐待）」的觀點，是現代社會才首次出現的產物。過去的人們把育兒視為自己應該承擔的公共的、共同的工作，或許是這樣的意識逐漸薄弱，而一般普遍開始認為，育兒是雙親家長個別的「私人」職責。

　　一旦育兒全部變成家長的個人責任，一旦父母在育兒時沒有善加達到職責時，就會被冠上「加害兒童」的惡名。《兒童虐待防止法》可說是這種觀點的體現。導致現代社會育兒困難與失調最大的背景因素，就是因為育兒目標是要把孩子培養成一個社會化的存在，但是家長卻長期缺乏社會的連結與支撐，導致育兒這件事陷入孤立無援的境地。不過這個法律卻跟其效仿範本的美國法律一樣，沒站在那些有育兒不順與失調問題的父母的角度，提供社會層面的支援。

　　接下來，我們將針對以上的問題來進行思考，該如何從一般層面對「育兒缺失」伸出援手。

4 協助育兒失調的家庭

　　當育兒出現嚴重失調時，光靠父母一己之力已難以修正軌道，也難以挽回改善。因為養育孩子是隨心而動的，而不是隨意湊合就能完事的工作。即使有人提醒這些父母：「你所做的行為是一種虐待，快住手！」或者他自己本身也有自覺「自己的確是在虐待孩子」，但是光是提醒或自覺仍於事無補。因為這些行為，並非父母自己刻意且有意而為之，而是跟孩子相處過程中，相互作用下所產生的現象。最終父母並無法回應對方的提醒，結果只能在自己與他人的心中留下「施虐不停手的殘忍家長」這樣的負面印記。

　　想要支援這些家庭，試圖一點一滴協助改善，第一步首先要先捨棄「虐待」這個概念。接下來會在以下的專欄中說明，必須這麼做的理由。

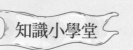

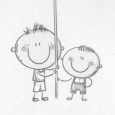

關於「虐待」這個用詞

　　所謂「虐待」的概念，並不是站在育兒困難而導致養育失調、失敗的觀點，而是從單方面判定是「加害」孩子、「侵害權利」的視角來解讀，同時把這件事當作一大問題。這樣的觀點角度有所偏廢，側重單一立場之嫌。當我們向人伸出援手，就需要某種程度的關懷，然而這個用辭中卻缺乏這樣的同理心。

　　當初的「虐待防治」活動，公開孩子遍體鱗傷的照片、骨折的 X 光照片，有時甚至公布遺體照片，然後大聲疾呼地控訴「我們能饒恕這種事情嗎？」。於是這樣殘忍的父母（施虐者）的形象，便跟著「虐待」這個詞一塊散播開來。雖說普天之下並非完全沒有如惡鬼般狠心的父母，孩子因受虐喪生的案例也並非為零。但人們卻沒有關注在育兒這件事的困難度，以及為何會導致育兒失調的危險因子（第 385 頁的①～⑤），反而一味地在社會散布這樣具否定性，又帶有定罪傾向的用語，這豈能有助於解決問題呢？！

　　這個用詞對父母（家屬）來說，當然是一種責難且否定的用詞，對孩子又是如何？接收孩子歷經的痛苦與悲傷訊息的確相當重要，然而當這樣的體驗被貼上「虐待」的標籤，告訴他們：你的父母是「施虐者」而你是「受虐兒」，這樣做難道就能給孩子帶來救贖感、保護他們的自尊情感？相反地，恐怕帶來反效果，引發他們浮現不幸感，或者會導致孩子緊緊扣住自

己的被害者屬性，凡事都把責任歸咎在他人身上，帶來的效果恐怕只會讓孩子們背負的心理壓力愈來愈嚴重。既然如此，還有必要在兒童福利領域，刻意選用這樣的用語嗎？

● 審定註：關於兒童權利公約，聯合國於 1989 年通過《兒童權利公約》（第 44 ／ 25 號決議），確認兒童享有基本自由及與生俱來的人權，並應予以保護。《公約》第 1 條訂明兒童為「18 歲以下的任何人，除非對其適用之法律規定成年年齡低於 18 歲」。《兒童權利公約》所包含的權利有：

1、關於兒童的一切行動，不論是由公私社會福利機構、法院、行政當局或立法機構執行，均應以兒童的最大利益為首要考慮。（第 3（1）條）

2、兒童有生命權及生存與發展的權利。（第 6 條）

3、每名兒童都應享有言論自由、思想、信仰及宗教自由，以及結社及和平集會的自由。（第 14 條）

4、兒童有權享有最高標準的健康。（第 24 條）

5、兒童有權受教育。（第 28、29 條）

6、確認兒童有權受到保護，以免受經濟剝削和從事任何可能妨礙或影響兒童教育或有害兒童健康或身體、心理、精神、道德或社會發展的工作。（第 32 條）

7、須有承擔，保護兒童免受一切形式的性剝削和性侵犯，特別需要採取一切適當的措施。（第 34 條）

8、兒童在面對刑事罪行指控時可享有的權利。除了基本原則如假定無罪及不語權之外，締約國還須為被控刑事罪行的兒童，引入專用的法律、程序、官方組織及機構。（第 40 條）

如同前面「發展」的章節中所提到的，育兒是一種親子間相互作用的過程，而一旦失調也絕對會往雙向關係發生。然而「虐待」這個概念，卻被視為父母單方面對孩子「不適當的對待」、「加害」孩子的現象，於是導致人們理解上的錯誤。

且不論周遭的眼光怎麼看，當我們站在父母的角度發自內心坦率的感受（由於事情是雙向性的緣故），我們時常會發現，父母自己的經驗是孩子逼著他們這麼做的。這種被動式經驗，可說是失調的育兒案例中常見的特徵。或許可說，育兒其實是一件無法由自己完全掌控的事情。如何協助父母恢復育兒方面真正的能動性，是支援工作上避不開的重要課題。然而「虐待」這個詞帶來的作用，恐怕只會剝奪父母原有的能動性。

與其指責父母的不是，更應對育兒之艱難懷著同理心

許多面臨育兒失調問題的父母們，都因為與孩子相處得不融洽、不順遂，感到養育孩子是如此棘手、是如此艱難並且吃盡了苦頭。明明是自己的親生骨肉，為什麼卻無法事事順心。於是親子關係便陷入窘境，父母的內心情緒無法傳遞出去，覺得為什麼自己情緒動不動就被孩子惹怒呢？尤其是孩子為什麼時不時就惹出一堆麻煩！如此這般，當凡事不順心導致父母無以遏止的怒火、想一口氣宣洩的情緒、焦躁、憂鬱、無力感，加上父母單方面對自己孩子懷抱的深刻執著（關係的意識）……。

父母內心就像這樣五味雜陳，對他們而言「虐待」這個詞，又會帶給他們何種感想呢？或許他們會覺得：自己都已經這麼辛苦了，為什麼還必須遭受這樣的指責？這個稱呼，不但會

給父母一種孤立無援之感，甚至會導致他們的反彈及憤怒。當
這些情緒無處可宣洩時，最後終於忍不住把情緒宣洩到孩子身
上，（前者為自暴自棄、後者為攻擊性）就此陷入惡性循環。

　　這些孩子有多難養、有多難照顧，實際負責照顧他們的兒
童福祉機構社工們最能感同身受（後面將詳述）。我們必須站
在這個前提，唯有對父母的處境懷著同理心，明白他們養育這
些孩子有多麼不容易、有多麼不順利，如此一來家庭支援工作
才能夠成立。雖然有看法認為孩子之所以會變得難以養育，是
因為養育環境不佳導致的，都是父母本身咎由自取，而這種觀
點本身也是站在單方面的立場，然而一味指責父母並無法解決
問題。

　　天下沒有父母會希望把孩子養成刁蠻的小孩。然而現實卻
反其道而行，不如預期，陷入了這樣失調的養育關係。而在這
些狀況的背後，一定會找到五個危險因子（第 385 頁）。而這
些狀況都並非父母自己想要這樣的。

光靠同理心仍無法順利的原因

　　透過以上的理解，當外界對父母的處境萌生了某種同理心，
才能夠對父母面臨困難伸出援手。當人們與這些家庭共同分享，
照顧孩子的困難、養育孩子的不容易，才能提供協助來解決問
題，如此一來才能真正打開僵局，拓展字面意義上的「育兒支
援」、「家庭支援」道路。這是不可或缺的條件，然而光是這
一點都已經是一大工程，並不容易辦到。

　　首先，孩子難以駕馭是一大原因。這些問題源自雙向關係，
光靠父母一方的努力並無法解決。必須結合後面章節要談的「兒

童支援」配套工作，否則這樣的家庭支援工作無法做出成效。

其次，這些不光是由於親子心理關係層面的問題，因為背後還有一連串障礙擋著，就是第385頁中提到的危險因子①～⑤。大部分案例所面臨的是生活本身的困難，而不可或缺的就是社會工作上的支援，以及從各方支持來一點一滴促進親子內心能更寬裕一些，同時還必須經常留意這些親子，在社會上的貧乏與不安定狀況。

5 兒童支援──3個困難

許多在父母育兒失調下成長的孩子，大多都被送到兒童福利機構照顧。以下，我們將站在這些實際照顧孩子生活的工作人員，以及擔負教育工作的教師的立場，來思考兒童支援之路。

前面章節中，我們已經反覆闡述關於精神（心智）發展的步驟及孩子內心的形成，強調這些與養育者之間的親密相互交流與歡愉，有著密不可分的關聯。由於這些孩子的成長過程極度缺乏這些親密的經驗，或者只有經歷過偏廢一方的體驗。因此即使人們把孩子帶離失調的養育環境，把他們「保護」起來，卻依舊存在著難以跨越、難以解決的難關。

育兒失調是從哪個時期開始？持續多久？失調程度有多嚴重？內容又是如何？孩子身邊是否有能夠伸出援手的人存在呢？這些變數都會導致孩童照顧的困難程度及型態天差地別，在這裡我們先闡述相關基本理解。這些孩童們身上所出現的困難點，大略可以整理為以下3點。

① **心理層面的問題**

　　這是孩子們長期極度缺乏被守護、被關愛體驗，且處於不安定狀態下所產生的心理現象。孩子懷著對自我與他人的不信任（基本信賴的薄弱）、憤怒及攻擊性情感，但同時又對感情充滿飢渴，當心理與情緒上懷著如此深刻的困難，於是導致他們在與人相處上顯得渾身是刺、待人劍拔弩張。關於這個問題，只要明白這些孩子處境，想必每個人都能理解「他們會讓人如此棘手，也是無可厚非的了」，然而面對孩子狀況之激烈，要大家接受還是有些難度。

② **創傷後壓力症候群（PTSD）層面的問題**

　　由於孩子們曾歷經過威脅身心安全的體驗，多少需要內心的防護。因此他們會出現一般孩子身上所看不到的特異內心運作模式，這些讓人乍看之下難以理解的現象，也是他們最明顯的問題。這在精神醫學上稱為「創傷後壓力症候群（PTSD）」。可說是由於養育過程極端的缺失，導致施加在孩子內心的傷痛。

③ **發展層面的問題**

　　通常在養育過程中大人主動給予孩子的關愛照料，日後會成為孩子們發展時的精神糧食，而這些孩子所受到的照料卻相當不足，因此使得孩子精神（心智）發展上出現遲緩或失調的問題。杉山所稱的「第四組的發展障礙」指的就是這個問題。這可說是由於養育缺失，導致沒有給予孩子足夠心靈養分的結果。

　　由於以上這些因素，孩子們時不時出現的舉動①會讓人從理智上理解並同情，但卻難以招架，以及②由於在孩子們身上

看到一般孩子所沒有的特異反應或行為時而感到疑惑，同時在他們身上看到③發展遲緩到讓人吃驚的程度，譬如：都長到這個年紀了，居然還虛弱無力。而這3種狀況經常陷入複雜牽扯，糾纏不清。

以下，我們針對這3個問題依序進行深思。

6 心理層面問題所引發的狀況

所謂「心理層面的問題」，指的是這些孩子們「活在何種心靈世界、活在哪種體驗的世界中」。對這些問題的理解，是支援工作不可或缺的。

以當事人的體驗紀錄作品來說，以勒納爾（Jules Renard）的作品《胡蘿蔔鬚》（Poil de carotte，1894）最廣為人知。這部經典作品筆法簡潔且一針見血，銳利描寫出在母子關係嚴重不和諧底下，孩子歷經了那些體驗，孩子又是如何熬過來的。

這是一群什麼樣的孩子們──從《胡蘿蔔鬚》來看

《胡蘿蔔鬚》是勒納爾三十歲時的作品。雖然是一部自敘性的作品，但內容中卻沒有將自我歷史描述成故事，也沒有賦予內容某種意涵，而是把過去所體驗的每一幕景象，像快門般捕捉下來，像稍縱即逝的抓拍照片般描繪下來，文章結構與表現手法相當獨特。以結果而言，這個手法原封不動地擷取下這些孩子們那痛徹心扉的體驗，呈現出孩子們充滿荊棘苦痛的內心世界，而這樣的描述超越了時代，讓我們對這樣的體驗有更

深的理解。

　　作品內容也平鋪直敘地描述了「胡蘿蔔鬚」的父母「魯比克夫妻」之間僵硬冷淡的關係。如果套用前述五個危險因子來說，故事中出現的背景，就呈現出第②項的「家人之間的不和睦」中，母子關係不睦的狀況。

　　舉一個例子來說，這類孩子們會出現一個問題，就是對寵物或小動物出現幾乎堪稱「虐待」的殘忍行為。《胡蘿蔔鬚》之中也描述了這樣的場景。

　　「胡蘿蔔鬚」在路邊發現一隻鼴鼠，跟牠玩到後來，卻決定要把鼴鼠給殺了。他把鼴鼠高高地拋到空中，然後任牠摔落在石頭上。結果鼴鼠折斷腿、撞破了頭、背部傷痕累累，看起來奄奄一息隨時都可能會一命嗚呼。然而……。

例　　「結果讓人大吃一驚。胡蘿蔔鬚發現鼴鼠怎麼也死不了。無論把牠拋得比屋子高，幾乎都快拋上天去，依舊沒有絲毫效果。『這個臭傢伙，怎麼還不死！』原來如此，鼴鼠仍在那塊血跡斑斑的石頭上不斷地抽搐著。那充滿脂肪的肚子，彷彿一塊凝凍般不斷顫動，這顫抖的動作，看起來便彷彿是生命存在的證據。

『這個臭傢伙！』胡蘿蔔鬚冒出怒火、破口大罵──『還不給我去死！』他再度撿起了鼴鼠，朝著牠怒吼。然後換個方法。

他漲紅著臉，眼眶裡泛著淚，對著鼴鼠吐口水。接著，他的目光轉向一旁的石頭，然後使出全身的力氣把鼴鼠往石頭上敲。

即便如此，鼴鼠那難看的肚子依舊還在搐動。

胡蘿蔔鬚就這樣彷彿不怕死般拚命敲著，越敲越覺得鼴鼠比想像中更難死去。」（鼴鼠──《胡蘿蔔鬚》岩波文庫、第 43 － 44 頁）

從心理學的解釋，這樣「虐待」小動物的舉動，是這些早期便遭受攻擊性與暴力性對待的孩子們所錯誤仿效的一種現象，導致他們對原本應該愛撫的對象，採取了攻擊行為，或者是將自己所承受的一切怒氣，原封不動地發洩在弱小動物身上的一種現象。不過從這些敘述中，我們也能讀出孩子們無法用語言解釋、無法盡說的內心樣貌，裡頭夾雜著破壞情緒、悲哀與恐怖。

＊　　＊　　＊

　　長大成人之後的勒納爾成為出色的文學家，擁有了自己的家庭，不久之後還成為家鄉村子的村長（他的父親也曾是村長）。可見他日後跨越了這不幸的遭遇，從作品中也能看出些許端倪。

　　也就是說（1）他跟父親的關係並未失調，（2）而且胡蘿蔔鬚有一位替他取名的教父，這個不同尋常的怪老頭對他相當照顧（當時這樣「教父」的風俗成為一種社會安全網），（3）加上當時的時代認為孩子理所當然要聽從父母支配、人們把體罰視為稀鬆平常。從相反的角度來看，這樣的背景反而保護勒納爾不會陷入過度遇人不淑的自憐及被害感之中。而胡蘿蔔鬚承受著「身為孩子」注定面對這番處境，只能吞忍下一切悲傷與痛苦，然而他並未喪失能動性，強韌地熬過困境。於是到了某一天，他終於能告訴自己：「我已不再是小孩。」宣告脫離母親的支配與掌控。

例　　「魯比克太太：『我說胡蘿蔔鬚，你聽話，去水車那邊幫我拿一斤

奶油回來。』胡蘿蔔鬚：『我不要！』」（判旗──《胡蘿蔔鬚》
第 231 頁）

　　心理層面問題中有很重要的一點，就是當人們跟這些孩子
們相處時，孩子們與支援照顧者之間會發生何種心理作用。若
能知道這一點，支援照顧者就能避免捲入孩子的情緒，避免過
度的消耗。同時照顧者也能透過直視己方的感情，來加深對孩
子的理解，同時也能進一步看清楚，所謂「親子關係失調」絕
非單方面「加害－被害」的關係。以下，我們列舉支援照顧者
一方有可能會產生的心理樣貌來說明。

（一）憤怒與焦躁

我明明是在對你伸出援手耶！

　　如果知道這些孩子成長過程所遭遇的處境，相信任誰的同
情心都會油然而生，並會盡可能想辦法對他們伸出援手。然而，
自己那份想幫助的心情雖然並非虛情假意，但卻在不知不覺之
間察覺到，自己居然被這群孩子惹得焦躁不安、甚至怒火中燒。
社工人員在照料這些孩子時，經常會出現這樣的瞬間，時時會
碰上這樣的場面。

> 例　　「你在那邊幹什麼啊？脹著一張臭臉、雙眼渙散無神……。啊啊，
> 　　　你把人惹火了吧！被人處罰了吧！你聽好了，我雖然不是你的祖
> 　　　母，但還是懂得人情世故的。我不會覺得不方便的，你不是被家人
> 　　　們欺負嗎？」

胡蘿蔔鬚移開了眼神，接著確認母親聽不到這裡的動靜之後，於是他便對瑪莉・納尼德婆婆這樣說道：「就算是這樣又如何？這些跟婆婆你無關吧！你只要顧好自己就好，別管我！」（虯——《胡蘿蔔鬚》第 135 － 136 頁）

　　他人伸出的同情之手，就像這樣遭到無情地回絕。故事內容雖然沒描寫納尼德婆婆遭到胡蘿蔔鬚反咬一口的行徑時，是怎麼反應的，但一般人大概能夠預料她內心的同情，很可能就這樣轉變成憤怒：「真是好心沒好報，臭小子簡直不受教！」

　　周遭人們懷著符合人情世故的善意與同情，但是這些感受跟孩子們長期以來咬緊牙關承受著的憤怒、悲傷、不信任，以及緊抓著不放的矜持情緒之間，卻存在著深深的落差，於是便導致這樣不良的互動反應。這些孩子活在親子關係嚴重失調之中，而當人們理解孩子處境而想伸出援手，孩子與人們之間一定也存在著這樣的內心落差。當然存在這樣的落差是理所當然的，但是問題關鍵不在於此。而是一旦擔負支援工作的一方，若對這樣的落差缺乏自覺，恐怕雙方都會因此遍體鱗傷。

　　因此以這樣的落差為前提，我們進一步來談談還還有幾個要素彼此糾結，以下列舉 5 項。

引發怒氣的五個理由

① （即使明白對方沒有惡意）遭受情不自禁的攻擊

　　前面我們已經提到所謂精神（心智）發展，是一個感覺共有、情緒共有……等等共有的過程。而當孩子在發達早期，便遭受養育者赤裸裸「攻擊性情緒」，他們便會共有這樣的情緒

模式，成為了這些孩子的心情基調，使得他們很容易就出現跟狀況無關的攻擊性態度。譬如碰到了人，他們不去禮貌寒暄，而「反射性地」口出惡言或做出粗暴的舉動。

就像格林童話故事中，那個一開口就會有青蛙從嘴巴跳出的公主一樣，他們並非打從心底對對方懷有惡意或敵意。不過正因如此，當遭受他們那「情不自禁」的攻擊，負責照顧的一方也會反射性地出現憤怒反應。

② （幾乎自然到不留痕跡的）試探行為

由於他們對人不信任與警戒早已扎根許久，因此他們會對人做出各種測試。他們會刻意觸怒他人、讓人暴跳如雷，以此來試探對方是否值得自己安心託付。因此他們從一開始接觸人，便會不時出現這樣所謂的「試探行為」。而這樣的動作卻並非很明確、很刻意的「試探」，更像是融入體內、自然而然便反應出的舉動。而照顧的一方也被這樣的試探左右，內心不由地浮現焦躁與憤怒。

③ 笨拙的愛情索求

他們飢渴地希望得到愛情與親密關係。然而由於他們缺乏一般人被愛、親暱撒嬌得到接納的體驗，因此在追求愛與親暱時，手段便顯得相當笨拙。他們經常沒完沒了、一發不可收拾地對人索求疼愛，反而導致照顧的一方疲累不堪。即使對方想盡辦法努力回應孩子的渴求，但只要稍微有一丁點無法得到滿足，他們便會轉身離去，或馬上變臉採取攻擊，甚至毫不留情地改換別的對象，無論照顧一方付出多少努力，都很難跟這些孩子建立起恆常穩定且深深紮根的穩固人際關係。照顧一方於

是會產生一股徒勞無功之感，或者感覺遭到背叛，內心除了浮現失落與焦躁，有時更會冒出怒火。

不過在此同時，這些孩子不斷追求愛與接納卻無法得到滿足，他們沒能擁有穩定親子關係而懷抱著失落、焦慮與憤怒，豈不正是照顧者自己所嘗到的滋味，一想到這些，或許也就能更深入明白理解孩子們的感情世界。

④ **赤裸裸的攻擊**

照顧者會即刻遭到孩子們的怒火與攻擊。這跟第 416 頁①不同，而是一種赤裸裸，毫不遮掩地朝向自己而來的憤怒與攻擊。這些孩子對於自己的處境與命運，懷著激烈憤怒是理所當然的，於是他們會把這個情感朝向某位自己能夠安心的對象而毫不保留地衝撞而去。他們會因為一些雞毛蒜皮的契機（有時甚至沒有任何契機）整個大暴衝。他們之所以會這樣把憤怒直接用怒火發洩出來，也是由於孩子與照顧者之間，是一種能讓他們放心發怒的關係。然而就算如此，遭怒火波及還是會很難受的，加上人類「內心」的機制，使得人在遭遇他人怒火時，自己也會跟著點起怒火來。結果導致讓照顧者忍不住在內心冒出一陣嘀咕：「你們根本搞錯該發火對象了吧！」

⑤ **重現虐待現象**

有些孩子還會在他人面前呈現出這樣的「虐待現象」。這是孩子刻意把自己與養育者之間所體驗過的負面體驗，（就像故意一般）在其他人之間也引發出來的一種現象。居然會自己主動引發曾讓自己痛苦不堪的體驗，這個舉動看似相當不可思議。然而對人類來說，一個人其實是很難做出自己從未經驗過

的事情。想要跟其他人產生正面積極的體驗，就必須再大量體驗積極正面的經歷，然而這些孩子們卻相當缺乏這樣的體驗。舉例來說，一直以來只會把對方惹火的孩子，（即使他不希望）但仍會不由自主地採取同樣觸怒對方的應對方式。

父母也被迫引發這樣的情緒

正因為這些緣故，因此我們在接觸這些孩子時會被惹得焦躁、弄得滿腹怒火是很自然的，沒有必要因此自責為何無法好好地接納這些孩子。事先知道前因後果之後，只要理智控制自己，不被焦躁跟怒氣等情緒牽著走就好了。如果照顧者能在孩子面前控制好自己的焦躁與怒火，這對那些不擅於自我控制的孩子們來說，將是很好的示範。

同時我們也不難想像，這些孩子們的父母是如何被迫在孩子面前失控暴怒與焦躁。這種狀況在彼此關係較單純的社工人員之間，反而更簡單明瞭（由於簡單明瞭，也就較容易因應），而同樣的現象發生在親子這樣深厚又微妙的相互關係時，那絕對是一段剪不斷、理還亂，糾結難解的愛恨情仇。從這個角度來看，我們也應該對父母有所理解並給予支援。

然而，說得容易做起來難，孩子們的行為舉止有時候會相當偏激，而且情緒一來無法馬上就平息下來。當照顧者日復一日跟他們相處，如何不讓自己的善心因此煙消雲散、如何不讓溫情燃燒殆盡，最重要的一點就是，不要獨自一人把責任扛下。除了可求助於同事跟管理主管，還需要周遭社工人員的支持，並透過團隊的力量來處理因應，如果缺乏這樣的兒童支持體制配套，那只會消磨掉社工人員的意志。

從這一點來說，這些孩子的父母（他們經常處於與社會隔絕的生活中），也是獨自扛著、承受著這樣的孩子。正因如此，他們的親子關係會走到日後如此嚴重失調的地步，說起來其實也是情有可原。

....

　　此外必須留意的是：這些孩子的攻擊性舉動，並不僅限於第 416-418 頁提到的①到⑤項。兒童福利機構由於在人的條件上，跟一般家庭相比尚屬薄弱。孩子們生活在大人無法面面俱到的團體生活中，有不少孩子因此累積了壓力或導致「重現」現象。但不可把這些因環境條件釀成的麻煩，都歸咎於「因為是受虐兒才有的舉動」。

....

（二）孤立

想要自己想辦法自行解決

　　社工人員投注大量心力在照顧這些孩子，不知不覺也會陷入孤立於群體的現象。

例　我跟所負責照顧的太郎弟弟之間，一點一滴建立起關係，也逐漸明白這孩子的心情，而他也對我產生了某種依戀。
　　即便如此，他引起的麻煩仍一樁樁接著來，幾乎每天都會聽到有人報告：「太郎他又做了……。」而且他惹的麻煩還牽扯到其他孩童，因此我們不得不視為機構整體的大問題來解決。當這種狀況日子久了，工作人員之間瀰漫著一股「非得想辦法不可」的氛圍，甚至還

能聽到一些耳語，認為「這個孩子對我們機構來說太難駕馭了，是不是應該委託兒童諮詢所，請他們把太郎送到管理更嚴格的機構去。」

的確太郎這孩子是相當棘手，對負責照顧的人來說可說是費盡辛勞，而我比任何人都更明白這孩子有多麼難照顧。然而這個孩子並非只有這一面，當他在惹麻煩的背後，其實隱藏著若隱若現的美好本質，一想起他過往遭遇的處境，他之所以出現這樣脫序的行為也無可厚非了。所以，或許應該換個角度來看，他只出了這些小麻煩已經算好了吧！若能考量這些因素，花更多方法來輔導，這個孩子一定還有救……。

類似上面這段文字的理解並沒有錯，我們所照顧的孩子除了程度上有些差異，多多少少都有類似這種狀況。不過，如果打算自己獨自想辦法解決，那麼不知不覺之間就會（彷彿母親懷抱著自己的孩子般）獨自把關於這孩子的整個責任扛下來，這恐怕是導致工作人員熱情燃燒殆盡的危險徵兆。

碰到這種狀況，自己會陷入與其他工作人員之間，出現某種孤立的狀態。也就是說，當負責人開始承擔起這孩子一直以來所背負的孤立無援狀態，彼此之間便產生了重要的相互作用，但這樣的孤立卻會剝奪原本照顧者應該保有的游刃有餘，使得讓視野變得狹隘閉塞。

以團隊之力支持關鍵人物

一般而言，在照護機構中的照顧模式，通常採取多名工作人員來共同執行。不過並非是全體人員一字排開地來照料他們，

而是由某個人擔任某個孩子的關鍵人物。（這個人要肩負起自己的責任來照料孩子，因為如果不確立某個特定大人去照顧，孩子將無法感到安心與安全感。）

然而光靠一個人之力，是無法應付這些孩子的。為了避免某個孩子的主要負責人因為太過投入照顧孩子而陷入孤立，團隊合作的運作方式將是關鍵。

必須以團隊的力量來支持主要負責人，接著由整體職員團體來支持團隊，背後還需要機構的管理體制來支撐職員們，最後更需要社區支持這個機構（為了避免機構在社區遭到孤立排斥，這是不可或缺的條件），唯有建構這樣多重保護構造的保護機制，才能確實守護這群孩子。

. . . .

若站在重視家庭式育兒的觀點，很多人鼓勵採取寄養家庭或小型集體式家庭的模式，的確這是很理想的方向，然而對於這些自發展早期就遭遇嚴重養育失調的孩子來說，對他們的照顧光靠「家庭式」還是不夠的。在工作人員較少的集體式家庭模式或寄養家庭，由於接受到的團隊支持與多重保護機制較為薄弱，因為容易陷入孤立或消耗，而導致兒童照顧出紕漏的風險便大增。就因為規模太小，無法面面俱到、提高照料孩子的個個細節。倘若無法構建出比一般家庭更深厚的人際條件環境，那麼起初對這種照護模式的理想恐怕也會跟著破滅。

舉例來說，英國的寄養家庭制度雖然比日本更完備、更落實，但根據統計卻有高達65%的孩子無法在同一戶寄養家庭住超過兩年，並且有10%的孩子輾轉漂泊在多個寄養家庭間，甚至更換過超過9戶寄養家庭。一旦照顧出了紕漏，就將孩子轉交給其他寄養家庭，然後又再度發生狀況，再度換人……現實狀況下就是這樣反覆循環。（川崎等人

2008）親生父母、寄養父母、孩子，這樣一種三角關係，再加上寄養

父母的親生子女，這樣的關係所產生的複雜心理樣貌，讓我們不難想

像兒童案例的問題有多麼棘手難解。

....

（三）工作人員之間的對立

越困難的案例越容易引發對立

　　從以上所述的理由，我們可以明白照顧這些孩子的任務不

該由少數人承擔，而需透過團隊工作及眾多人群的聯手，來關

照這群孩子。然而越是困難的案例，團隊就越容易產生對立，

或者出現合作破局的窘境。就算大家照顧的是同樣的孩子，朝

向共同的目標來合作，但由於工作人員有各自的性格與立場，

理所當然會出現觀點或想法的差異。如果能夠彼此互補，打造

出協調關係是最理想的結果，然而現實中卻不一定都能如同理

想那般順心如意。

　　尤其當孩童引發的麻煩越嚴重，更能夠明顯看出工作人員

在處理因應上的意見差異。其中一個原因是，每個工作人員早

已筋疲力盡，因此缺乏游刃有餘的餘裕。另一個原因是，若能

那麼輕易就找到每個人一致同意的方法，那麼大家也就不必那

麼辛苦了。除此之外，再加上工作人員與孩子之間的心理作

用，甚至會導致孩子周遭的人們產生對立。這些孩子裡頭，甚

至有人會採取某種「對人操弄」的手段，這在《胡蘿蔔鬚》中

也有類似的場景。

胡蘿蔔鬚察覺母親有意辭退那名垂垂老矣的幫傭歐諾麗伊奴，（即使知道這麼做對自己又沒有半點好處），但是他仍舊利用偷雞摸狗的詭計，導致歐諾麗伊奴工作出包，而給了母親解雇他的藉口。（出自「鍋」）胡蘿蔔鬚進入寄宿學校，巧妙地利用舍監，讓那個偏愛某位住宿生的室長，從宿舍裡被趕了出去。（出自「紅臉頰」）

　　在那隨時醞釀著威脅的家庭關係漩渦中，孩子使勁地、盡己所能地進行對人操弄，藉此來想盡辦法守住自己的安全，同時也學會了這樣的操弄技能。此外，對於那些籠罩在父母強力操控與支配下的孩子來說，悄悄地在背後操弄他人，可說是他們用來「勉強確認自己還擁有力量」的一種行為。

　　就如同胡蘿蔔鬚的例子，他們的操弄通常傾向於破壞人與人之間的關係。因為具有建設性的操弄別人較為困難，於是往往會淪為傷害人際關係的操弄模式。如果是屬於明顯用盡心機的操弄模式，恐怕很容易就被人看穿，因此他們所做的行為，經常有一半屬於「無意識的操弄」，他們不自覺就趁勢引發動作，引起後續一連串事態。

　　如果工作人員能夠明白可能會出現這種現象，那麼就有機會避免不必要的對立，避免導致團隊陷入分崩離析。在共同照顧孩童的狀況下，除了直接照顧孩子的人員之外，還需要一個與眾人保持距離、負責總攬大局、能看清楚整體發生何種狀況的人物。

　　這樣的對人設計，在共同生活的環境下很有可能出現在孩子們之間，而導致孩子之間出現隱藏不易見的「支配－被支配」關係，這種狀況是照顧者更需要留意的層面。

7 創傷後壓力症候群（PTSD）所引發的狀況

所謂創傷後壓力症候群（post-traumatic stress disorder，PTSD），是一種人們經歷重大災難而使心理承受巨大的傷害。用比喻來說，就類似一般所說的「失戀導致內心受傷」這樣婉轉的說法。不過在精神醫學意義上嚴格來說，「心因性外傷」，並不是像這樣的「內心受傷」（傷心），而是以下這幾種狀況。

心靈的防禦系統平時也會運作

當身心安全遭到嚴重威脅或面臨極端壓力衝擊下，同時又喪失與威脅搏鬥或逃離威脅的方法時，人在這種狀態下，內心會產生後述的 3 種反應。

這 3 種都是為了在危機處境之下保護心靈的防禦機制。一般而言，只要危機遠去不再需要防禦時，這樣的反應也會跟著消失。不過當這個危機衝擊性過強，或者長期持續、反覆發生，那麼這個反應就會烙印在身心，即使危機已經消失，這樣的反應也會不時發作。由於這是面對「非常事態」下的緊急避難式的反應，一旦在平穩的日常生活中發作，就會淪為不合時宜的混亂現象。

在精神醫學上把這類狀況，視為「創傷後壓力症候群（PTSD）」。

而這樣的心因性外傷所導致的 PTSD，會在（1）記憶（2）

「警醒程度」（arousal level）（3）意識，這三個層面分別出現特異的反應。以下依序進行說明。

• • • • • • • • • •

所謂創傷後壓力症候群（PTSD），是一種在身心遭到威脅的同時，本身完全缺乏對威脅進行防禦的狀況下所產生的現象。具體來說，這類威脅包括戰爭、重大災害、大型事故、遭到兇殘犯罪侵害等狀況。這些都會對生存帶來莫大威脅，而且是以個人之力無能為力去轉圜的事態。而這個症狀之所以常出現在性犯罪被害的案例上，撇開威脅生存不論，是由於這個性侵行為是對身體的一種侵襲，單方面毀壞了身為人類的尊嚴。而父母在養育孩子過程，反覆對孩子攻擊或施加暴力，這對孩子來說也是威脅到身心是否能安身立命的狀況，加上孩子必須依附父母而活，因此他們沒有任何方法能夠逃開或抵抗。也就具備一切會導致 PTSD 的條件。

• • • • • • • • • •

（一）於記憶層面發生的狀況

喚醒栩栩如生的感覺記憶

已經發生的危機雖難以亡羊補牢，但為了預防危機再度發生，大腦所採取的手段則是把危機體驗烙印在記憶中。這種記憶的性質，不同於我們一般日常的記憶（意義記憶），而稱為「創傷記憶」。

我們平時的記憶，會透過某種意義而記憶下來（譬如「事故發生在幾月幾日，地點在某處的十字路口」，用語言在腦海

中記錄下來）。相對於這樣的「辨識性記憶」，創傷記憶則是原封不動地把栩栩如生的影像或聲音烙印在腦海中，屬於「認知性記憶」（把事故景象，像照片般烙印在腦海中）。

　　或許這跟人類的嬰兒時期（感覺運動期），擔任記憶主力的「感覺性記憶（印象記憶）」屬於同樣的類型吧！因此我們可以這樣解釋：原本隨著大腦辨識的發達而消退的感覺記憶，在碰到非常狀態時會趨於活躍。由於是感覺性記憶，因此能夠喚醒栩栩如生的實際感受與現實性。然而雖然記憶很強烈，卻很難用語言來表達（因為不屬於意義性記憶），也就會呈現無法用語言描述的狀況（如果能夠把這段記憶化為語言，反而較容易跨越難關）。

　　把危機性體驗「烙印在記憶中」，可視為一種預防機制，一旦下次碰到類似狀況的徵兆，就能夠迅速察覺，而得以及時避開。當碰到類似的狀況，或者某種刺激性場景會導致這類狀況時，這些狀況等於是導火線，而記憶會自動回想起並敲響警鐘，是一種安全防護機制。

. . . .

　　某人曾經在叢林中遭到猛獸襲擊，九死一生。自此之後只要一看到茂密的森林，這樣的體驗就會隨著恐怖，並血淋淋地再度浮現腦海。因此這個人就不會再誤闖叢林，也能避開遭到猛獸襲擊的風險。如此一來，就能達到預防的效果。不過，如果這個人只是看到幾棵樹就產生同樣的反應，則會對日常生活帶來各種妨礙，這種狀況就稱為 PTSD。

. . . .

這樣的記憶即使隨著時光流逝也不會淡化，反而會長期殘留，並喚醒面臨這段活生生、血淋淋的體驗時所產生的激動情緒。這樣的安全防護機制，若很快就淡化，將無法發揮功效，若無法喚醒活生生的恐怖感受，就無法敲響警鐘。但是當記憶的安全防護機制發揮過度時，則會演變成創傷後壓力症候群（PTSD）的常見症狀，「回憶重現（flashback）」與「迴避」。

「回憶重現（flashback）」現象

　　外傷記憶雖然屬於預防危機的安全裝置，但是對於可預見卻無法避免的危機，無法發揮預防功能，而且只會一味導致記憶更深刻。即使實際生活已經恢復安全，預防裝置卻仍沒能解除、持續啟動著，彷彿太過敏銳的警報裝置般，不時會誤觸似地，導致人會因為一些輕微的刺激，就再度喚醒以往的體驗，讓活生生血淋淋的經驗再度浮現腦海。由於記憶太過強烈，彷彿就像發生在眼前，於是引發了恐慌反應。這種現象就稱為「回憶重現（flashback）」。

例　為了練習游泳，我帶領太郎來到游泳池，突然間他卻陷入激烈的恐慌狀態。我不得已只好把他帶到保健室休息，但是他的反應卻沒能立刻平復下來。我翻閱了兒童諮詢所的調查紀錄，才知道他曾經遭受體罰，經常從頭到腳被淹溺在浴缸中。這成為他的創傷記憶，一旦泳池的水面映入眼中，就會誘發出當時的記憶。

　　有時候我們能夠推測出什麼是導火線帶來刺激，但也經常搞不清除孩子被什麼刺激，當孩子發生「回憶重現」現象反應

時，周遭的人總是丈二金剛摸不著頭緒。當孩子毫無理由就突然陷入激烈的不安與混亂時，就必須考慮他們有可能是發生了「回憶重現」現象。

迴避

孩子會事先採取行動來避開糾結著創傷體驗的場面或狀況，這舉動就稱為「迴避」。

> **例** 太郎總是討厭洗澡。原本以為他是討厭澡盆，但又能發現他會避免經過浴室附近。後來我才知道，他從前經常在浴室遭到體罰。

孩子強烈討厭某些事物，或極力避開某些狀況，這通常就是「迴避」症狀發生反應。他們避開會引發討厭的記憶的事物（每個人或多或少都有類似的反應），是一種保護心靈的方法，但也同時是「回憶重現」的症狀，假如孩子為了防範於未然，導致反應太過於極端，把周遭的各種事物都當作迴避對象，那麼恐怕會對日常生活造成障礙。

（二）於「警醒程度」（arousal level）層面發生的狀況

驅動「警醒程度」高低來因應危機

所謂警醒程度（arousal level），講得直白一點就是對外界刺激的敏感度與反應的高低。

我們會維持著適當的警醒程度與外界接觸，而當遭遇危機

狀況時，身心機制會驅動，讓警醒程度從普通的水準，一口氣提高以對抗危機。這是為了提昇敏感度、提高注意力，反應性也變得亢進，以盡早採取因應行動的防禦機制。舉例來說，就像暴風雨襲來時，人的神經會緊繃，驅動全身的力量，採取對抗狂風暴雨的姿勢。

一旦碰到危機狀況凌駕於上，個人無法完全抵抗的狀況時，相反地身心則會發揮機制，降低警醒程度，以熬過危機。這時敏感度會變得遲鈍，注意力與現實感也降低，反應也變低下，呈現一種麻痺狀態來撐過危機，是一種防禦機制。舉例來說，就像面對狂風爆雨，人會蜷縮起身體、摀住耳朵眼睛、採取守勢等待暴風雨從頭頂離去。

然後當暴風雨結束，無論是上升的警醒程度或是降低的警醒程度，都會回到往常的水準。

「警醒程度」保持高水平的孩子、維持低水平的孩子

當孩子處在親子關係失調之下的危機中，這樣的防禦系統就會自行啟動，但是卻很少能夠順利運作。由於他們所遭遇的暴風雨，強烈到孩子無力與之對抗，而且一旦散去還會再度捲土重來。每一回孩子的警醒程度會反覆地提高或下降，日後就算暴風散去、恢復平穩的生活之後，有些孩子仍維持著過高的警醒程度，而有些孩子則會陷入低下的警醒程度。

一旦警醒程度維持在高水平，人就會變得情緒高漲，會特別敏感、過動、無法靜下來（讓人會以為是 ADHD，注意力不足過動症）、容易興奮、並且有睡眠障礙。而警醒程度維持低下，情緒則會低潮，出現注意力遲鈍、缺乏進取的欲望與活力、

表情呆滯、缺乏元氣、抑鬱。而這種狀態經常會混雜發生在同一個孩子身上。

（三）於意識層面發生的狀況

將體驗跟自己分割開來

　　我們通常會懷著「自己」這個意識生活。這個名為「自己」的意識世界，通常具有一貫的連貫性與統整性。每日的生活就像昨日、今日、明日般物換星移，雖然不會發生兩次完全一模一樣的體驗，但是體驗這些的自己，仍依舊是原本的自己（昨天的自己跟今天的自己，並非分別的兩人）。

　　此外，自己在意識世界中體驗的一切，確確實實是自己所體驗的，而這個體驗世界並非一幕一幕、散亂分離的世界，而是具有一貫的連續性（昨天的世界跟今天的世界並非兩個分別的世界）。於是「自己」跟「體驗」就在意識之下連結成具有一貫性與連續性、表裡一致的狀態。

　　而在身心安全遭到極端威脅的狀況下，由於這樣的危機「體驗」太過嚴酷，恐怕連「自己」都會瀕臨崩潰毀壞。為了從這殘酷的「體驗」防禦保護「自己」，內心的機制就會啟動功能，產生一種反應，把原本表裡一致的「體驗」跟「自己」切割開來。這樣的反應並非是刻意而為之，而是像電流過大狀況下，漏電斷路器會自動切斷那般，出現自行啟動防禦系統的反應。這樣切割的狀況，在精神醫學上稱為「解離」。

　　這也是一種面對危機狀況的防禦反應，但如果人身處安全的日常生活也發生這樣自我切割狀況，那就等於是 PTSD 的症

狀了。從現實世界中切割了什麼、如何切割，解離會有各式各樣的模式。

「解離（dissociation）」的呈現模式

① 意識的解離

用更直白的形容詞來說，就是人們所說的「意識飛散」、「心不在焉」這類的現象。不過意識並非如同失魂落魄那麼嚴重，而是確實保有意識，雖然眼睛在看、耳朵在聽、身體在動，但是自己的意識卻像是從眼前的體驗中，飛往別的地方去的精神狀態。

....

若程度較輕微的話，是人們日常生活也會發生的現象。譬如在無聊的課堂上，雖然人坐在教室中，心思卻早已飄到下課後的約會，課堂內容壓根兒聽不進耳朵裡去，突然被老師點了名，才整個回過神來。這也是廣義的「解離」。我們每個人都具備這樣的能力。這個現象是由於眼前的體驗刺激較薄弱，因此意識便飛往別的世界，而陷入心不在焉的狀態。

....

而精神醫學上的解離，則與上面的狀況相反，由於眼前的體驗刺激太過強烈、太過具破壞性，因此發生意識飛散的現象。以前面的例子來說，意識是飛往約會的世界（體驗幻想世界），而這裡的意識則是陷入完全空白狀態（體驗歸零）。

例　某天次郎沒來由地大怒，突然用拳頭就把窗戶給打破，一度造成騷動。於是我把他叫到工作人員專用房間，對他諄諄教誨、循循善誘：「打破玻璃不但會傷了你自己，也可能危害到大家，以後不要再這樣做啊！如果你覺得不開心的話，可以來職員室說給我聽，讓我們一起思考該怎麼解決。」然而他看似比往常更乖順地聽著，但其實什麼反應都沒有。當我高聲問他：「你有聽到嗎？」他便一副回過神來似地點頭回答「嗯」，但是當我問他：「那你說說看我剛才說了什麼？」他卻一個字都答不出來。

　　上述狀況很有可能就是發生了解離反應。一直以來，次郎只要犯了一點小錯，就會遭到父母的大罵怒斥，同時還伴隨著體罰，而在這樣的體驗之下，他或許就是透過「解離」來熬過痛苦的吧！

　　社工人員當然不會對孩子們大聲斥責，而是以溫柔的口氣循循善誘，但是同樣屬於「做錯事後，站在大人面前」這似曾相識的場景，有可能讓他們自動引發出解離現象。PTSD中的解離，通常就出現在這種狀況下。而這樣的解離現象，如果會因為些微契機，也可能會反覆發生，這種狀況在精神醫學上稱為「解離性障礙」。

· · · · · · · · · · · ·

防禦反應的解離，恐怕會帶來惡性循環。由於孩子陷入解離時反應較遲鈍或貧乏，反而會進一步觸怒大人：「我明明都在罵人了，結果他壓根兒沒聽進耳裡去！」、「我都已經這樣處罰他了，他卻依舊厚著臉皮毫不在意。」

若在性虐待的狀況下，當事人沒有任何反應，則很容易被人先入為主

地以為「他沒有拒絕或抵抗，表示他本人也是同意的」，並因此進行合理化（即使對方同意，但是對兒童施加性虐待就是犯罪）。

．．．．．．．．．．．．

當意識飛散，這類「心不在焉」、「心神恍惚」的解離狀況更嚴重一點的話，整個意識會完全與外界隔絕開來，甚至對刺激的反應或行動全都消失，整個人呆若木雞地坐著或躺著，陷入彷彿意識障礙的狀態。這在精神醫學上稱為「解離性昏迷（恍惚）」。大多數的案例發生在遭受某種巨大壓力衝擊的狀況。

② 感覺解離、知覺解離

人的意識並沒有全部飛散，只有特定的知覺或感覺，從「自己」身上切割開來。譬如感覺不到痛或觸覺、聽不到聲音、眼睛看不到東西等等。由於知覺或感覺是「體驗之窗」，也就是說當人碰上無法忍受的體驗時，就會關上這扇窗。

③ 動作的解離（轉化症狀，conversion）

這是指特定的身體動作能力從「自己」身上切割開來。譬如無法站立、無法行走、發不出聲音等等，呈現出動作麻痺的狀態。等於是拒絕面對現實，或對現實放棄，於是產生了這樣的反應。

④ 記憶的解離

這是指把體驗過的記憶從「自己」切割開來。從精神醫學來說，稱為「解離性失憶」，一般俗稱「喪失記憶」。囊括的狀況有：只脫落了某段特定的記憶，也有些案例則把過去的一

切生活記憶忘光，陷入一片空白的狀態（廣泛性失憶症）。當事人會把自己無法接受的體驗、充滿痛苦的體驗，從記憶中切割開來。

⑤ **行動的解離**

也有一種解離，是把行動從「自己」身上切割開來。最常見的模式就是，人突然毫無理由就從家中消失，隔了兩三天後才被人發現，出現在遙遠的城鎮閒晃，在通報下得到保護。這在精神醫學上稱為「解離性遁走」。看起來就像離家出走，但是他並沒有目的性，而且完全不記得自己這段期間的行動。從「遁走」這個詞就能顧名思義，當人碰上充滿壓力的狀況，便不管三七二十一先逃走再說，就是這樣的反應機制。

⑥ **現實感的解離**

意識雖然和體驗連結在一起，而這種解離，則是從體驗中脫離了真實的感覺。這就類似從過濾器過篩般的體驗，讓自己對體驗缺乏實感，或者感覺整個狀況就像他人的事（● 審定註：現實感喪失，derealization），甚至還有把「自己」這個感覺切割開來的情形（感覺自己不像自己）。這終究還是為了將自己從痛苦體驗保護起來所發揮的作用，在精神醫學中稱為「自我感喪失（depersonalization）」。

⑦ **人格的解離**

這是「自己」本身分割為複數的個別人格，在精神醫學上稱為「解離性認同障礙（DID）」，也就是過去所謂的「多重人格」。一般認為，這是由於遭到養育者性侵害或遭到嚴重暴

力，或與這類體驗相關，因此以下將以較多篇幅來詳細說明。一個人之中有複數的人格共存，這些人格會輪番出現，這個現象雖然聽來很不可思議，那麼為什麼這樣的症狀會因為發展早期遭遇養育失調而發生呢？我們可以如下說明。

原本養育者應該愛護著自己，結果沒想到卻淪為威脅自己的存在，這樣充滿矛盾的體驗讓孩子搖擺在「渴望依存父母」又「害怕父母」之間，讓他們飽受摧殘，內心糾葛剪不斷、理還亂。為了避免這樣的糾葛導致心靈遭到撕裂，孩子會在意識中把「自己」切割成其他的個別存在，這就可能導致解離性認同障礙（DID）。

無論多麼極端的親子關係失調，通常父母絕不是一面倒地只會加害孩子，有時候也會對孩子和顏悅色，同時也並非完全不照顧孩子。有時候也是溫柔有加。因此在孩子的心中，父母的形象便會兩極化為「可怕的父母」與「善良的父母」。

而為了因應這樣的狀況，於是孩童也對「自己」產生這樣的兩極化分割。舉例來說，孩子會這樣告訴自己：「現在慘遭修理的不是真正的自己，而是不乖不聽話的小 B。因為小 B 是壞孩子，被打罵也是沒辦法的，爸媽責罰小 B 是理所當然的。而乖孩子小 A 才是真正的自己，因為小 A 是好孩子，爸媽才會對我溫柔，才會重視我……。」

人類的幼兒期到兒童期，是形成「自己」這個自我意識的過程，而這個「自己」就這樣分裂成「乖孩子小 A」跟「壞孩子小 B」。本來所謂「人格」，就有善良的一面，也有惡劣的一面，而且會醞釀著矛盾與對立，整體都是一個自己，結果卻被切割成 2 種不同的個別人格。

人類在嬰兒時期會萌生「自己」這樣的意識（自我意識），隨著發展會透過跟周邊的關係，以獲得統整人格性的人格認同（自我認同），這是形成定型人格的過程（所謂「認同障礙」就是指這個過程發生障礙）。

然而當形成人格的過程，遭遇了嚴酷的關係失調時，人們將無法接受這難熬的「體驗」是自己的體驗。而會把這當作他人（壞孩子小 B），於是產生了一種保護內心的機制。一旦透過這樣的機制形成人格認同，將無法把自己的多樣面或各種體驗統整成一個人格（自己），而會出現乖孩子「A 人格」及壞孩子「B 人格」等複數「人格」，朝向分裂的自我形成。這些「人格」開始各自為政，採取各自的步調，也就是成為「解離性認同障礙（多重人格）」

「解離性認同障礙」，大多會由數個人格輪流出現。人格解離，或許是為了要消除內心的糾葛吧！

我們每個人都希望自己是人見人愛的好人，不過內心光只有善意，是活不下去的，所以同時也會想要滿足一己之私。由於兩者是彼此矛盾對立的願望，於是就會產生糾結。我們就是這樣勉強在內心各種糾葛中，彼此妥協讓步地生存在社會中。

不過，如果是像小說《化身博士》（史蒂文生著）中的雙重人格，那麼內心糾結就會消失。處在善良的基爾醫生人格時，只要滿足了良心就好，也不會產生欲望的糾結。而出現邪惡的海德先生人格時，就只要一味追求欲望就好，不會因為良心不安而糾結。

一旦學會這樣從「自己」切割開來的機制，每逢遭遇重大

的糾結時，就很容易分裂成個別的人格，以消除內心的糾葛。
舉例來說，一旦發生了愛與怨恨的糾結，就會分裂成「隨時隨
地充滿愛的人格」C先生，以及「瀰漫怨念仇恨的人格」D先生。
倘若內心那個「想要依賴人的心情」與「渴望自立的心情」相
衝突，就會分裂出「愛撒嬌的幼兒人格」E先生，以及「獨立
自主的人格」F先生。為了避開各種糾葛，於是可以預想到人
格就此多重化。

　　從這個機制來看，所謂多重人格可以看成一種，為了避免
遭到巨大糾葛而撕裂內心的手段。對於身處強烈關係失調處境
中，被迫面對過於強烈的糾葛的人來說，產生這種現象也無可
厚非。這也是另一種生活方式。

　　但問題在於，這會破壞了日常生活，打亂對人關係的一貫
性與連續性，而輪番出現的人格中，一旦包含了某個行為脫序
出軌的人格而導致糾紛，這才是一大問題點。如何讓這種狀況
得到折衷與妥協，是照顧上的重點。

8　該如何因應創傷後壓力症候群（PTSD）

　　以上這些屬於「創傷後壓力症候群」的各種症狀，基本
上必須仰賴精神醫療與臨床心理的專門性治療，然而這些症
狀原本是為了保護心靈的機制，後來演變成常態，時不時就
發生啟動失誤，要治癒並沒那麼容易。治療的難度有多高，
大概就跟治療過敏疾病這類，為了保護身體所引發的免疫反
應一樣困難吧！

專家也坦承反覆的「回憶重現」（flashback）現象及重度解離性障礙，並沒有特效藥等級的即效療法。包括 EMDR（眼動減敏與歷程更新治療）等心理治療技法、對症下藥的藥物療法等手段雖然不斷進步，但是依舊不是萬能。只不過由於專家熟知這些現象是怎麼一回事，所以能夠不慌不忙、不焦躁、有耐心與毅力對復原給予支持。

了解因應方法的好處

每日生活上的照顧最重要的一點是，必須明白有可能會發生以上這些現象，理由有二：

首先第一點是，如果能事先明瞭，當碰上孩子的「回憶（情緒）重現」（flashback）現象、迴避與解離現象時，就不會感到困惑與混亂。即使要治療這些症狀很不容易，但是只要能夠理解其中的理由與含意，就能夠冷靜以對。

另一點是若能事先明瞭的話，就能避免誤解發生。若要舉具體的例子來說，當發現以下這些行動時，假如不明白這有可能是心靈外傷的症狀，就可能導致因應方式錯誤。具例來說：

＊冷不防就開始喧鬧、突如其來地暴跳如雷→「回憶重現」
＊總是對某種狀況避之唯恐不及→迴避
＊缺乏幹勁、恍恍惚惚、不活潑→「警醒程度」低下
＊無法平靜下來、好動、很快就會情緒高張→「警醒程度」亢進
＊就算叮嚀他卻總是心不在焉、重要的內容總是左耳進右耳出、
　聽不進心裡去→意識解離

＊事情顯而易見是他本人所為，卻堅稱自己完全不記得→意識
的解離

　　一般而言，這樣的行動如果出現在共同生活的場域或教
室裡，大人通常必須叮嚀孩子，有時候還必須給予斥責。不過
如果這些屬於心靈外傷的症狀，大人不經心的叮嚀或斥責，不
僅沒能對症下藥、偏離重點，恐怕還會導致事態進一步惡化。
因此照顧者腦海能不能心生懷疑：「這孩子該不會有心靈外傷
吧？」就顯得相當重要了。
　　「回憶重現」現象之所以引爆，大多是因為聯想起過去某
種體驗的刺激，總之必須先讓孩子離開現場，帶到安靜的房間
裡休息，等待他們冷靜下來。若能推測出引爆的導火線，今後
就能想辦法避開這些狀況。解離，同樣很容易發生在某種刺激
或壓力之下，因此必須探索背後到底暗藏了什麼樣的壓力。

腳踏實地的生活層面照護，才是最佳治療

　　一般機構與寄養家庭裡並沒有治療方面的專家，因此要直
接治療創傷後壓力症候群（PTSD）難度較高，也沒有必要。但
是，我們並非對任何事情都無能為力。即使沒有直接性地治療，
只要在日常生活上給予孩子安心與深刻的信賴，他們的症狀就
能減輕。
　　創傷後壓力症候群的「必要條件」是過去的創傷體驗，但
並非光是如此就會產生。有不少案例是由於眼前的不幸感受、
磨難無人知的感受，以及當前生活的壓力形成了「負荷條件」。
　　假如沒能培養出對當前生活的充實感，以及對人際關係的

安心與信賴，那麼即使耗盡所有精神醫學或心理學上的治療程
序，最後恐怕依舊成效不彰。腳踏實地的生活及堅實照護，才
是最要緊的，可以說沒有比這更好的治療方法了。

9 發展層面的問題所引發的狀況

孩子與大人的密切交流，以養育者為軸心，這會成為孩
子成長的精神糧食。我們已經在發展障礙的章節提過，一旦
孩子那一方交流能力不足，會產生何種發展遲緩與偏斜（請
參考第 II 部）。這樣的交流是相互且雙向性的，因此養育的
一方，若是這方面的能力出現不足或不全，也很容易導致發
展遲緩與偏頗。

這些特徵跟有發展障礙的孩子之間有不少重疊之處，因此
必須具體思考這些孩子在發展上的問題。育兒失調，會依照孩子
發展的時期、程度上的不同而有所不同，問題嚴重程度也大異其
趣。以下，我們將回顧第 7 章所述的精神（心智）發展的路程來
進行思考。

（一）嬰兒期

發生育兒失調最大的高峰，出現在嬰兒期。因為照顧嬰兒
需要花費功夫與時間，還必須有毅力，而且嬰兒一刻也不能等，
對養育者來說在缺乏身心餘裕的狀態下，就很容易感到受挫、
內心觸礁。當育兒一開始就受挫，很容易就這樣陷入惡性循環，
不知不覺間就淪陷在嚴重的親子關係失調的境地。

嬰兒照顧（mothering）極端不當時所發生的狀況

照護嬰兒的內容包括給寶寶奶喝、給寶寶換尿布等，維持生存與健康的身體管理，而身為父母可不止如此，有時候還必須給予孩子情緒安撫般的照料。在這樣的照顧下，孩子無論身體或情緒上，身心就能扎根在（翻譯成大人的話就是）「自己受到保護，周遭的世界讓人感到安心」這樣的基本信念上。

此外，透過照護嬰兒過程，反覆給予寶寶適當的身體照顧，嬰兒自己的身體感覺就能開始進行分化與大人共有的身體感覺。當嬰兒被大人哄睡，相看倆不厭的感情累積，透過這樣的彼此相互交流，包括喜怒哀樂等情緒也會跟著分化與共有。這就是嬰兒期。

一旦照護嬰兒陷入極端不適切的境地，就可能會產生底下這類發展遲緩與偏廢的狀況，也成為這些孩子們的特徵。

（1）**對周遭的世界與人們沒能培養出基本的信賴感與安心感。**
（2）**身體感覺沒能充分分化、也沒能充分統合。**
（3）**情緒也沒能充分分化、統合，導致情緒不安定且容易陷入混亂。**

我們的關係能力基礎，在嬰兒時期就成形，這個時期碰上養育極端缺失的狀況時，在上面提到的（1）～（3），人際在精神醫學上稱為「反應性依附障礙症（reactive attachment disorder）」，會在對人關係上形成嚴重困難。就像以下的狀況。

何謂「反應性依附障礙症
（Reactive Attachment Disorder）」

　　對人際關係的發展，會依照孩子所具備的渴望，與人接近與交流的深刻渴求，並對養育者產生接近與交流的反應等發展開來。而當孩子們這樣的渴求，也就是「依附的力量」因某些狀況而天生孱弱，那麼在對人際關係發展上就容易出現遲緩或容易受挫。這樣的狀況最明顯的例子，譬如類似「自閉症類群障礙（ASD）」這樣的發展障礙。

　　相對來說，假使孩子那一方擁有相對的依附渴求能力，但是養育者一方卻在接近與交流上出現反應缺失，那麼同樣也會導致孩子發生對人關係的發展遲緩與受挫。這就是「反應性依附障礙症（Reactive Attachment Disorder）」，這樣的發展障礙更為複雜，也更容易陷入膠著與困難。

　　當交流缺失的模式很混亂，會隨著養育者當下的狀態而出現不同的結果。有時候孩子會作出適當的反應，有時候卻又變得狂暴，具有攻擊性，有時候甚至毫無反應，這是因為孩子長期處在大人不安定且態度不一致的緣故吧！由於這些因素導致的混亂相當嚴重。

　　這種狀況結果會導致孩子們與生俱來的依附力量變得扭曲，於是產生多種狀況：包括對他人依附性的接近，懷著極端強烈的不安、緊張與警戒，並妨礙了他們人際關係的形成。或者孩子會絲毫不考慮對方的狀況（甚至是毫無警戒地）就接近對方、渴求依附，而貼近方式太過火並且只是單方面一頭熱，因此無法形成穩定的人際關係，甚至有些孩子身上會出現以上兩種狀況混合的情況。前者稱為「抑制型」，而後者稱為「脫抑制型」。

另外有不少案例是，孩子原本接近人的能力就較弱，加上養育者的反應缺失又更雪上加霜，雙重負荷下導致孩子出現反應性依附障礙症。由於育兒是親子間雙向的關係，這樣一來便陷入「雞生蛋、蛋生雞」的惡性循環中，容易導致嚴重的人際關係障礙。

（二）幼兒期

這個時期孩子必須開始訓練上廁所等學習，也就是家長要開始「管教」孩子。而這個時期也是出現親子失調的一大關卡。管教孩子是需要耗費毅力、工夫跟時間的，而且還不一定輕易就能稱心如意，而孩子本身又會頻頻出現個人的「自我意識」。要突破這個關卡，養育者必須擁有心靈上的餘裕。

然而有很多案例卻是，明明親子之間在嬰兒時期沒問題，但一進入幼兒期後就突然陷入失調。管教，必須以嬰兒時期所打下的親子和睦牽絆為基礎，倘若這個基礎在嬰兒時期就沒能充分奠基，那麼一旦進入幼兒期，失調狀況就會浮上檯面。

透過管教來培養意志力

管教的目的，是要培養孩子從身邊一切事物中達成自立，而在精神（心智）發展上的意義可不僅是如此。透過管教，幼兒便開始學會「自己身邊有各式各樣的約定俗成與規則，這些很重要」這樣的感覺。也就是規範意識的萌芽。隨著意識的萌芽，孩子開始配合社會的約定俗成與規則，來培養自我控制衝動與欲望的能力，也就是培養出「意志」的力量。透過這些，

孩子們終於開始邁向「社會性存在」之路。

　　一旦大人對孩子的管教採取草率、放牛吃草的態度，當然會損害他們的意志力的形成。相反地，太過嚴厲且高壓的管教，也是同樣的道理。所謂意志，必須是發自內心、具備能動性的自行管控力量，高壓式的管教，卻是來自外在的控制，會剝奪孩子的能動性與自發性，而妨礙了孩子意志力的發展。

- - - - - - - - - - -

　　人們有時候會誤解，「意志力」跟「忍耐力」其實是兩種不同的東西（請參考第 8 章－ 10）。所謂忍耐力，是一味壓抑衝動或欲望、承受壓力等這樣的「被動性力量」。這樣的力量無力去苛責或滿足衝動欲望，也無法跨越壓力。相對地意志力則是一種能夠自行控制衝動、欲望，能夠面對壓力的一種「能動性的執行力」。因此管教最要緊的，就是不可把這兩者混為一談。強制性地忍耐，會妨礙能動性，更甚者會損害意志力的培養茁壯。父母原本打算管教孩子，卻陷入「虐待」孩子的境地，經常都是由於他們對這兩者有所誤解。

- - - - - - - - - - -

沒培養出意志力所導致的問題

　　孩子意志力形成狀況遲緩，或自我控制力的薄弱，具體會出現以下的模式。

（1）無法用自己的力量能動性地控制當下的刺激、欲望跟衝動。
（2）凡事總是三分鐘熱度。就連自己所渴望的目標，都無法一步一腳印地投入，嚴重缺乏持續力跟執行力。

（3）無法遵守簡單的約定或規則（即使內心明白這些內容）。

（1）～（3）出現的現象往往很容易被混淆成 ADHD（注意力不足及過動症）所造成的舉動，而在實際動作的診斷，有不少孩子的狀況也達到 ADHD 的水準。

這個問題通常會隨著孩子進入兒童期，開始進入學校就讀之後，障礙越來越明顯。有些孩子無法融入團體，或者即使融入團體了卻頻頻惹麻煩，以下說明會有那些狀況。

（三）兒童期（校園中發生的問題）

未能培養紀律感

兒童期是孩子在學校，開始展開社會生活的時期。為了能夠加入社會性、共同性的團體生活，人們必須隨著年紀具備以下 3 項能力。

（1）**對人的信賴與安心。**
（2）**重視約定俗成與規則的感覺。**
（3）**能夠自我掌控的意志力。**

這些孩子之所以會在學校這樣的共同生活中引發各種糾紛，是由於他們大多沒能得到相對應的養育。

他們時常引發的一種麻煩，就是很容易跟周遭的規則與約定脫節。除了因為他們的自我管控能力差，還加上他們沒培養出對規則與約定的重視感。他們歷經高壓性的成長過程，有不

少孩子懷著負面的感覺：「約定跟規則是用來責備自己、懲罰自己的東西，是用來折磨自己的東西。」

此外，由於父母會隨著當下的情緒反應，因此對孩子同樣一種行為可能會產生不同反應，有時候父母會容許他們這麼做，有時候卻會對他們臭罵一頓，由於孩子自幼對規則缺乏一致性的體驗，導致他們的規範意識沒能扎根。

無法重視遣辭用句

語言，也是人類所孕育出的社會性規則，而這些孩子雖然懂得字句詞語在語彙或文法層面的意涵，但是很多人卻未能培養出重視「遣辭用句」的感覺。

例　某一天發生一起騷動，三郎揮拳打破了玻璃。我把他叫來工作人員辦公室，對他諄諄教誨：「打破玻璃不但會傷了你自己，也會傷了別人，所以以後別再這樣喔！如果心裡感覺有怒火，就來找我們職員談談。」他一邊點頭一邊聽著，最後我們向他確認「你可以重覆剛才我說了些什麼嗎？」他也能好好地覆誦出來。

「好，以後你要這樣做喔！」、「我知道了。」

然而到了隔天，再度傳出玻璃碎裂的聲響，我們跑去一看，又是三郎的傑作。在此之前，他已三番兩次作出同樣的行為，大家都說：「三郎無法把話聽進腦子裡去。」、「他的語言感覺沒能扎根。」這讓負責的社工人員傷透腦筋。

這些孩子們時常遭到大人命令、逼迫、責備，因此總想盡辦法找藉口、或扯謊逃避，因為這些孩子大多數都經歷過，把

語言當成「人類彼此操弄的道具」的狀況。此外，這些孩子只學會用語言來「撐過一時是一時」。在這樣的狀況下，無論他們自己說話或聽人說話，對話語的態度都是相當草率隨便的，缺乏對語言的珍視感（若硬要提升到「言靈」層次是有點誇張，不過兩者其實有異曲同工之妙）。

> 例 「就算遭遇再怎麼殘酷的對待，說謊都是不對的」那位替他取名字的比耶爾爺爺懇切地說道。——「這是很糟糕的缺點，而且又沒什麼用，因為不管發生什麼狀況，一個人又哪會事事皆知。」「沒錯！」胡蘿蔔鬚回答道——「但是，已經來不及了」》（出自「胡蘿蔔鬚的相簿 8」《胡蘿蔔鬚》第 248 頁）

攻擊性脫序的惡性循環

　　另一個大麻煩，就是孩子會出現暴力或攻擊性的語言衝突。如同我們在「心理層面的問題」（第 15 章－ 6）中所提到的，他們內心經常是充斥著憤怒與攻擊情感的。這雖然也無可厚非，但是問題是他們對控制情緒的力量太薄弱。因此一旦發生一點雞毛蒜皮的小事，他們就會像鬥雞一樣，出現攻擊性的脫序行為。
　　由於以下的理由，這些狀況很容易陷入惡性循環。

（1）**養育者會想方設法要矯正孩子們的這些行為，這些努力卻是招來對孩子體罰的反感，或者覺得無能為力，舉手投降放棄。當大人對孩子的「難以駕馭」懷著強烈的否定態度，也就讓親子關係失調狀況雪上加霜。**
（2）**就算孩子離開關係失調的家庭空間，移轉到學校，學校也**

沒能成為孩子能夠安心的地方。由於學校也淪為讓孩子被周邊人們孤立、遭到指責斥責的空間，他們身心無法安住，反而讓挫折感愈演愈烈，導致逼迫他們在學校行動更不適應於團體。

　　這讓孩子本身對自己懷有自我缺失及自我否定的感覺越來越強烈。原本他們的自我控管能力就較薄弱，結果無論是學校要求學童學會的各種技能，還是跟朋友開心玩耍，沒有一件事情順遂。除此之外，學校是個學習規範行動的地方，他們卻頻頻出現脫序舉動，結果不斷受到周遭大人的指責與怒斥的緣故吧！

　　由於強烈的自我缺失感及自我否定感，一旦他們失去自尊情感，就會自暴自棄地認為「反正我就是這麼糟糕」，恐怕將不再努力嘗試去自我控制，或者不再有意願遵守規則。一旦陷入這樣的境地，將沉淪到更巨大的惡性循環中。

　　那麼我們該如何培養孩子的自我控制能力呢？關鍵就在孩子們所面對的重大課題，這一點可以參考前面有關 ADHD（注意力不足過動症）支援所談到的照顧方式（請參考第12章－5）。

與智力不相襯的學業成績低下

　　孩子在學校裡還有另一個問題，那就是有不少人出現不符合智力的極端學業成績低下狀況。有時候甚至嚴重到讓人懷疑，他們是不是患有「學習障礙」（請參考第 12 章－ 2）。關於這一點，有可能是以下幾點理由。

（1）由於這些孩子缺乏能夠靜下心來，專心學習的生活條件與環境。因此不僅無法培養學習習慣，甚至也沒有主動學習的意願與能力。

（2）由於他們的經驗中嚴重缺乏「大人給的是好東西、是能帶來幸福的東西」的經驗，因此他們不會把讀書學習，視為對自己有益處的事情。有些孩子聽到大人要他們「快！去讀書」，就會感到「大人又要逼迫我做痛苦的事了」，甚至有孩子連身體都會出現抗拒反應。

（3）要達到基礎學識能力，必須經過一番持續的反覆學習，而這些孩子們並沒能培養出充分的自我控制能力，也就是缺乏「意志力」。要他們連續 40 分鐘、50 分鐘在課堂上專心聽課，幾乎是難上加難。

學業成績低下對這些孩子來說，是相當嚴重的問題。因為以現行制度上來說，這些孩子如果在中學畢業後仍要在機構中設籍接受照顧，那們他們就必須升學就讀高中，但這樣一來他們就會碰觸到學識能力上的高牆。而且處境越是艱難的孩子，就越容易在其他層面上面臨到種種困難與障礙，他們不但需要長期治療到讀高中的年紀，甚至在那之後還需要一段很長時間的治療與照顧。此外，在現代的日本社會，若連個高中文憑都沒有，恐怕很難在社會上找到工作，對這些原本生活條件就已經不佳的孩子們來說，這將是雪上加霜的不利條件。

（四）性的問題

這些孩子在發展問題上，有一項稱為「性化行為（sexualized

behavior）」。指的是他們會出現不符合年紀、不自然且不適當、帶有「性色彩」的行動。經常可以看到的有以下幾種：

* 習慣性地黏著他人、說話的時候會碰觸對方的身體。
* 觸碰他人的性器或私密部位（胸部、臀部等）。
* 會說出猥瑣的話語、發出跟性行為有關的聲音。
* 會立刻抱住即使他不太熟悉的大人。
* 看了電視或書籍中的性描寫會出現過度反應。
* 會談論跟性行為有關的話題。
* 會親吻同性、碰觸對方身體或要求對方碰觸自己等，要求性層面的碰觸。

　　這樣的行動從他們的兒童時期便開始出現，有時候甚至早在幼兒期就出現。以往人們認為這是遭受到所謂「性虐待 sexual abuse」的孩子才會出現的特徵行動。然而並非只有遭到性虐待的孩子才會如此，希望大家能夠了解到，其實這是早期在失調的養育環境下長大的孩子，都會出現的普遍現象。

性虐待與「亂倫禁忌」（incest taboo）

　　在此之前，我們先談一談關於「性虐待」。當孩子在大人養育過程中，遭到養育者或者周邊大人的性侵，就可以用這個名詞來稱之。而這個問題很複雜又微妙，或許需要經過一番梳理。

未滿 13 歲的兒童若遭到大人性層面的騷擾或甚至是性行為，那麼無論
是否雙方同意，不論任何理由，在刑法上無庸置疑都被視為犯罪（強
制猥褻罪、強姦罪）。而當對象是 13 歲以上的少年少女，如果違反當
事人的意願也同樣屬於犯罪。碰到這種狀況，行為者無論是沒有關聯
的他人、朋友、家族血親，甚至是父母，在法律上都沒有任何差別。

在法律上看起來是如此單純明快，然而事情一旦發生在家
人之間，問題可就一點都不單純了。其中一個最實際的問題是，
事情發生在隱密性高的家庭中，而且一方的當事人是孩童，在
事實認定跟立案上難度都很高。光靠司法的手段，是無法充分
保護好孩子的。於是人們站在教養上的問題，透過兒童福利的
管道介入來保護孩子，因此才誕生了「性虐待」這樣的概念。

不過，其實還不僅如此，當做出性侵行為的是父母或親近
的大人時，還帶有複雜的心理、社會問題。因為這將會觸碰到
「亂倫禁忌（incest taboo）」（近親相姦層面的禁忌），對周
遭的人們帶來嚴重的困惑、恐懼、拒絕與嫌惡（或者因為以上
理由而否認這樣的事實）。

近親相姦，是人類社會幾乎都普遍存在的沉重禁忌，而這
個禁忌存在的原因，有諸多說法，沒有一個確切的答案。或許
是由於人類的「性」欲望，是一個深不可探的淵藪，「什麼都
可能發生」。正因如此，人類才需要透過法律、倫理道德及禁
忌來對自己的「性」欲望，作出各種制約跟箝制，不過就算如
此還是會發生脫節脫序的狀況。近親相姦，也是脫序行為之一，
如果能事先知道當具備哪些條件會導致狀況失控，或許就能祭
出預防的手段。

固有的嚴重性

「近親相姦」的概念之所以成立，前提必須有「家庭」這個概念。反過來說，近親相姦所嚴格禁止的，是家庭這種關係下的構造與連結，近親相姦有可能會從內部破壞整個心靈世界。這樣的行為對孩子的心靈來說，會留下多麼嚴重的禍根、帶來多猛烈的破壞，這些早已不言而喻、舉目昭然。這跟一般的「性犯罪」有著不同的嚴重性，因為這樣的破壞性，是時常不斷反覆增加的。

一個遭到近親相姦的孩子，基本上在其他方面也不可能順遂，而大多數案例是孩子其他方面早已出現失調狀況，在這樣的背景下一步步演變成這樣嚴重的境地。我們在「父母的養育之道」部分曾經提過，這類案例大多數出現是父母對孩子的「關係意識」已受到嚴重損傷的狀況下（請參考第 13 章－ 1）。

. . . .

順帶一提，包括色狼對孩子伸出性犯罪毒手的行為，稱為「家外性侵（extrafamilial sexual abuse）」，這些案例也被算進「性虐待」的範疇（在分析統計數據時需留意的部分）。而這個概念的擴張，容易使得「近親相姦」這個問題變得模稜兩可。

. . . .

毫不講理的性侵行為，對成人來說都會造成嚴重創傷的經驗，更何況對象是個孩子。倘若使出狼爪的是原本應該要保護自己的人，這會讓孩子的傷口更加椎心刺骨。因此就容易導致解離等創傷後壓力症候群（PTSD）症狀，也有看法認為這也跟「多重人格」有關（請參考第 15 章－ 7）。

性與愛的連結，從根本把人傷得遍體鱗傷

　　問題還有一個，人類的「性」不光只是單純的繁殖行為，也不只是為了繁殖的欲望，裡頭還有「愛」這樣的心靈要素在背後驅動。人類「性」的核心，有著對「愛」的渴求，這最初就呈現在孩子對父母的「小兒性愛」或者是「依附（attachment）」（請參考第 6 章－ 1、第 8 章－ 3）。嬰兒時期，人類渴望擁抱、摩蹭臉頰等身體上的安撫，到幼兒時期後，渴望甜蜜依賴或親密柔和的情緒交流，也就是發展到「撒嬌」。這些渴求成為推動發展人與人關係、發展社會性的原動力，我們在發展的章節，已經有過詳盡的描述。隨著孩子進入青春期，生殖能力成熟開花，他們對「愛」的渴求便開始帶著成人性愛般的推動力，也開始朝向家人以外的他者（大多是異性）。透過這樣的「性」，人們首次透過性交感受到深刻的歡愉與快感，達成了「愛」的體驗。隨著這個過程，雙方再度滿足了從嬰幼兒時期就很熟悉的愛撫與撒嬌體驗。接著，當萬事具備之後，兩人就能夠結為連理，成為眷屬，打造一個新的「家庭」。

　　而對孩子的性侵，則是從根本傷害了「性」與「愛」的連結，導致這條原本應該從「性」健全地邁向「愛」的道路，因此陷入扭曲。這樣的行為不但缺乏雙方同意，又缺乏對等性，這樣單方面的「性」，是缺乏「愛」的體驗，那只是一種「恐怖與屈從」、「支配與被支配」的體驗。如果施加的一方，是原本應該保護孩子的親近之人，那麼結果恐怕會更加嚴重。

性化行為成為訊號

曾經遭受性侵的孩子身上呈現出的「性化行為」，可視為扭曲的徵兆。孩子們從發展早期就暴露在攻擊性情緒對待中，他們不知不覺之間就學會了這樣攻擊性的情緒表達或行為舉止。同理可證，一個曾經遭到性侵害的孩子，也可能在無意識中學會了充滿性意味的行為舉動。人們之所以在臨床上重視「性化行為」的現象，是因為外人經常可以透過這個具體訊號，來發現隱匿而未被揭發的性侵事實。

我們對遭受性侵的孩子伸出援手，需從兩個層面進行。第一點是，對他們因遭遇而導致創傷後壓力症候群（PTSD）的症狀進行照料，這一點我們已經說明過了（請參考第15章－8）。另一點是，給予他們能夠體驗溫暖的「愛」的照料，這項工作最後將影響他們是否能夠培養出對人的安心與信賴。對經歷嚴重親子關係失調的孩子們來說，這樣的支援是普遍必須的課題。

寂寞的訊號

「性化行為」有可能如同上述那樣，是遭遇過性侵後的訊號。然而事實上，我們也能在一些不曾有過類似體驗的孩子身上，發現了同樣的狀況，這顯示出「性化行為」不光是因為遭遇性侵，而是由於發展層面的問題所導致的現象。

這些現象看起來相同，但內容卻相異。在這裡的「性化行為」並不是帶有性層面的性質，而是由於養育過程失調，讓孩子在發展早期沒能獲得充分的安撫與撒嬌體驗，年長之

後他們比別人要晚了好幾步，才開始對人索求愛而出現的一種行動。

他們這樣跟年齡不相符，幼稚又黏人的要求身體接觸，這從外觀上就看起來是一種性層面的接近行動。因為成人之間不會有這樣的接近，而孩子們之間則經常可以看到，他們會透過身體接觸來玩耍（甚至會選擇容易感到刺激的性器等來當成接觸部分）。這從外人的眼光來看也是一種「性戲」。

乍看之下，這似乎是一種過於早熟的性傾向行為，但其實從很多案例看來，卻是由於發展遲緩導致的、是一種相當幼稚的行動，這一點需要外界更多的理解。這些狀況經常出現在沒能隨著年紀增長，而培養出與周遭接觸能力的孩子身上或缺乏社會人際關係能力的孩子身上。這些狀況不是遭遇過性侵的訊號，而應該被視為「寂寞的訊號」、對人依戀的訊號。

10　預防育兒失調

如上所述，我們明白事態一旦發生，後果有多麼嚴重、孩子們有多麼難熬、而在那之後的照顧有多麼不容易、成本有多龐大，因此考量到這一切，人們必須認真思考如何防範育兒失調的狀況。由於育兒並不一定都順心如意，既然如此為了避免親子關係淪陷，導致極端失調，我們還能選擇「打造安全網」這條路，甚至可以說是一種亡羊補牢的努力。迄今為止的調查研究中，我們已經清楚地知道導致失調的發生原因，因此應該有預防之道。

減少階級差距，不因此歸咎為父母的責任

貧窮跟階級差距，是導致問題的最大因素，這個事實雖然明眼人都看得出來，但是從當前的社會狀況來說，要消除這些狀況並非一朝一夕就能辦得到。不過，即使社會整體無法馬上變得富裕豐饒，但是只要社會上有共識，能一起來推動減少階級差距的政策，也是有機會能夠辦到的。這將成為一種力量，能夠把育兒從社會孤立中拯救出來。不光是如此，這樣的努力還能給人們的生活帶來安寧的功效（以社會問題的規模來說，大事件包括國際恐攻，小事件包含偶發慘劇式犯罪事件，這些事件其背後有很高的比例，都暗藏著階級差距問題）。

另外如同前面所述，則是關於把這個現象稱為「虐待」的觀點，其實背後隱藏著把育兒責任全都推到父母身上的育兒觀，而社會整體卻把責任撇得一乾二淨。這樣的觀點，只不過是近年來才出現的產物。「育兒是社會整體必須共同擔起責任的任務」，我們是否能夠共同具備這樣的意識，將是預防悲劇的關鍵。

為了避免一步錯，步步錯

擬訂具體的預防對策，我們應該考量哪些層面呢？我們知道，發生育兒失調的最高峰，在兒童發展極為早期的「嬰兒時期」。一旦這個時期不慎走偏，就會如同陷入惡性循環般，親子關係一路沉淪失控。

既然如此，從嬰兒時期到幼兒期這段初期育兒階段，由社會介入保護將是可能實踐、且最確實有效的預防策略！只要走對第一步，至少可以先稍稍鬆一口氣，如果社會上能從一開始就提供支援，那麼就能防範於未然，希望政府可以從這一點開始著手。

　　現在幾乎每個孩子都是在產科醫療機構（婦產科）出生。請務必在婦產科配置育兒支援專門工作人員，如此一來他們就能跟每一位家長，在孕婦懷孕期間就加以接觸，構築起信賴關係（這點很重要），透過這樣的關係，持續提供孕婦支援，從產後一直到孩子兩歲左右。這樣的育兒後援系統若能夠落實，形成一種社會上的制度，局勢大概將會大大不同吧！

・・・・・・・・・・・・・

　　兒童福祉法中，將未成年孕婦、有經濟問題的孕婦、身心失調的孕婦等，有育兒障礙風險的族群，稱呼為「特定孕婦」，列為支援的對象（第 6 條之 3、第 25 條之 2）。不過實際上支援工作要由誰負責、負責哪些部分，這些內容卻不明確，也沒有確實寫明必要的人力資源與成本。而從「特定孕婦」這個名稱，顧名思義就是事先把某一群人劃分在「問題群」中，但光是這樣做，實踐上會有困難。以下可提供個方案來活用這個條文。

・・・・・・・・・・・・・

從協助孕婦開始做起

　　目前日本每年約有 100 萬個新生兒，平均每天有 2750 個寶寶誕生。日本約有 5500 處醫療院所設有產科，規模或許會

因地區或院所有些差距，但以平均值來算，一處醫療院所平均每 2 天就有 1 名嬰兒誕生，一年則有 183 個寶寶。若從虐待諮商案件數來推算，假設發生嚴重養育失調的機率是 0.3％，那麼其中就有 6 個孩子會籠罩在風險中。為了預防萬一，我們可以把人數抓多一點，設定為 10 個孩子。那麼各個醫療院所只要安排 1 到 2 位專門支援的工作人員，10 個孩子應該不算是難以追蹤的數字吧！

若一開始把全體孕婦都列為追蹤的對象（能夠囊括全體孕婦的系統，最重要的是要在發生問題之前就介入關心），接著確定產婦育兒沒問題的話，就可以放手（大部分應該能立刻放手），而若有出現第 385 頁所列的危險因子①～⑤的孩子則留下持續追蹤，並繼續提供懇切的支援。我們可配合需求援用各種社會資源，支援網絡也就肩負了關鍵任務。

越是面臨困境的人，就越無法積極地向周邊人們尋求幫助，因此也缺乏力量跟餘裕去跟支援機構或支援人員建立關係，如此一來支援的細線很容易就被截斷。因此我們需要一整套系統，能持續性、聯貫性地提供支援。

低成本帶來大成效

以上只不過是一個試行方案，在少子化日益嚴重的狀況下，每個誕生於世的孩子，對社會來說都是無可取代的存在，我們既然要敞開雙手迎接他們，不就需要有相對應的社會體制嗎！養育孩子是整個社會的責任。

設置專業的工作人員，必須花費相對應的成本費用，而所謂的「虐待對策」，卻是等到東窗事發後才介入，在那之後的

兒童照顧不但困難，且耗費長時間，更需花費龐大的經費，以目前中央政府及地方的經費來說，配置工作人員所花的費用跟這個相比，可說是少得多了。只要在前期投注成本，就有機會改變，可足足省下 10 倍的成本！

　　這套系統不光能預防育兒失調，還能拓展為一般公益性的服務，讓人們安心懷孕、生產、育兒，CP 值相當高，還可進一步發展為少子化對策。更重要的是，能夠給孩子們帶來更多的幸福！

第 **IV** 部

出社會後面臨的困境

前面我們探討了孩子在「父母懷抱」中的成長過程，以及他們與養育者的密切交流過程中會遇到的問題。

　　接下來，孩子將會離開父母的懷抱，透過「與養育者之外的他人之交流」長大成人。就一般的發展區分來看，剛好落在「兒童期」～「青春期」這段期間。與他人的社會交流將逐漸成為孩子們的精神生活重心，藉此成為真正的大人。

　　就現代社會來說，兒童期～青春期這段期間，孩子的社會交流場域都集中在學校。因此，孩子在這段時期出現的心理問題，都跟學校生活脫不了關係。

第16章

兒童期～青春期的問題

孩子會在這段期間慢慢長大成人，又是什麼意思呢？什麼樣的人才算是「真正的大人」？事實上，「大人」是由下述多種形象重疊而成──

第1，（A）身體層面的大人形象。人在完成生物性的身體成長、擁有生殖能力後，就是所謂的「大人」。

第2，（B）社會層面的大人形象，也就是「社會共同體的一員」，一般是指從事社會勞動、以家務勞動來支援社會勞動，又或是以父母身分來養育子女。很多人以為這些是「私人／個人」行為，但其實這些都是支撐共同體存在與傳承的「社會／共同」行為。大人就是必須肩負起這些責任的存在，否則人類社會（共同體）就無法存續下去。

同時具備（A）與（B）兩種形象才是真正的「大人」，是因為人類除了是「生物性」存在外，更是「社會性」的存在。除此之外，在日常生活中，也常會聽到有人說：「你可不可以像大人一點！」、「那個人好成熟好『大人』喔……」這裡的「大人」，是指兼具理性與知性、懂得交際，換句話說，就是心智成熟的人。因為人類是高度心理性的存在，就形成了第3種的（C）心理層面的大人形象。

兒童期～青春期的這段期間，孩子就是朝著（Ａ）、（Ｂ）、（Ｃ）持續成長。

．．．．．．．．．．．

「青春期」和「青少年期」因語感不同，有人會將其視為兩個不同的詞彙，但在本書為同義詞。

．．．．．．．．．．．

1 兒童期與其發育課題

在小學認識社會

佛洛伊德將兒童期稱為「潛伏期」。幼兒期之前，孩子的發展主題都是與父母間的「愛欲交流」，並藉此獲得心靈能量。過了幼兒期，便會將「愛欲交流」潛在化，並將能量轉向文化目的，進入全新的發展主題。

皮亞傑將這個時期稱作「具體運思期」。這個階段的孩子，會對照發生在身邊的具體體驗，進行算術等邏輯性的運思，又或是培養邏輯判斷能力。

佛洛伊德和皮亞傑之所以會提出這樣的理論，是因為進入近代社會後，大多數人都能夠上小學接受初等教育。孩子在小學中接觸「文化」，認識社會共同規範，學習知識與技能，並磨練具體的操作技巧。

從「唯一」到「其中之一」

現代孩子大多都是從幼兒期就開始上幼兒園，但幼兒園基

本上只是「托兒」場所，充其量只是「父母懷抱」的延伸。幼兒園的世界，是由扮演父母角色的老師們與每個孩子的兩人關係所組成的，還稱不上單由孩童團體所組成的三人關係「共同世界」（＝社會）。

然而，上小學後可就不一樣了，學校是離開「父母懷抱」的另一個世界。在家裡，孩子是無可替代的「唯一」（Only One），在教室裡，因為其他小朋友也跟自己一樣，於是就變成了「其中之一」（One of Them）。

進入具社會性三人關係的世界，就是這麼一回事。想成為「社會人士」，首先必須要有自己是這個社會「其中之一（One of Them）」的自我認識。學校就是由許多「其中之一」的孩童形成的社會共同世界，這個世界更是現實社會的縮影。孩子在兒童期要做的，就是在這個世界裡累積相關社會經驗。

∙∙∙∙∙∙∙∙∙∙∙∙

> 人的社會性指的是「人類創造社會，並相互支撐生存於社會中。相互支撐所指的並非只是感情很好的相互依靠，還包含了競爭與協助、對立與妥協、主張與讓步、自愛與他愛等，這些相反事物相互協調也相互牽連」（請參考第 8 章－ 13）。在學校這個共同世界透過與他人交流來學會這個技巧，就是這個時期最重要的發展課題。
>
> 對孩子來說，這課題是一項辛苦的浩大工程。正如佛洛伊德指出的「潛伏期」所示，在此時期，孩子與家人的愛欲交流會在背後默默支持這一切。每當孩子放學回到家大喊「我回來了」的瞬間，就會變回家中獨一無二的「小寶貝」。兒童期這段時間，孩子有一半是以社會相處模式活在學校這個共同世界裡，另一半則還在活在父母的懷抱裡，接受親情的庇護。

∙∙∙∙∙∙∙∙∙∙∙∙

學習與遊玩的世界

這個共同世界具有雙重構造。一個是由大人（教職員）統籌的「班級共同體」這是表層的共同世界。孩子在這個世界裡學習社會規範、禮儀、學問等知識技能，也可稱為「學習」世界。另一個則是不在大人的視線範圍內，由孩子們組成的內層共同世界。孩子們在這個世界裡培養自律性和創造力。也可稱為「遊玩」世界。

孩子們生活在這雙重共同世界裡，磨練一個大人要在社會上生存下去的基礎能力。我們通常只看得到孩子在「父母懷抱」裡的那一半，將孩子與「天真無邪」、「青澀幼稚」畫上等號。但也千萬別忘了，另一半的他們其實是以嚴厲的眼光觀察大人一舉一動的現實主義者。

往「小大人」邁進

等到十歲升上高年級後，孩子就會開始展現出「成熟小大人」的一面，有時是個彬彬有禮、進退得宜的「小紳士」，有時則是耍盡心機，甚至結夥做出一些舉動，連大人都想像不到的「小壞蛋」。

因孩子已經學會大人的社交行為和舉止風格，便在兒童期末期建構出「大人的基本型態」。這是典型的發展模式。

就佛洛伊德和皮亞傑的發育理論來看，接下來就要進入「性器期」、「形式運思期」等最後階段，也就是所謂的「成人期」。就這個觀點而言，孩子會在兒童期（小學時期）結束後就不再是「小孩」，正式成為「大人」。實際上，也會出現第二性徵，

跨進第 463 頁（A）身體層面的大人形象階段。

　　然而，這個階段獲得的只是「基本型態」，若想獲得大人的「內在」，還有幾個必須解決的課題。一個是以第 463 頁（B）社會層面的大人形象，透過工作、育兒等現實體驗，來提升生活經驗值的課題。另一個則是脫離過去百般依賴的「父母懷抱」，也就是離開養育者，達到心理和生活上獨立的課題。這與（C）心理層面的大人形象的發展是連動的。

. . . .

在第二次世界大戰爆發前，大多人只要讀完一般小學或高等小學，也就是結束兒童期後，就會投入職場，加入「大人」的行列。在那個以第一級產業（農林漁牧業）為基礎產業的年代，這是再理所當然不過的事。在此過程中，孩子透過與各式各樣的大人交流實際生活體驗，逐步建立「內在」，成為真正的「社會層面的大人形象」，與此同時，「心理層面的大人形象」也會日益成熟。這是極為自然的「社會化（大人化）之路」。

當然，還是有少數人小學畢業後沒有直接進入職場，而是走上中等（國、高中）甚至高等教育（大學）的學業之路。就皮亞傑的觀點來看，中等教育是可以鍛鍊「形式運思」，培養更為抽象且具學術性的技能，同時也是能超越具體生活的高水準文化（教養）世界的教育。

然而，身處在跟自己同齡的人都已經長大成人的社會裡，這些選擇升學的「少數人」也希望自己能快快成為「大人」。這樣的自覺也幫助這些少數人，讓他們的「心理層面的大人形象」能日益成熟。戰前中等教育的目標為培育菁英，因此其內容相當嚴苛，入學後能撐到畢業的人不到半數，進入高中就讀的門檻更是高得嚇人。

. . . .

2 青春期與其發展課題

等待與準備的時期

　　過去只要在兒童期完成了「大人的基本型態」，就能直接加入大人的行列。不過，現代是無法遵循此一模式的。隨著近代化的發展，人類的產業構造和社會構造都有了巨大變化（第325頁★27），工作內容與生活型態也變得越來越複雜。

　　因此，現在的孩子就算結束了兒童期也不會直接進入大人的世界，還必須經過一段等待與準備的時期（心理學家艾瑞克森（Erik Homburger Erikson）稱之為「社會準備期（psychosocial moratorium）」，（●審定註：係指童年與成年之間一段社會准許的緩衝階段，個體在那個階段任務的精熟，有助於往後更難任務的適應與準備。如大學時期可以作為成年期前的準備期。）也就是名為「青春期（青少年期）」的全新發展區段。而青春期的出現與學校制度息息相關。

....

　　第二次世界大戰結束後，日本政府將中學改為義務教育，日本也成為一個將未滿十五歲的人通通定義為「被養育者（＝孩童）」的社會。這就是日本「青春期」的由來。60年代，日本經濟的高度成長，讓高中升學率逐年增加。到了70年代，升學率破九成，讓大部分未滿十八歲的人都成為被撫養者（＝孩童）。「青春期」也是從此時開始受到社會矚目。青春期的不上學、家暴、飲食障礙等精神醫學的重大臨床問題，也紛紛浮上檯面。日本第一本青春期精神醫學研究文獻，則是在1972年付梓（辻悟編《青春期精神醫學》金原出版、1972年）。

....

青春期的矛盾與難題

青春期是充斥著各種矛盾的時期，孩子在這個階段遇到幾個難題。克服這些難題成為真正的「大人」，正是這段時期的課題。具體來說，會遇到下述的矛盾與難題。

第一，雖然兒童期已經結束，但孩子還是無法擺脫「被養育者（孩童）」身分的矛盾。

這讓他們無法擺脫處在父母懷抱裡的「一半」，也就是很難達到心理上的獨立。因此引發的失調所呈現出來的現象，就是前面也有提到的青春期家庭內暴力（請參考第 14 章－ 1）。

第二，就如佛洛伊德所說的「性器期」，此時會發展出身體層面的大人形象，讓他們開始有了成人性欲和性衝動。不過，礙於自己的「被養育者」身分，只能拼命壓抑這份欲望所產生的矛盾。也與「性」方面的煩惱相互碰撞（這點容後再述）。

第三種矛盾則是因為青春期是成為「大人」的準備期，一直以來的「社會化（成人化）」之路，都是透過與年長者的交流，自行發展出一條邁向「成熟大人」的自我形成道路。不過，這樣的歷程已不復存在。「教室」這個單純由同年齡團體組成的共同世界，就變成了度過這段時期的唯一場域（這跟排排坐在教室裡盯著黑板看的兒童期，根本就一模一樣……）。這與第一點相輔相成，這不僅延緩了讓孩子在社會和心理層面都成為「大人」的時間點，也增加了其難度。

當然，這也是有好處的。學校為擁有相同成長課題的同齡孩子提供了一個能體驗親密交流與好友體驗的絕佳平台。這些也會成為讓孩子的內心變得更加成熟的精神糧食。不過，若是在學校交不到朋友的話，因為現代社會很難在學校以外的地方

找到與人交流的場域，就會讓這些孩子更容易遭到孤立。

....

在學校這個三人關係的世界裡，向來都是「其中之一（one of them）」
的孩子，從兒童期末期（前青春期）到青春期初期的這段期間，將會
結交到特定的好友，成為對彼此來說都是無可替代的存在，再次體會
到「兩人關係的世界」。這是讓孩子以摯友為「鏡」，找回唯一（only
one）這個「個體」的重要體驗，也是以「大人」的身分（與異性）
發展出愛欲型兩人關係世界的準備期。美國精神醫學家沙利文（Harry
Stack Sullivan）將這樣的友情稱為「密友（Chum）」，並將其定義為
邁向大人之路裡舉足輕重的中繼點。

由史蒂芬金（Stephen King）小說《總要找到你（The Body）》改編而
成的電影《伴我同行（Stand by Me）》裡所描繪的戈登和克里斯之間
的關係，就是前青春期密友的典型。

....

迴避矛盾

　　青春期之所以「難搞」就是因為孩子必須在上述的矛盾中
找出成為「大人」的道路。很多人都在這樣的過程中面臨各種
惡鬥苦戰。

　　專家學者開始注意到「青春期」這個全新發展階段的 90 年
代，上述的惡鬥苦戰轉化為激烈反抗「大人和傳統社會秩序」
（第二叛逆期）的不安情緒與殘暴行為。因此，讓青春期被稱
為「風暴期（Sturm und Drang）」。（● 審定註：此為德文，英
文為 storm and stress ，「狂飆突進運動」是指 1760 年代晚期

到 1780 年代早期在德國文學和音樂創作領域的變革，名稱來源於劇作家克林格的戲劇《狂飆突進》，但其中心代表人物是歌德和席勒，歌德的《少年維特的煩惱》是其典型代表作品，表達的是人類內心感情的衝突和奮進精神。）

不過，「激進暴戾」青春期形象成為日本社會普遍認知的時期，卻停留在 1970 年代初期，之後便快速趨於穩定（最具代表性的就是第 364 頁★ 31 的青少年殺人事件大幅減少）。正如第 13 章－ 3 所述，這是由於當時的日本青少年，大多從嬰幼兒時期開始，就受到無微不至的照顧。因此，出現了不少心思細膩個性善良的年輕人。

話雖如此，青春期固有的矛盾並不會就此消失，只是以不同的方式呈現出來罷了。大致來說，這些矛盾已經不再轉化為攻擊行為，而是朝「迴避矛盾」的方向發展。

3　青春期的「性」問題

青春期是從生殖能力的發現開始，必然會碰到「性」方面的問題。青春期的性問題可分成兩種：（1）開始出現對生殖行為（性行為）的衝動，（2）萌生對他人（一般是對異性）的「愛意」。（1）可以說是「身體」問題，（2）則是「心理」問題。

性偏差行為和性犯罪（戰後）

戰後，「青春期」此一發育階段變得更加顯著之際，

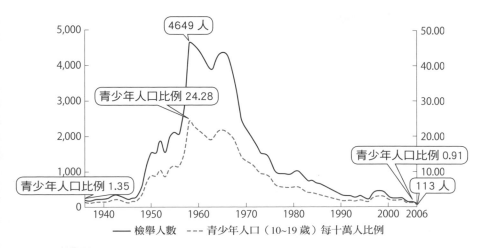

★35：未成年強姦犯檢舉數與青少年人口（10～19歲）每十萬人比例

4649 人

青少年人口比例 24.28

青少年人口比例 1.35

青少年人口比例 0.91

113 人

—— 檢舉人數　--- 青少年人口（10~19歲）每十萬人比例

資料來源：管賀江留郎〈少年犯罪資料庫〉

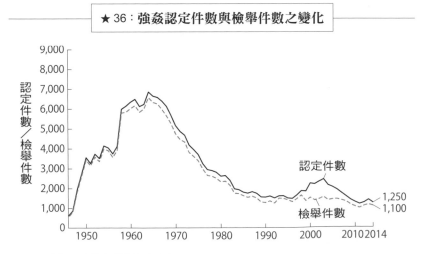

★36：強姦認定件數與檢舉件數之變化

認定件數／檢舉件數

認定件數

檢舉件數

1,250
1,100

註：1、此為日本警察廳之統計數字
　　2、昭和30年（1955年）之前包含未滿14歲之青少年的違法行為
資料來源：日本法務省〈平成27年版犯罪白皮書〉

首先面臨到的最大問題，就是青少年的性偏差行為、性犯罪（★35）。

就犯罪性質來看，雖然這類案件的黑數甚多充滿模糊地帶，但還是能看出大方向。為了加以比較，下面也列出了包含成人在內的整體圖表，供大家做參考（★36）。

從圖所示，第二次世界大戰結束後，日本強姦案件的認定件數暴增。這應該是因為人們從戰爭期間的壓抑中獲得解放，因而造成社會秩序的混亂與變動，導致性犯罪案件急速增加。並於60年代達到巔峰，一年的平均件數介於6000～7000（整體人口的10萬比6～7）件。問題是其中有超過4000件（青少年人口的10萬比20）是未成年犯罪。由此可見，這個時代的性犯罪者大多都是青春期的年輕人。

• • • • • • • • • • • •

60年代也發生了許多青少年殺人案件（第364頁★31），完全展現了青春期這個「風暴期」的暴戾形象。60年代日本介於2500～3000件的殺人案中，青少年殺人就占了300～400件。雖然遠遠超過現在的青少年殺人案件數，但青少年性犯罪案件數卻低於成人。

50年代末期開始檢舉件數突然暴增是因為經修法後，就算沒有施以直接行為，只要參與其中，就適用強姦罪。

• • • • • • • • • • • •

不純的異性交往（60年代）

60年代的日本，不只有小學生順手牽羊等低齡的輕度偏差行為，也出現了國高中生的男女性行為（愛撫或性交）的「不

純異性交往」。這是一個將青春期的「性」視為重大問題浮上檯面的年代。雖然「援交」（● 審定註：即援助交際的縮寫，是指以金錢為對價，進行的一種「交往行為」，第一次在日本社會出現是在二十世紀五十年代，由於經濟的不景氣與拜金主義的蔓延，造成女學生賣淫的行為盛行，以換取物質享受的一種社會現象。）是 1990 年代後半，才冒出來的重大社會問題，但其實早在 1950 年代，就已經出現女高中生賣春的相關報導。

就算不是性犯罪，即便是已達生殖年齡的孩子發生性行為（即便是兩情相悅的性行為）這件事，仍是當時大部分的成人（父母）無法接受的，也因此出現了名為「不純異性交往」的偏差行為概念。

雖然日本從戰後便開始提倡「性自由」，但 60 年代的日本社會還是將傳統男女道德觀與禁慾視為美德。在這樣的風氣下只能偷偷為「性」煩惱，也是當時青春期少年少女的普遍特徵。因為大人對青春期的「青澀性愛」感到不安與恐懼，因此當時的社會氛圍就是一味地幫孩子們踩煞車。不過，也正因如此，才會讓青春期的叛逆意識轉化為激烈的性犯罪。

性的自由化（70 年代）

進入 70 年代後，未成年的強姦案件數瞬間下降，跟成人的比例也出現逆轉，只剩下極少數。包含殺人案在內的青少年重大犯罪，也在這個時期呈現大幅下降的趨勢。可從前面提到的原因來思考（請參考第 13 章－3）。70 年代出生的孩子個性善良穩重，青春期的暴戾行為已非常態。青春期所抱持的矛

盾，已從原本那些激進叛逆和反社會的行為，改以迴避和非社會行為的形式呈現。

此外，性偏差行為大幅減少，還有另一個原因，★37是依據日本性教育協會調查做成的「年輕人性經驗率」趨勢圖。如圖所示，年輕人的性經驗率從70年代後半開始持續上升，可見年輕人的「性」觀念日漸開放。「個人自由」與「個人意志」凌駕於一切價值，傳統的男女道德觀和禁慾倫理，都已經失去了約束的力量。

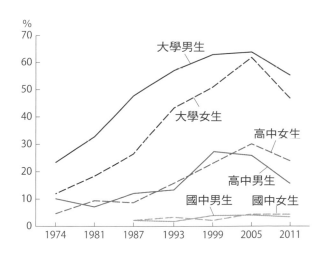

★37：年輕人性經驗比例之變化

資料來源：日本兒童教育振興財團日本性教育協會編《「年輕人性愛」白皮書　第七次青少年性行為全國調查報告》》小學館，2013年，第18頁

★ 38 則是東京都幼兒園、國小、國中、高中、身障性教育研究會，以東京都國、高中各年級學生為對象，所做的問卷調查結果（2005 年）。有學生在國一就已經發生過性行為，超過三分之一的高三男生與過半數的高三女生都已經有了第一次。「不純異性交往」的偏差行為概念已不復存在。隨著性的自由化，青春期的「性」煩惱跟往年相比也減輕了不少。

性關係世界的迴避

　　不過，我們也能從★ 37 看出，2000 年代後半，大學生和高中生的性經驗比例，都有下降的趨勢。當然，這段期間社會對「性」的壓抑並未增強。透過「個人化」、「私人化」的發展，讓人際關係在心理上變得較為敏感，再加上異性之間原本就存在著微妙的隔閡，導致較難發展對異性的「愛」，也因此從中產生了全新的煞車系統。

★ 38：各年級已有性交經驗之人數比例（％）

年級	男	女
國一	0.4	0.9
國二	1.4	5.1
國三	4.3	9.8
高一	12.3	14.6
高二	23.5	26.4
高三	35.7	44.3

資料來源：東京都幼兒園、國小、國中、高中、身障性教育研究會（2005）　淺井春夫編著《孩子與性》日本教育與社會讀物第七卷、日本圖書中心、2007 年，第 108 頁

只要走錯一步，就會讓「愛」傷痕累累。這樣的恐懼，雖然並未影響到社會對「性」的自由開放度，卻會讓青少年對「性」感到怯步，進而產生不同於以往的「性煩惱」。

當青春期性慾受到社會道德規範等外在力量壓抑，青少年基於對立、反抗的心理，就會誤入性犯罪的歧途。相較於此，若是來自內在心理力量的壓抑，就不會出現類似的叛逆行為，而是改以「迴避性關係」的方式呈現，像是以虛擬世界取而代之等。這或許就是造成現代人晚婚、不婚進而引發後續少子化問題的肇因。

你能接受不自由的「心」嗎？

若從社會分析的角度來探討青春期的「性問題」，應該就會得到以上的結果。相較於此，若從個人的角度來看，就會面臨遇到內心不自由、不如意的問題時，藉此來達到自我形成目標的發展課題

進入青春期後，孩子會面臨「性衝動」高漲的情況，這是一種自己很難控制的生物本能。不過，性衝動不只來自被佛洛伊德稱為「本我」的莫名身體欲望，偶爾還會發洩在內心世界的特定對象上。所謂的戀愛，為什麼會對特定對象有感覺呢？

為什麼我會喜歡 A ？想要 A ？非 A 不可？為什麼那個人喜歡 B，我卻喜歡 A ？雖然 B 也沒什麼不好，但我就是喜歡 A ！再說，我會喜歡上 A，到底是因為主動的心之所向？還是被動地受到 A 的吸引？不過，無論如何，我的心已經離不開 A，為什麼我會如此捨不得離開他呢？在面對這些疑問的過程中，青春期的孩子會發現雖然「心」是自己的，卻並非全然「自由」。

當然，孩子在進入青春期前的成長過程中，也會遇到許多無法隨心所欲的事。不過，這些是來自於「外界」，也就是限制與束縛帶來的不自由。孩子被迫按照父母或大人的意思行事，必須接受並內化為自己的意志。

這裡說的是內心層面無法隨心所欲，我們竟然無法控制自己的心。不過，唯有接受這樣的不自由、不如意，才能明白「自己」就是如此。至於青春期是如何難以接受「自己」，我們將在第 17 章－ 2 中詳述。

4 「不上學」現象的出現

接下來，我要跟大家談談兒童期到青春期之間的最具代表性的失調症狀。如前所述，失調偶爾會反映在學校生活上，「不上學（不能上學）問題」就是典型的例子（瀧川 2012）。

經濟高度成長帶來了長期缺席率的下降

就先來看看戰後國中、小學生的長期缺席率（一年中，全校陸陸續續或是連續缺席超過 50 天的學生比例）的變化吧！

如右頁★ 39 所示，50 年代前的中小學生長期缺席率偏高，且地方高於都市。這是因為日本戰敗後情況混亂、整體社會貧窮而落後的緣故。

根據當時的調查結果，缺席原因可分為四種，分別是（1）生病、（2）家境貧窮、（3）父母不諒解、（4）缺乏學習意願（怠學）。這些缺席原因自學校制度出現後一直都是常態，

大家早已見怪不怪，所以兒童精神醫學並沒有特別關注這一塊。隨著戰後復興與經濟的高度成長，因（1）、（2）、（3）而缺席的學生日益減少，越來越多孩子都能正常上學。

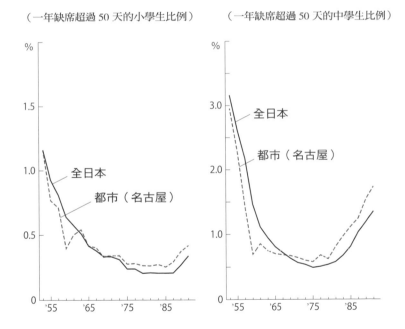

★ 39：長期缺席率的變化（中、小學生）

（一年缺席超過 50 天的小學生比例）　（一年缺席超過 50 天的中學生比例）

全日本
都市（名古屋）

全日本
都市（名古屋）

註：「長期缺席」的定義於 1991 年起更改為「一年缺席超過 30 天」。曲線後續仍持續上升，定義更改後，2014 年中學生（全日本）的長期缺席率為 3.62％，小學生（全國）為 0.88％。
上圖是依據名古屋市教育委員會〈學校基本調查〉之數據製成

新型態的長期缺席──那些沒來由請假的孩子

雖然長期缺席率急速下降，但到了 50 年代末期～ 60 年代初期，早一步推動經濟復興和現代化的大都市，出現了新型態的長期缺席。其特徵如下。

典型案例 1

> A 就讀小學低年級，從小在都市的富裕家庭中長大，個性認真乖巧，喜歡讀書，成績名列前茅，在家也很能接受父母的教育方式。A 在學校跟朋友相處愉快，與導師的關係也很好，然而不知道為什麼，卻突然變得無法上學。A 跟父母說自己身體不舒服，有時是頭痛，有時是肚子痛，去看醫生卻找不出原因。A 在學校並未遇到什麼問題（如霸凌），問他為什麼會這樣，他也說不出個所以然。每天晚上，A 都會整理書包和學校用品，說自己很想去上學，然而到了隔天早上，卻無法踏出大門一步。即便努力跟著爸媽走到學校，在校門口就會全身虛脫。之後情況日益嚴重，A 開始不願上學，只要爸媽要他去上學，又或是提到學校的事，他就會陷入恐慌狀態。

案例 1 的缺席原因並非（1）～（4），在令人費解的情況下，兒童精神醫學界便開始著手調查。就常理來看，這些最不可能沒來由就請假的孩子，卻在原因不明的情況下，長期抗拒上學，這讓各界人士一頭霧水。從這時開始，「不上學」便成了臨床研究的對象。

一開始，日本國內的學者沿用歐美的研究，將這樣的情形稱作「學校恐懼症（School Phobia）」。心理學家指出，這些孩子是因為對離開「父母的懷抱」，展開學校生活這件事感到

不安，導致孩子將「分離焦慮」隱藏在內心深處。

　　從社會背景的角度來看，這些孩子出生在先進的大都市，家庭環境較為優渥，從小就受到無微不至的照顧。因此，個性較為早熟內向、心思敏感的聰明孩子，在首度投入龍蛇混雜的團體生活時，較容易感到緊張不安。

　　因這些孩子個性認真，又會唸書，一開始會壓抑內心不安，拚了命適應學校生活（像是用功讀書、配合同學的步調等）。大部分的孩子都能成功抑制不安，順利融入學校生活，但也有孩子因撐不下去而開始請假。

....

當時整體社會的長期缺席比例急速下降，「上學」成了一件理所當然的事。這讓那些「無法上學」的孩子感到非常焦慮，身邊的人也不知如何是好，進而引發「二次混亂」。為此，心理學家開始推廣「心理照護」。不要硬逼孩子上學，避免任何跟上學有關的刺激，並向他們保證可以不用去學校，讓孩子發展自律心，自律心能提升孩子的求學意願和能力，幫助他們克服分離焦慮。而這種「避免刺激孩子」的作法，也成了之後處理「不上學」的固定模式。

....

　　一開始只出現在小學低年級的不上學現象，隨著這些孩子慢慢長大，範圍也開始擴大到高年級和國中生。之後日本的升學率逐年增加、高中生愈來愈多，有些高中生也開始不願上學。隨著學齡層的擴大，內容也愈發多樣，有些案例已無法用「分離焦慮」來解釋，人們進而改以「拒學症（School Refusal）」來統稱這樣的情形。

青春期的「不上學」

然而,長期缺席率自 60 年代後就不斷下降,不上學反而成
了社會上的特例。這類特異現象依型態可分為幾類。這幾個類
群都有一個共通點,就是這些孩子都是在都會中產階級以上的
家庭長大,腦筋也都很好。跟(4)因不擅學業或缺乏學習意願
所引發的「怠學」屬於完全不同的模式。接下來,我要帶大家
看看青春期(高中生)有哪些典型的不上學類型。

典型案例 2

B 在國中、國小時的成績非常優秀,在班上不只功課好,還非常受
到同學的愛戴,一直都是班上的風雲人物。B 的父親擁有高學歷,
在企業擔任要職,對優秀的兒子充滿了期待,教導方式也非常嚴苛,
不斷要求他力爭上游。B 沒有辜負父親的期望,考上了一間門檻極
高、每年都有許多人考上一流大學的高中。然而,到了一年級下學
期,他卻突然開始請假。父親督促 B 去上學,B 卻露出前所未有的
反抗態度:「這所高中爛透了,填鴨式教學無聊透頂!去了也是白
搭!」父親跟 B 吵了起來,最後對他破口大罵:「那你乾脆不要讀
了!」B 竟不服輸地回道:「不讀就不讀!誰希罕!」但 B 也只是
說說而已,並未特別辦理退學。之後,B 開始把自己關在家裡,只
要跟他提到學校的事,他就會出現暴力行為。

482

案例 2 中隱藏著青春期的「心理自立」課題。B 與父親關係緊密，與父親的關係一直是支持他埋頭苦讀的力量，考上明星高中，可說是父子倆共同努力的成果。然而這份成就，卻逐漸發展成「離開父親懷抱」的成長課題，導致 B 出現「不上學」這種反抗行為。

再加上，B 在國中、國小時都是十全十美的模範生，在學校也是「唯一」。進入升學高中後，班上同學都非常優秀，一山還有一山高。這是 B 第一次成為「其中之一」，他無法接受這個事實，所以才開始「迴避」學校，進而出現「不上學」的狀況。

聰明優秀的孩子從小就是眾人矚目的焦點，大家關心的都是他們的成績表現。不過，這可能導致他們的內心世界遭到忽略，又或是無法得到內心層面的關愛。有些人甚至變得只為了滿足大人的期望而活。正因如此，讓他們對人際關係總有那麼一點不信任，心中潛藏著不健全的因子，因而做出「迴避」的行為（不只學業能力，擁有體育、藝術等才能、甚至擁有美貌也可能引發同樣情形）。

. . . .

這類型的要害在於從家庭「獨立」和「逃避」現實無法共存的矛盾，會使孩子不知所措。有必要的話，請幫孩子辦理休學手續，讓他好好休息。最常見的協助模式就是休息的這段期間，可以跟輔導人員一起合作，幫孩子更加了解自己與可能性，在錯誤嘗試中找出未來的方向，並藉此增加內心交流經驗與成熟體驗的精神照顧。

. . . .

5 「不上學」現象有所增加

當不上學成為常態

進入 70 年代後，長期缺席率出現很大的變化。如第 479 頁 ★ 39 所示，在這之前，地方的長期缺席率一直都高於都市，70 年代之後卻出現逆轉。這代表「長期缺席」的性質出現轉變，自推行公共教育以來，「貧困」與「落後」一直是孩子長期缺席的主因，現在卻是「富足」與「先進」所造成的。

這也讓戰後原本節節下降的長期缺席率，卻在 70 年代中期突然上升，不上學儼然成了社會一大問題。在家庭育兒與學校教育息息相關的社會中，孩子不去上學可是件驚天動地的大事。

缺席率上升並非源於典型案例 1、2 族群的增加。以前是少數條件較為特殊的孩子才不上學，後來卻演變成沒有特殊條件，也會引發普遍（非特殊）現象。這代表不管是誰都有可能發生抗拒上學的情況。典型案例 1、2 中提及的特徵不復存在，跟「怠學」的界線也變得模糊。因為這樣的背景，社會開始將其統稱「不上學」，並一直沿用至今。

＊　＊　＊

為什麼會出現這樣的變化呢？想要了解現在孩子不上學的原因，得先了解其本質。大致來說，戰後社會出現一股督促孩子去上學的力量，導致長期缺席率不斷下降。但這股力量到了 70 年代中期卻驟然減弱，學校（上學）的價值也隨之降低。該變化我們已在第 12 章－ 2、第 13 章－ 3 中提過，這裡要帶大家重新看一次彙整結果。

這裡我想先來定義「不上學」這個詞彙——「不上學」是「學童因長期
請假所衍生出煩惱與掙扎等狀況的總稱」。基本上，任何狀況都可能
是「請假」的原因及背景。

不過，如果孩子明顯是因病而無法上課，則不能稱為「不上學」，而是
以病名稱之（例：因慢性腎臟病請假）。也就是說，「不上學」是指病
假以外的長期缺席。但是，如果孩子是因為恐慌症、社交焦慮症等社會
性失調引發的「疾病（精神官能症）」才不上學，那就有些微妙了。腎
臟病所導致的缺席屬於「結果」，而非疾病的「症狀」或「病徵」；恐
慌症、社交焦慮症的「病徵」則可能導致孩子無法打入社交團體。因此，
腎臟病請假不構成「不上學」，因社交焦慮症而請假則歸為「不上學」。
總的來說，因疾病或事故等「偶發」、「外在」等事態而妨礙上學的狀
況，不以「不上學」稱之。因藏在「學校」這個場域裡的某些原因，導
致孩子不想上學，因而衍生出煩惱的狀況才算是「不上學」。

6　上學的意義

公共教育的起源

18 世紀末，西歐從原本由王公貴族統治的君主國家，轉型
為國民自治的民族國家。民族國家成立的必要條件為人民共通
的知識技能與經驗，也就是以「文化」為基礎的「同胞（＝國
民）」，且為了培育國民的「一體感」，「學校制度（公眾教
育）」因應而生。也因為這個原因，「教育普及」對國民統合、
社會經濟、文化發展等，具有重要的意義。

日本在明治維新（1867 年）後，踏上近代國家之路，很快就建立起公共教育制度。文部省（● 編註：同台灣教育部）在 1872 年的《學制序文》中提到：「學問為立身之本錢。」強調學問是獨立自主的基盤，是立身之根本，想過著安居樂業的美好人生，就一定要讀書。不僅如此《學制序文》還批判舊學問是武士的專有之物，缺乏實用性，對社會毫無助益，今後將不分身分職業性別辦學，讓全體國民學習知識。

　　同一時期，福澤諭吉在當時的暢銷書《勸學篇》（1872 ～ 1876 年）中提到，「學問」能帶來個人自立與國家獨立，藉此呼籲日本應儘速推動近代化，向西歐看齊。這個論調可看出，當時西歐開明的個人主義、平等主義、功利主義已於日本萌芽。

學校滲透社會的原因

　　從右頁★ 40 可看出，當時就學率急速攀升，但缺席率（點名未到的兒童比例）則逐年下降，日本國民對學校的認識甚至凌駕於歐美先進國家之上。日本究竟是如何做到讓「學校」快速滲透至國民之中呢？原因如下。

① 高識字率
　　江戶時代末期的日本人識字率非常高，當時就設有「寺子屋」這種讓平民百姓子弟接受教育的機構，有助於之後學校制度的推廣及發展。

② 身分制度的解體

　　江戶時代對士農工商施以嚴格的身分制度，孩子只能循著固有的社會軌道，承襲父母的身分職業。明治維新廢除了身分制度，更以學校制度幫國民建立了全新的人生道路。

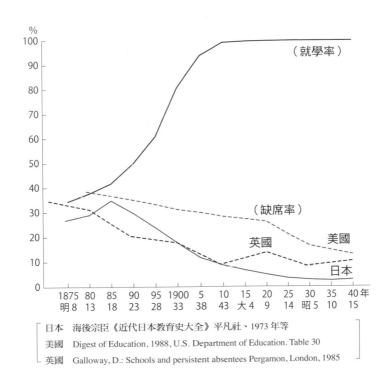

★40：缺席率與就學率的變化

[
日本　海後宗臣《近代日本教育史大全》平凡社、1973年等
美國　Digest of Education, 1988, U.S. Department of Education. Table 30
英國　Galloway, D.: Schools and persistent absentees Pergamon, London, 1985
]

明＝明治時代　大＝大正時代　昭＝昭和時代

資料來源：長岡利貞『缺席研究』書之森出版、1995年、第35頁

③ 唯一的致富管道

當時無論是整體社會或個人生活都相當貧窮，人人都渴望「脫貧」。學校是「脫貧致富」的特別窗口，知識和文化不僅能創造財富，更是帶領人民前往更上一層樓的珍貴管道。正因如此，人們很快就接受了學校制度。如今社會要接收資訊非常容易，但當時可不一樣，學校是接觸高等知識與文化的唯一場所。

在這樣的背景下，學校成了帶有神聖性（權威性）的「尊貴場所」。「小學」又是一切美好事物的入口，成了鞭策當時的小學生到校上學的動力。

....

我們將「去學校」稱為「上學」，就是因為視學校為「高處」、「尊貴場所」，這象徵了學校的神聖性（權威性）。有很長一段時間，日本將教師稱作「神職者」。以前爸媽罵小孩，一定會加一句：「我要告訴老師！」可見，以前的「老師」對父母、孩子來說都具有一定的權威性。

....

學校是尊貴的場所

事實上，「不上學問題」與學校神聖性息息相關。不是每個人都很會念書，也不是每個人都愛念書，這世上本來就有對念書興趣缺缺的人。就算你不懂畢氏定理，也不會對現實生活造成任何影響。然而，如第 487 頁★ 40 所示，大多數孩子之所以勤於上學，是因為整個社會都認為學校是「尊貴場所」，是「重要寶地」。這樣的觀念在孩子心中根深蒂固，這跟功課

好不好、上課聽不聽得懂無關，只要到學校這個「重要寶地」，與大家共度學校生活，這份共通體驗就有其價值性。這無疑形成了一股強大動力，讓當時的孩子都很積極地去上學。

在這樣的背景下，戰前幾乎所有孩子都在小學度過兒童期，並於畢業後直接加入大人的行列。部分的孩子則進一步接受中等或高等教育，踏上更高層的知識文化階梯。那麼，戰後又出現哪些變化呢？

「育兒」與「教育」相互連結的高度成長期

如前所述，第二次世界大戰結束後，一直到 50 年代為止，日本有一半以上的人口都在從事第一級產業（農林漁牧業）（第 325 頁★ 27）。日本長久以來都是農業國家，「農業」這個勞動領域比起黑板上的知識，更講求從大自然中累積實際經驗。因此，即便政府將中學設為義務教育，不少父母還是認為孩子沒有上國中的必要。這也是 50 年代前國中生長期缺席率居高不下的原因之一，（第478頁所提到的長期缺席的第三個原因：「父母不諒解」指的就是這個）。

60 年代的日本搖身一變成為工業國家。孩子在學校鍛鍊出的專業技能、團體紀律、勤勉態度，正好可以直接發揮在工業勞動的產業領域中，「上學」也被賦予了現實層面的意義與價值。

進入工業社會後，受薪階級人士（上班族）的數量暴增。為了孩子的將來，這些受薪階級唯一能給孩子的就只有「學歷」。因此，從這個時期開始，「升學」成了育兒的重大主題。★ 41 是高中升學率和國中長期缺席率的比較圖表，我

們可明顯看出兩條線呈現負相關。60 年代的高中升學率不斷攀升，長期缺席率則持續減少。

　　孩子的成績會影響將來的工作，無論你喜不喜歡念書，「在校學習」的價值都不證自明。這個時代有超過六成的中學生都「想多念書」（第 342 頁★ 28）。大部分的孩子都勤於上學，只有極少數的孩子會發生典型案例 1（第 480 頁）、典型案例 2（第 482 頁）這種不上學的例外情形。這種「特徵」雖然引發了專家的關注，但還稱不上社會問題。

　　不過，過了 70 年代中期，這樣的情形卻出現了巨大轉變。

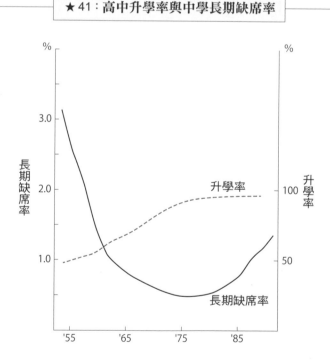

★ 41：高中升學率與中學長期缺席率

上圖係依據名古屋市教育委員會〈學校基本調查〉之數據製成。

7 現代社會的「不上學」現象

已經達成「富裕」的目標

1975 年，日本第三級產業人口比例超過 50%（目前已超過70%），但原本不斷攀升的第二級產業人口在達到巔峰後開始下降。日本從「工業社會」轉型為以第三級產業（服務業）為基幹的「高度消費社會」。這代表豐裕的消費生活已成為常態。就大方向來看，儼然已達成《學制序文》裡現代化與富裕的經濟發展的兩大目標。

達到這些目標後，會削弱了人們奮發向上的心態，社會也不再如此看重上學的意義與價值。也是從這時候開始，不上學的孩子愈來愈多。具體來說，又出現了哪些現象呢？接下來，將幫大家做個整理。

不上學人數增加的原因

① 學歷價值低落

高中升學率連年攀升，到了 1974 年已超過 90%，大學升學率也逼近 40%，日本正式進入「高學歷社會」。高中升學率破90%後，原本持續下降的國中生長期缺席率開始上升（★ 39）。所謂的「高學歷社會」，指的不是以高學歷為目標的人相互競爭的社會，而是「每個人都能取得高學歷，導致學歷價值下降的社會」。大家都擔心沒有學歷會遭到邊緣化，但就算取得學歷，也不代表將來就能出人頭地。進入高學歷社會後，除了那些位居金字塔頂端、很會念書的孩子外，絕大多數的中間階層

學習意願大幅降低。從★28（第342頁）就能看出，80年代後有「想多念書」想法的人比例有多低。

② 學業與勞動上的落差

就勞動面來看，就如同第11章－5提到的，消費產業（服務業）的重點在於「待人之道」，所以非常注重「社會性」與「溝通能力」。學校所訓練的技能、團體紀律、勤勉態度等，在第一線工作現場的實用性愈來愈低；再加上競爭原理、實力主義的普及，「團結力量大」和「一步一腳印」的價值觀也日漸薄弱。學校的訓練內容與職場所要求的特質出現落差，且這條鴻溝日益擴大。

③ 在學校得繃緊神經

高度消費社會提升了人們的個人意識與私人欲望。孩子在這樣的環境下長大，很容易對學校的團體紀律感到無趣，進而產生壓力。就連班級內同學的人際關係與交友狀況，也變得跟大人世界同樣緊張敏感，動不動就產生摩擦因而受傷。為了避免這樣的情形，孩子必須強迫自己繃緊神經。

④ 地位與以往不同

育兒與教育變得難以連結（第13章－3）。教導孩子相同的知識、技能與體驗，培養他們成為國家一員的公眾教育，與育兒的個人化、私人化讓父母對孩子所要求的教育服務之間出現嚴重落差。不過，礙於每個家庭的需求不同，學校無法滿足所有家長的要求，造成社會大眾開始對學校心生不滿。這與「教育該何去何從」的理念主題相互連結，讓80、90年代掀起了

一股批判教育、批判學校的風潮。在這樣的批評浪潮下，學校開始喪失了其神聖性，曾經的「權威場所」、「重要寶地」逐漸從社會與孩子的心中消失。

原因出在「社會變化」

事實上，「不上學」案例的急速增加，並非因為學校的教育方式出了什麼問題，而是在產業構造、社會構造的轉換下，包括孩子在內，每個人的價值觀已轉換為第491～492頁①～④。這樣的變化無關好壞。

以①為例，跟過去有很多天資聰穎的孩子一心想念書，卻因為生活條件而被迫放棄升學相比，這實在不是件好事。比起貧困的環境，大家更嚮往富裕的消費社會。當生活不愁吃穿，自然會發展出更為強烈的個人意識與私人欲求。並非所有事物都只有好的一面，會從其他地方帶來負面影響。

· · · · · · · · · · ·

80～90年代是經濟繁榮與高度消費的時代。不過，也要全體國民都

擁有超過一定水準的消費能力（＝經濟能力），才能維持「高度消費社會」。如第 15 章－ 1、2 所述，今後的問題在於「社會階級的擴大將帶給孩子什麼樣的影響？」。

・・・・・・・・・・

8 「不上學」的具體應對方式

在上述背景下，孩子缺乏想上學的動力，學校生活所造成的壓力愈來愈大。因此，只要學童感受到某些負擔，就立刻說不想上學。甚至有些是在過去被認為「怎麼會因為這樣就請假？」的負擔，也會讓孩子不想上學。「不上學」的案例逐漸增加，原因也愈來愈多元。因此，必須個別釐清原因來進行因應。

（一）專家的協助

首先，我們來看看學校輔導老師等等專家所提供的專業協助。兒童精神醫學、臨床心理學對於「不上學」的處理方式，是以典型案例 1（第 480 頁）、2（第 482 頁）等為出發點從中學習，研發出的 SOP 也就流傳至今。要注意的是，現在雖然也有類似的傳統案例，但就整體而言已出現很大的轉變。

因此，我想以此個別性為前提，來思考最普遍的因應方式。簡單來說，在即將邁入社會性關係的世界而成為大人的兒童期、青春期，卻無法融入同樣是社會性關係世界之一的學校，不上學。而此時提供相關支援的基本原則，就是要想辦法讓孩子維持與社會性關係之間的聯繫，或是想辦法恢復兩者間的聯繫。

協助孩子減輕負擔

在情況惡化到不上學之前，陪著孩子一同回顧學校生活是很重要的。讓孩子了解自己為什麼願意上學？是如何體驗學校生活的？學校對自己來說又具有何種意義？從中找出孩子們所遇到的負擔。這些負擔有可能是來自學校生活、家庭生活甚至是自己內心的煩惱。

經過這道程序後，大多都能找到孩子的壓力來源。關鍵在於請不要將這些來源當成是孩子不上學的「原因」，尋找負擔來源並不是找「戰犯」。此時，要仰賴的並非找出原因就要斬草除根的醫學邏輯，而是想辦法減輕孩子的負擔，讓他們活得更自在的想法。

· · · · · · · · · · · ·

A 一走進電梯便響起超重的鈴聲，其他人都不約而同地看向 A。但其實，超重的並不是 A，而是電梯裡所有人的體重。我們在釐清「原因」時，很容易陷入這樣的迷思。

這孩子的電梯裡早已塞了如第 491 ～ 492 頁的①～④的負擔，之後若再有其它「負擔」走進電梯的話，超重鈴便響了起來。事實上，如果今天走進電梯的是其它負擔的話，同樣也會造成電梯鈴聲大作。只要請 A（或是 B、C）出去，就能止住鈴聲，電梯也會重新啟動。同樣的，只要能減輕任何一個所找出的負擔，孩子的電梯就能重新啟動。

· · · · · · · · · · · ·

能夠找到某些負擔，是因為每個人的肩上都有無數重擔。這裡面有必須承受（應克服）的負擔，也有無須承受（應排除）

的負擔，所以必須釐清負擔的類型。問題是有些通通混在一起的，就很難分清楚了。因此，我們必須根據孩子的年齡、發展程度、資質、力量、成長環境等等，來推算孩子們承受了多少負擔。並與本人及其身邊人士一起思考該如何處理應對。我們必須根據負擔構造的不同，選擇狹義的心理治療協助、社群網絡的協助等等，深具彈性且多元的配套方式。

偶爾也會發現無須承受的負擔（如嚴重的校園霸凌或家庭失和等），這時候就必須提供更具體的支援（解決霸凌問題或是調整家庭環境等）。

幫助孩子在錯誤中學習

與孩子一同思考「學校」的意義與角色，上學能產生何種價值？將來想做什麼？想怎麼生活下去？自己又擁有哪些可能性？除了思考外，還要協助孩子在生活中摸索，從錯誤中學習。

最重要的是讓孩子培育實際且盡可能正面的「未來形象」。要在看不見未來藍圖的情況下，叫孩子去克服眼前的困難，努力活在當下是有其難度的。尤其是青春期的孩子，與其跟他們分析目前所處的學校問題，不如一步步地為他們描繪出社會後的未來藍圖。藉此，讓孩子們知道學校只不過是人生中的一個中繼站。

有了未來藍圖後，孩子就不會想一口氣攻頂，而是擬訂「先試著爬到那裡」的短程目標，一步一步往上爬。根據孩子的需求，活用各種社會資源來加以協助。這時候最重要的就是透過可以挽回的錯誤嘗試，讓孩子們知道「凡事都要試試看」、「失敗為成功之母」的概念，而非什麼都要「背水一戰」。

尋找替代道路

當學校失去權威後，不上學的現象也變得更為普遍，這讓「不上學」所引發的強烈罪惡感和焦慮也隨之降低。如今可以幫助孩子的替代道路愈來愈多，即便不去上學，一樣可以接受「高等學校畢業程度認定測驗」，取得考大學的資格。因此，就無須過度焦躁，以長遠的眼光來想辦法解決這類問題。不過，要是過度消極的話，就會增加孩子變成長期繭居族的風險。

現代社會中，孩子在家庭外累積社會體驗的場域，幾乎只剩下學校。因此，長時間的不上學，會造成孩子無法累積社會經驗，難以獲得長大成人的精神糧食。雖然現在有不少孩子只要人際關係稍微受挫就不想上學，若不想辦法改善的話，就會陷入惡性循環。

孩子打死都不想上學的話，就得幫他們找到能夠累積社交共同體驗的替代場域（如自由學習中心、私塾、補習班、日托中心等等），同時也需要社群網絡的支援。

（二）家人的協助

讓孩子可以安心待在家

看到孩子不想上學時，當然會擔心他們課業跟不上，進而影響到升學。不過，父母首先要面對的是「孩子早上去學校，傍晚放學回家」，這理所當然的日常生活面臨瓦解。雖然說，時間久了總有一天會「習慣」，但有些父母還是會對自己的「習以為常」感到不安。

父母都希望孩子早點重回學校生活。不過，大家要知道孩子抗拒上學一定是有原因，身為家人的優先任務，就是讓孩子能「安心在家」。

一定有人會想說：「這樣反而會讓他們更不願意上學吧？」大家不用擔心，人類是社會性動物，進入兒童期後，孩子自然就會打開心房，萌生想走出家庭，走進社會人際關係世界的念頭。這樣的念頭會在青春期更進一步發酵。不上學的孩子是因為某些原因才停滯不前。

讓家成為孩子的「大本營」

對兒童期、青春期的孩子而言，「家」是他們踏進社會性關係世界的重要大本營。登山就是一個很好的例子。要先有安全的營地，登山家才能放心攻頂。孩子也是一樣，要先有讓人

───── ★42：孩子走出「不上學」陰影的步驟 ─────

1、孩子在家裡的心情日漸穩定。
2、家人的心情日漸穩定。
3、學校持續關懷並守護孩子。
4、讓孩子找到自己的生活步調。
5、孩子的生活步調與家人的生活步調對上頻率。
6、孩子在家中變得主動，找到有興趣的事物。
7、孩子除了玩和做自己有興趣的事，也開始幫忙家事。
8、孩子開始對家庭以外的世界感到興趣。
9、開始思考接下來該怎麼辦？要不要上學、未來方向等，也願意與他人討論。
10、孩子或家人慢慢找到未來的方向。
11、為實現此一未來目標，正式展開具體的現實摸索。

安心的家庭環境，才能獲得走向外部世界的力量。因此，幫孩子打氣，提供他們主動出擊的力量，正是家庭要做的事。家庭扮演了以下 3 種角色。

① 不要讓孩子覺得在家時「如坐針氈」。
② 讓孩子在家裡也能找到樂趣。
③ 尋求專家的協助。

　①不用多說，「如坐針氈」是無法打造出令人安心的大本營的。從來沒看過有孩子「不上學」是因為每天在家都跟放假一樣開心，所以不想重新復學。跟學校請假其實是很痛苦的。這樣的痛苦，會讓他們更不想跨出家門一步。因此，②讓孩子在家裡也能找到樂趣，就變得很重要。

　找到「樂趣」能讓人變得主動。就算一開始是打電動這種「逃避現實」的樂趣也無所謂。只要把家打造成讓人感到安心的營地，孩子就會主動積極找到有趣的點，並願意進行各式各樣的錯誤嘗試。「逃避」是無法為孩子帶來真正的滿足感。我們要做的是在孩子嘗試錯誤時，適時且不經意地伸出援手，等著孩子願意一步一步走出來。★ 42 是幫助孩子走出「不上學」陰影的大致步驟。

尋求專家協助，不要讓家變「密室」

　另外，最好是能③尋求專家的協助。這並不是為了請專家幫忙解決，而是避免讓「家」變成「密室」，偶爾也要打開門窗通通風。與外界隔離的營地，算不上是安全的基地。孩子不

上學，對家人來說也很痛苦。向外界傾訴內心的痛苦，就能成為心靈上的支柱。正如「專家的協助」裡提到的，不上學的孩子要重新找回與社會的連結，除了家人的後援外，與專家攜手合作也很重要。

（三）教職員的協助

讓孩子知道學校沒有放棄他

老師身處在每天都會點名，孩子一出現任何不上學的徵兆就能立刻察覺的場域，也很了解孩子在學校的狀況。因為一點小問題就不上學的情況，若換個角度來想，要是老師能即時伸出援手，解決這些所謂的小問題，或許有些孩子的狀況就不會惡化到如此程度。

老師能為不想上學的孩子提供的最大協助，就是持續發出「我們沒有忘記你，也沒有放棄你」的訊號。不能眼睜睜看著孩子請假卻坐視不管，而是要透過「家庭訪問」與孩子見面。雖然曾有段時間認為老師的家庭訪問反而會造成孩子的壓力，讓他們更不想上學。不過，這已經不符合目前的狀況了。起步是最重要的，因此進行家庭訪問時務必留意以下幾點。

家庭訪問的重點

① 避免突然造訪

一定要透過家人，跟孩子約好上門拜訪的時間。除了禮貌外，也是為了不要讓孩子有被「入侵」的感覺。

② 不問原因

　　見到孩子後，也不要一味勸孩子來上學，或是問他不來學校的原因（若是本人主動告知的話，請認真聽他說），也不用說什麼「大家都很擔心你」。孩子不肯開口的話，也不要勉強他。只要讓孩子知道「我只是來看你過得好不好，有見到面就好。有老師能做或是需要老師幫忙的地方，老師一定義不容辭」就夠了。至於時間的話，孩子一定會很緊張，請不要待太久。

③ 不勉強孩子見面

　　孩子不願見面也無須勉強。不過，就算遭到拒絕也不要放棄。孩子說不想見老師時，內心肯定很複雜。就算見不到孩子，也可以跟家人聊聊，請家人幫忙轉達②所提的訊息。

④ 定期家庭訪問

　　我知道老師都很忙，家庭訪問只會增加老師額外的負擔。不過，還是希望老師能盡量定期到不上學的學生家拜訪。只要老師持續與孩子（或孩子的家人）見面。對孩子或家人而言，都是莫大的力量。學校也應該提供協助，跟老師一起努力。

⑤ 讓孩子感受大人的關心

　　隨著現代育兒的私人化，現代社會裡有許多缺乏與父母以外的大人親密交流的機會，就這樣默默度過兒童期、青春期的孩子。沒什麼機會接觸到其他大人，會增加孩子「大人化（社會化）」的困難度。對孩子來說，老師持續進行家庭訪問，就是最好的體驗機會。在學校時，老師面對的是全班同學，但這

時候，老師只需要面對眼前這個孩子。雖然不上學和發展障礙是兩個截然不同的問題，但正如在發展障礙章節提到的，讓孩子擁有與他人「親密感」，對孩子的成長是很有幫助的。

導師與輔導員扮演的角色不同

現代兒童期、青春期的孩子，嚴重缺乏學校以外的社交場所。因此，離開學校就等於「失去社會」，給孩子帶來了高度的不安與孤立感。因此，最重要的是即便孩子是因為個人因素而無法進入「社會」，但還是要讓他們知道「社會」是不會丟下自己不管的安心與信任感。

導師的家庭訪問就能發揮這樣的作用。有別於基本上都是待在輔導室裡，「等待」孩子上門的輔導員（當然也有例外），老師能提供不同型態的支援。這也可以說是只有老師才能扮演的重要角色。

* * *

以上分析了專家、家庭、教職員可以為孩子提供的協助，就內容來看有許多相互重疊的部分。只要三者彼此合作，解決孩子不上學的問題絕非難事。

9　孩子之間的關係失調（霸凌）

　　接下來要討論的並非以不上學的方式來逃避學校生活的孩子，而是要進入學校的關係世界，來看看孩子們在學校所面臨的困難與挫折。這也關係到現代的學校對孩子們來說是什麼樣的世界？這又會如何影響到每位學童社會能力的成長呢？

霸凌現狀

　　「霸凌」是孩子的社會交流失調裡最具代表性的現象。雖然大家都說現今的霸凌越來越常見，但一般來說很難判斷要到何種程度才稱得上是「霸凌」，再加上黑數也很多，實際上到底有多頻繁？件數是否真的在增加？真相仍難以釐清。

　　先撇開數字不談，此一現象顯示了現代兒童在兒童期到青春期的社會化過程中，會遇到的問題具有哪些性質。接下來，想針對此點進行進一步的論述。

- - - - - - - - - - - -

　　以 2000 位 9 歲到 14 歲的日本小學生（有效問卷為 1404 位）為對象，進行面談做出的「平成二十五年度中小學生意識調查」（內閣府）裡，針對「你的朋友關係順利嗎？」這個問題，有 81.3％的孩子回答「順利」，再加上「還算順利」則有 97.5％。有 90.2％的孩子說自己「有無話不談的朋友」，被問到「跟現在朋友相處愉快嗎？」時，有 90.7％回答「愉快」，再加上「還算愉快」則有 98.8％。就這些數字來看，「霸凌」究竟藏在哪裡呢？

- - - - - - - - - - - -

當然，這份統計數據並不能代表一切（只問了孩子「有沒有無話不談的朋友」，卻沒問「有沒有討厭的人」、「有沒有不喜歡的人」。就調查方法來看，其實是有瑕疵的）。不過，就大致上來看，大部分的孩子在學校的朋友關係應該都還不錯。

從這份問卷也可以看出日本是一個注重「社會性」和「溝通能力」的社會。這些數字背後也透露了，孩子們都很努力地要與朋友維持良好的關係。

不過，要注意的是，這裡面一定也有少數被排擠在外，無法融入其中的孩子。當大部分的孩子都樂在其中時，兩者之間必然存在極大的落差。

••••••••••

比方説，在將大家都有「無所不談的朋友」視為理所當然的情況下，只有自己沒朋友的話，就很容易被貼上「社會失敗者」的標籤。孩子之間更會瀰漫出一種對「沒朋友」、「孤零零一個人」感到畏懼的氛圍。

••••••••••

有 5％ 中學生、2％ 高中生曾遭受霸凌

★ 43 是 NHK〈國高中生的生活與意識調查 2012〉的統計數據，該調查隨機挑選了 1800 名 12 歲到 18 歲的日本國、高中生（有效問卷為 1142 人）進行面談，我們就以此為參考。先撇開霸凌的內容和程度不談，本調查顯示有 5％ 中學生、2％ 高中生都曾遭受過霸凌。大家看到這個數字應該不是太驚訝，跟前面提到的內閣府調查結果幾乎一致。

10 關於「霸凌」

霸凌他人的「小惡霸」

「霸凌」是 80 年代後期才出現的全新詞彙，泛指孩子以團體形式做出的某些行為。

不過，其實自古以來就有「小惡霸」這個說法。諸多資料顯示，第二次世界大戰前的日本就已經有許多小惡霸帶著小弟一同欺負人的案例（戰爭期間離開家鄉到他處避難的孩童就是一例）。當時那些小惡霸團體的所作所為，都比現在殘暴許多，還做出很多過分的行為，讓「目標對象」苦不堪言。這種自古以來由「小小惡霸」主導的傳統「霸凌」，有下列幾種典型模式。

★43：霸凌經驗

從這學年開始（％） 回答		1. 有	2. 沒有	3. 沒有
A. 被同儕霸凌	全體	3.7	95.6	0.7
	中學生	5.1	94.6	0.4
	高中生	2.0	97.7	0.4
B. 霸凌同儕	全體	3.2	96.1	0.6
	中學生	3.7	96.1	0.2
	高中生	2.3	97.3	0.4
C. 曾聽過或看過同儕被霸凌	全體	24.8	74.6	0.6
	中學生	31.8	67.9	0.4
	高中生	17.2	82.6	0.2

資料來源：NHK〈國高中生的生活與意識調查 2012〉

傳統的「霸凌」典型是由（1）領頭小惡霸，也就是團體中最有力的老大或孩子王、（2）身邊的小弟和應聲蟲、（3）中立旁觀的群眾、（4）位居底層的目標對象這四個階層所構成的。小惡霸跟小弟是霸凌的一方，目標對象則是被霸凌的一方。藤子不二雄的漫畫《哆啦Ａ夢》中的「胖虎→小夫→大雄」的關係，就是建立在此一傳統模式之上。大雄要是沒有哆啦Ａ夢幫他的話，童年恐怕會過得相當悲慘。

不過，過去的大人不太會介入孩子的霸凌行為，也不會主張要提出所謂的霸凌對策（看到時若心有餘力的話，就會出聲警告，說不可以欺負弱者）。這是因為「『霸凌』和『打架』是孩子在成長過程中一定會做出的社會行為，這些經驗能使他們長大成人，達到社會化的效果」，這是當時大人們的共識。

就跟看到孩子吵架時父母不會插手一樣，看到孩子之間的霸凌行為時，父母也不會介入。可以說是一個清楚劃分出「大人的領域」和「孩子的領域」的時代。再加上社會環境相當窮困，許多大人整天都為了生計忙得團團轉，根本無暇管孩子的事。

沒有「大人插嘴餘地」的年代

過去將霸凌視為「成長的精神糧食」這想法，其實也並非完全錯誤。大人不輕易侵入孩子的領域，讓孩子能保有其自律性。另外，正在成長的孩子在與同伴相處的過程中，一定會遇到瓶頸或惹出麻煩，若能不依賴大人，靠自己的力量想辦法解決的話，就能培養出得以應付社會、人際問題的能力。因此，

無論是爭吵或霸凌，都只是成長過程中會面臨到的小小瓶頸，根本就沒有大人插嘴的餘地。

一直到了 80 年代中期，「霸凌」才成為重大社會問題。原因有二，一是因為孩子之間的「霸凌」構造出現巨大變化。另一個則是因為隨著「育兒私人化」和「與教育的連結」的演變，大人開始注意到原本隸屬於孩子領域的「霸凌」，並開始介入其中。

60 年代：除了殺人別無選擇

在「霸凌」的構造正式出現變化前，早在 60 年代後期，就出現過有別以往的「霸凌」模式。對此，赤塚行雄蒐集了詳盡的戰後青少年犯罪及偏差行為的報導文章。

60 年代後期的霸凌模式

1960 年代中期開始，學校等出現在「霸凌」＝「被霸凌」的關係中，忍無可忍的「被霸凌者」做出強力反擊，甚至演變成殺人事件。（赤塚 1982）

赤塚分析發現這類事件有以下三個特徵：（1）「霸凌」＝「被霸凌」的關係越見險惡且長期化。（2）發生場域從過去的當地遊樂場所等「私人空間」變成學校教室等「公共空間」。（3）兩個人的友情不知從何時開始變得不對等，轉變為霸凌者單方面地施以逗弄、攻擊、虐待等行為的支配與被支配的關係。導致前青春期到青春期的友誼發展（第 16 章－ 2）變得扭曲而失調。

雖然現今的「霸凌」因出現了被霸凌者自殺的案例而演變

成社會問題，不過，60年代的最大問題卻是被霸凌者的殺人事件。差別只在於「只能自我了斷」或是「只能殺了對方」。不過，無論是哪個選項，都是被霸凌者被逼到逼到絕境所造成的結果。

主戰場轉至校園

有很長一段時間，孩子在家庭外與朋友的主要交流場所並非學校，而是附近的田野空地等玩樂場所。孩子們（在大人的視線範圍外）玩樂的同時，也會進行自律的社會交流。不只玩樂，也在此出現「霸凌」行為。然而，進入60年代後，經濟高度成長削弱了原本緊密的地區互助網，田野空地這些自律的遊樂場所也開始消失。這也讓孩子們的社會交流場域只剩下「學校」，「霸凌」的主戰場也轉入校園。

團體內的相互作用（80年代）

到了80年代，「小惡霸―小弟―霸凌對象」這種傳統的金字塔構造消失，轉變為在人人平等的孩童團體裡，因相互作用所發生的現象。因無法以傳統「霸凌」觀點來解釋，讓校方不知道該怎麼介入處理。這類「霸凌」的模式五花八門，但可彙整出下列典型特徵。

80年代後期的霸凌模式

傳統的「霸凌」對象，就像因戰爭被迫撤離到他處的孩子們一樣，主要是那些原本不屬於這個團體的「外來者」，又或是就某些意義而言，難以歸屬該團體的「異質人士」。然而，這新型態的「霸凌」通常發

508

生在同質性較高的朋友小圈圈內。隸屬這個小圈圈的某個孩子，成為其他人的目標。「霸凌者／被霸凌者」的關係也非一成不變的階級構造。有時候只要風向一轉，原本的霸凌者就會淪為被霸凌的一方。可以說是一種具有相對性、偶發性、流動性的關係。這已不再是過去那種由像小惡霸這種特定某人帶頭的「霸凌」，雖然參與程度有所差別，但由所有成員的「團體心理」帶動，沒有一個可以掌控一切的「頭頭」。除此之外，「霸凌」的內容也變得更加多元，包含從惡作劇、嘲笑、刁難、捉弄，到暴力、威脅、恐嚇等幾乎等同犯罪的行為。這也讓「霸凌」的認定變得困難，很多人壓根不覺得自己是在「霸凌」他人。

為什麼容易失控？

為什麼這類型的「霸凌」這麼容易就失控，處理起來又相當棘手呢？有以下 6 個原因。

（1）過去遭到霸凌的大多都是特定對象，其他人基本上都不會有被霸凌的風險。不過，這類「霸凌」不一樣，團體裡的任何人都可能突然淪為被霸凌的對象，大家都為此感到不安與緊張。因此，一旦開始「霸凌」行為，成員多少都得參與其中。掌控一切的「主謀」也不會幫忙踩煞車，導致其行為很容易變本加厲。所謂的中立者、旁觀者都是不屬於這個小團體的孩子（有個不插手管其他團體閒事的不成文規定）。

（2）若有特定的「小惡霸」負責主導一切的話，不管是舉白旗投降或發動決地大反攻（60 年代甚至演變成殺人事件），都有可能扭轉局面。只不過，這類「霸凌」並沒有明確的

主導人物，根本就找不到任何解決方法。

（3）傳統的小惡霸因為對自己的所作所為有所自覺，即使做了什麼過分的事，他們也知道底線在哪。不過，後來的「霸凌」由於施暴者眾多，每個人都沒什麼自覺，再加上沒有可以掌控一切的主謀，在團體心理的爆衝下，失控也只是早晚的事。

（4）因霸凌發生在「朋友小圈圈」中，讓受到霸凌的孩子難以逃離。照理來說，只要離開這個小圈圈就沒事了，但只要一離開，就表示在班上或校園裡都是「孤零零一個人」。現代社會中極度重視「社會性」，「沒朋友」是件令人難以接受的大事，這作法只能說是天方夜譚。就算被欺負，還是無法離開。跳過傳統「霸凌」常見的身體暴力，選擇「無視」、「排擠」這類心理手段，就是因為這些是最能給對方帶來巨大傷害的方法。

（5）因「霸凌」是發生在「朋友小圈圈」這種封閉的關係世界裡，外界難以察覺。事情發生後，常會聽到「大人為什麼都沒發現？」的譴責聲浪，不過這是因為孩子逃離大人的視線打造出的專屬領域，也能藉此培養孩子的自律及社會化能力。大人之所以不易察覺是因為這一切都發生在「孩子的領域」裡。正因如此，被霸凌的孩子才無法主動開口告訴大人（父母或老師）。不過，也是因為這些孩子不想讓大人看到自己無能為力、悲慘的一面。

（6）「霸凌」主要手段從過去可用刑法定義之「犯罪」來客觀
　　　咎責的身體暴力，演變為嘲諷、言語攻擊或毀謗、無視、
　　　排擠等心理手段，也增加了「霸凌」的認定與相關因應。

....

　「霸凌」並非日本特有的現象，其他國家也有校園霸凌問題。歐美的
發生率就相當高，英國曾在 2004 ～ 2006 年之間，以 1 萬 5500 名 14
歲學生為對象所進行的調查中，就發現有 47% 回答「曾遭到霸凌」（望
田 2013）。
　因各國的社會構造、教育系統都不同，可能無法進行單純的比較，其
內容也有所差別。森田洋司（2001）指出，歐美的「霸凌」並非來自
同學或朋友的小團體，大多數都是學長姊的身體暴力，且地點也多在
教室之外。由此可見，歐美的「霸凌」與 80 年代日本出現的「霸凌」
在結構與內容上並不相同。

....

11　「霸凌」的變化與其社會背景

　　孩子世界多少能見到大人世界的影子（無論好壞）。上述
的「霸凌」之所以會產生結構上的轉變，也是因為受到我們大
人社會結構變化的影響。

階級排序社會中的霸凌現象

　　傳統「霸凌」之所以具有不可動搖的「階級排序」，是因
為大人社會中也有顯著的階級之分。在學校這個「學習場所」，

老師也是透過「階級排序」來掌控整個班級，班上最大的是導師，導師下面有班長，班長下面有幾個有力的幹部；在校外的「玩樂場所」，小弟則跟著孩子王，形成地下的「階級排序」，「霸凌」則發生在後者的世界。

　　戰前到經濟高度成長時代為止，大人都是以「共同體」的模式相處，無論是左鄰右舍所形成的「生活共同體」，還是公司這種「職場共同體」，都非常注重內部的團結。只要有不合群、破壞團結的人，就會被社會視為眼中釘，進而予以批評或剔除。在這樣的大環境下，孩子們也有樣學樣，對「外部人士」或團體內的「異質人士」施以霸凌行為。

大眾社會中的平準式霸凌

　　然而隨著經濟成長，進入高度消費社會，於是孕育出平準式且平等的大眾社會，使得原本牢不可破的社會階層秩序構造整個消失。與此同時，由於經濟向上發展，進而讓地區共同體的鄰保相助、彼此扶助的需求降低，連帶著自我與個人意識擴大，使得人與人之間的牽絆儼然淪為一種沉重負擔、會侵犯私生活的行為，最後這些共同性在都市地區因而整個崩解。

　　回顧 1980 年代，當時教師之間經常議論著：「現在的學生啊，已經找不到那種具備領袖魅力的人才了。」問題並非是個別學生的能力，而是由於以往在教師領導下，由班長擔任領袖來率領學生的學級式階層秩序已不復成立（更進一步的話，就稱為「學級崩壞」）。與此平行存在的型態則是「霸凌」這件事，從前那種由某些擁有力量、特定「愛欺負人的孩子」，站在頂點的階層結構也不復存在。

在這種狀況下，班級成員將很難懷有身為「同班級」的公共共同意識，也很難在「班級」歸屬感的基礎下，打造出一體感（這就類似成人世界的「同一個社區」或「同一間公司」的意識也變得淡薄一樣）。班級無法團結一心，而是由隨意組成的少人數的同儕小團體，使得班級淪為一盤散沙，無法凝聚成堅不可摧的團體。這些小團體就是現代孩子們的社會性關係世界，而「霸凌」也演變成內部的社會行動。

這些由感情和睦的朋友所凝聚成的好友團體，之所以會以某種頻率發生上述的「霸凌」現象，或許是因為 98.8％的中小學生「跟朋友開心和睦相處」的一種「互補投射」吧！我們可以有以下的推論。

害怕從同質性中遭到排擠

現代孩子們從幼兒園、小學、中學讀到高中，大部分人自幼兒期起，一直身在同質性相當高的同年齡層團體之中，並一步步走向社會化。他們長期在同質性團體中磨練待人接物的技巧，因此對周遭人們出現的些微差異或糾紛，纖細的神經（甚至是敏感的神經）就會充分發揮作用，因此容易培養孩子帶有細心且善感的對人意識。社會進入高度消費階段，人與人之間的「社會性」逐漸倫理化，更助長了這樣的趨勢。相反地，他們對於跟自己有莫大「差異」的人，以及跟自己有不同特質的「異質」人群，很容易感到不對勁，或者警戒感加劇（有時會過度加強警戒）。

除此之外，這個同質性的群體世界對孩子們來說，幾乎等同於唯一的「社會性容身之處」，因此一旦出現脫離同質性常

軌的狀況（跟同儕們不同、帶給同儕不對勁感受），他們或多或少會感到不安與恐懼，恐怕會導致他們喪失自己的容身之處。

　　孩子們內心深處暗藏的不安與恐懼，幾乎與以下這些狀況基本上有表裡一體的關係：「朋友關係很和睦。」、「擁有能夠無話不談的朋友。」、「跟朋友相處很愉快。」由於孩子懷著不安與恐懼，因此不斷努力維持與朋友的良好關係、避免引發人際間的風波。但其中的勉強與緊繃，恐怕就是釀成「霸凌發生」的根本背景。

・・・・・・・・・・・

　倘若一個社會團體是由異質性與多樣性所形成，那麼即使多多少少有些差異或紛爭都不會是什麼大問題。然而團體的同質性程度越高，那麼一旦有些微的差異或紛爭加劇，恐怕會淪為觸礁的絆腳石。無論花費多少心思察言觀色、無論如何委屈求全、頻頻退讓，然而人與人之間的關係，不可能完全沒有心思與想法上的落差與糾葛。因為一種米養百樣人，每個人都有所不同。當一個人給週遭人們某種不對勁的感覺時，他們做出的一種反應就是引發「霸凌」。偶然的一段對話：「我總覺得那個孩子不太尋常。」就會在不知不覺間發展為「無視那個孩子」的境地。

　當然，對孩子們來說所謂「大家都不同，大家都很好」（金子美鈴《我與小鳥與鈴鐺》）是廣為人知的美好理念，也有不少孩子都喜歡這首詩。不過現實中，會影響孩子們的並非「理念」，而在異質性、多樣性底下，活生生的經驗會讓孩子「熟悉」與「習慣」了「差異」。而孩子們卻嚴重缺乏這樣的熟悉與習慣。對方若是「小鳥」或「鈴鐺」那還無所謂，但是「朋友」之間卻是不允許發生的。

・・・・・・・・・・・

全新的階級性

　　進入 2000 年代後的「霸凌」也在上述的延長線上發展，而隨著日本的「一億總中產階級」時代結束，（● 審定註：一億總中產階級（一億總中流）指的是，1960 年代在日本出現的一種國民意識，在終身僱用制下，九成左右的國民都自認為中產階級。「消費是美德」、「金滿日本」成為當時的社會風氣。）社會落差擴張及兩極化擴大，孩子們之間產生了全新的階層性。這稱為「校園種姓階級制度」，源自「社會性」及「溝通能力」的多寡，讓朋友之間出現上下排序的階層性。

． ． ． ． ． ． ． ． ． ． ． ．

　　孩子的社會行動，會帶有成人社會行動中的某些元素。而形成這校園內種姓制度的「社會性」與「溝通力」，就是出現在媒體裡的那些藝人的溝通力。藝人所懷的技巧，能夠迅速地掌握周遭的氣氛，炒熱氣氛、搞搞笑、巧妙地安排活動進度。現代的孩子除了與父母相處，但缺乏跟其他成人親密接觸的體驗，而能夠讓他們感到親近感的其他成人，就只有透過媒體所接觸到的有趣藝人們了。或許因此，藝人也就成了孩子們的行為典範。

． ． ． ． ． ． ． ． ． ． ． ．

　　不過，這些「社會性」與「溝通力」只能適用在狹隘的兒童團體內。當孩子離開學校，最終踏入真正的社會，結交同輩的成人、建立人際關係時，這些技能並不一定是能夠支撐人際關係的社會性能力、對人能力。畢竟，那只是一種「站在攝影鏡頭前」的一種固定套路的行為模式。

這些孩子裡位於「種姓制度」上位的人，對下位的人所做的「戲弄」（遊戲、戲耍），不知不覺間演變為「打壓」（下痛手、欺侮）這類型的「霸凌」。孩子隨時隨地都想尋求「樂子」，製造「遊戲」。他們在學校這個憋屈的空間中，起初只是為了散心，跟推心置腹的友人玩起遊戲，但曾幾何時卻淪為把朋友當做「玩具」。

對動手的一方來說那是個遊戲，絲毫沒有察覺自己是在霸凌。但對人而言，沒有什麼比「被人當作玩具」更損傷尊嚴的體驗了。不幸的是，他們還沒培養出足夠的想像力，不足以想像出其中含有殘酷的「心理層面的成人」。如此一來，霸凌的人與被霸凌的人之間，也就出現深深的代溝與缺口。

12　規範意識與「霸凌」

孩子的正義

人類社會有各式各樣的潛規則與規定，這些是由規範所形成的，基本上這對我們來說，是評判正確或錯誤的基準。倘若失去了規範，人類將無法處理社會關係中各種相互衝突的利害對立。他們與他人共有、共享社會規範，檢視是否遵守或違反規範，這便是社會意義上的「正義」。隨著孩子進入兒童期，正式展開社會化，孩子們也開始涉足社會規範的世界，並且以自己的方式懷抱著「正義」。

動畫、漫畫、小說等作品中的「正義英雄、英雌」奮鬥的故事吸引孩子，

正是這個時期。守護正義，是他們至高無上的任務，最後得勝的就是正

義這個世界。

還不光是如此。被「正義」吸引，或者被「惡」所吸引，是成雙成對的。

孩子從兒童期到青春期，無論再怎麼缺乏體諒他人之心、甚至是個相當

惡質的傢伙，大概沒有任何一人完全沒幹過「惡作劇」或「惡搞」吧！

孩子在成長過程中，必需歷經這番雙重體驗，雖然一個人無惡不作很讓

人傷腦筋，但若只是單方面一面倒地偏重正義，這豈不也是很有問題嗎？

倘若是從前那個年代，人們生活在階層秩序嚴明、共同體組織緊密的社會，孩子們之間也會把社會規範當作「正義」的基準。表面上的規範，看似是由班長站在頂點統籌整個班級，而背地裡暗藏的規範，卻是由「孩子王」掌控的遊戲場規則。前者背後有大人（師長）的意志，後者則是拋開成人的目光，僅僅自然發生在孩子們之間的潛規則。此外無論是哪一種規範，一旦發生抵觸時，就會產生某些制裁（世上不存在著「沒有任何罰則」的規範）。

班級的規則原則上是由教師負責，給予斥責或處罰也是教師的任務，而遊戲場中的規則，則是純粹屬於孩子的。當然也會發生對立與摩擦，甚至有時會透過「打架」來解決、由年長的孩子與有力量的孩子來調停或裁定，無論哪一種都是在「孩子的範疇」裡處理。孩子們可以說經由這個過程，培養出了社會能力。

有時候會發生某個特定的孩子，對其他的那群孩子詰問或攻擊，這等於是抵觸孩子群體共有潛規則。週遭的人看到這單方面的攻擊，乍看之下就判定是「霸凌」，但是若站在孩子們的看法，這其實是違反規則的「制裁」（行使正義），跟「霸凌」壓根兒是兩碼子事。

　　就算是成人社會，當一個人抵觸了社會規範，總會遭受到某些責難與制裁。而這算是兒童版本，如果透過制裁來分出高低，那麼就結束了。

從社會規範到感性規範

　　同樣在現代，對觸犯孩子的規範的人也會施加「制裁」（行使正義）。這跟過去沒什麼差別，但孩子的規範意識卻大大不同。「學級崩壞」狀況頻繁，彷彿在說明現代學童越來越不重視「班級規則」這項規範。甚至連由「孩子王」領導的遊戲場，原本自然而然產生的潛規則也跟著消失。

　　這是因為我們社會中的階層秩序與共同體結構已大幅鬆動，也就是平行存在的現象。孩子群體中的「正義」，與其說是以社會規範為準則，更須大量仰賴個人式、感覺式、感性式的好惡為基準。

　　當孩子被他人指責訓誡自己做出「霸凌」，結果孩子們會反駁「因為某某人都『怎樣○○』」，因此他們才會無視對方、攻擊對方，認為這是必須施加的罰則，但是跟不講理的「霸凌」是兩碼子事。「惡」的是對手，而「正義」是站在自己的一方。即使不說這些冠冕堂皇的說辭，孩子們內心都懷著這般強烈的意志。

而代入「怎樣○○」的詞，通常是「煩人、噁心、狡猾、愚蠢、囂張」……等等，是充滿感覺判斷、感性式的評語。

感性路線的規範是沒有規則的

　　現代的孩子群體，比起依循社會性、共同性的規則，共享感性的對人感覺才更是一種規範（舉例來說「煩人」是絕對無法容忍的）。牴觸這類感性規範的人，孩子們是絕對不會留情的。孩子們在這同質性群體所培養出的敏銳感應能力，當他們接收到些微的「不快感」並受到刺激，自然便會發生制裁。

　　很遺憾的是，這些孩子們除了「怎樣○○」之外，也找不出其他的詞來形容。這也意味著孩子們雖能感受到不協調感與不快，但卻沒培養出能縝密地把感受化為言語的能力，也缺乏處理不協調感與不快的能力，他們語彙匱乏，尚未培養出真正的「溝通能力」。

　　「社會規範」是具體的，有很明確的牴觸基準。而違反規範所施加的制裁，也會依照牴觸了哪種規範、如何牴觸規範，大多有一定的基準。然而孩子團體的「感性式規範」都是以感覺為準則，很容易傾向曖昧不清，而且隨心所欲。因此沒有人知道哪裡才是不會牴觸規範的安全領域。由於他們對「制裁」缺乏基準，動輒不知如何拿捏分寸，且不論孩子們的主觀意識到底是怎麼想的，所做出來的舉動結果都跟「霸凌」沒什麼兩樣。

13 學校壓力與「霸凌」

該如何消除慢性壓力

關於越來越多孩子「不上學」，其中的理由可列舉出：（1）學歷價值低下、（2）學業與勞動的落差擴大、（3）在學校的心理緊張程度升高、（4）學校的權威性消失。據說有不少學童對於在學校裡努力讀書、認真求學這些事情，缺乏打從心底的意義與共鳴，因此一旦感受到某種負擔，就會直接不上學，逃避校園（請參考第 16 章－ 7）。

雖說如此，大多數學童仍不會休息而硬撐著繼續上學。正因為如今學歷價值低落，但是若連這樣的學歷都不具備，恐怕會陷入吊車尾的境地，恐怕會喪失「校園」這個「社會性容身之處」。孩子們除了學校之外，就沒其他能夠與朋友相遇、與朋友相處的地方了。包括（1）～（4）的狀況，同樣也是導致「霸凌」的背景。

孩子們對學業失去意義與共感，卻仍持續上學，他們一整天面朝黑板枯燥度日，等於是一段缺乏自由又憋屈的體驗，而且還不得不忍受這樣缺乏主動、趣味又充滿倦怠的時光。因此孩子們才會在底下竊竊私語，或打瞌睡，硬撐著要熬過去。

這樣充滿憋屈又倦怠的日子，讓不少孩子蒙受著慢性壓力，要舒緩這慢性壓力，就只能靠跟朋友一起開心相處。另外對現代的學童來說，在學校與朋友的關係是否和睦，是切身要緊的大事。

「戲弄」「冷嘲熱諷」「嘲笑」超出限度

　　該怎麼讓憋屈又令人乏力的校園生活，搖身一變成為快樂的時光，這是消除壓力的重大課題。「霸凌」也是從中產生的。前面舉出的「學校種姓階級」，戲弄同學的一方會嘲笑玩弄對方藉此取樂，也是孩子們為了消除壓力而找出的娛樂。從這個層面來說，這些努力只是為了因應壓力，但假如只是停留在這個範疇還無可厚非。但那份並非由職業藝人演出的悲傷、以及孩子們對同學的「戲弄」超出了限度。

　　如果彼此之間關係親近，包括「冷嘲熱諷」及「嘲笑」都是帶有親和性的玩笑，那麼就會成為調和人際關係的辛香料，使得人與人之間的交流這更有味道，並成為壓力的舒緩劑。然而隨著孩子們戲弄同學的目的，逐漸演變成消除壓力，其中的親和性削弱了，而攻擊性便凸顯了出來（孩子們並不懂得區分其中的分際，也不知道如何拿捏辛香料份量的多寡）。

　　結果孩子的舉動超出「冷嘲熱諷」、「嘲笑」的限度，而淪為「說壞話」、「攻擊式語言」、「騷擾」、「威脅」，把朋友淪為自己宣洩壓力的出口，而且越來越嚴重。一旦這樣的傾向越嚴重，孩子越來越常去霸凌發洩壓力，漸漸地霸凌對象是誰都變得無所謂。孩子選誰當自己宣洩的對象，就變得隨意且偶發，而且很容易一段時間就會改變霸凌的目標。（或許一直對著同一對象霸凌，紓解壓力的效果就會下降？）

每個人都可能施加霸凌、遭到霸凌

　　當然，孩子們到底有多少自覺、有多少主動意識霸凌他人

其實還很難說。孩子們瀰漫著一股難以捉摸的壓力，其中大部分應該可當成是一種無意識的團體心理現象吧！以這樣的團體心理來說，並非孩子具備某些特質就施加霸凌、或淪為遭受霸凌的人，但是從可能性來說，每個孩子都可能會「霸凌」人，每孩子也都可能遭受「霸凌」。

該如何處理那股隱約籠罩在校園生活中的慢性壓力，這是一大課題。這股壓力不僅是引發「霸凌」的原因，也是釀成孩子不上學及學級崩壞的背景。

．．．．．．．．．．．

當替換的「目標」越多，結果曾經「霸凌」過的人數也跟著增加，從統計的角度來說，看似情況變得嚴重。但是一個人遭到霸凌的時間會變短，這跟一個人長時間淪為遭受欺負的目標，一個人跟多人遭欺負，比較起來很難說哪一方才更嚴重。甚至有孩子也察覺到：「先前是自己去霸凌別人，如今自己淪為被霸凌的一方……。事到如今我才終於明白，自己從前都幹了些什麼好事！」

．．．．．．．．．．．

14　因應「霸凌」

前面內容我們考量社會變化的關聯，討論關於「霸凌」是何種現象。目前所發生的一切，跟前面所敘述的各種類型，孕育出各種變奏型態混雜在一起。畢竟「霸凌」是很難用一句話囊括。

．．．．．．．．．．．

舉例來說，戰前一般認為的傳統類型「霸凌」，如今已不再具備普遍性，只在少部份嚴格重視上下關係的社團活動中，悄悄地殘存下來。

．．．．．．．．．．．

孩子進入兒童期，離開家庭的懷抱，進入「學校」這個社會團體，他們會在團體中透過合作協調，從中體會到相互協助與分享喜悅的經驗。另一方面，他們也透過紛爭、落差、摩擦與對立，明白了不和諧感與不快感受，他們經由處理這些狀況習得技巧，一步步成長茁壯。

這稱為「霸凌」的現象，也可視為一種成長過程中，孩子們彼此之間所產生的社會行動。既然屬於一種社會行為，那麼就會反映出社會中的某些成人的行為舉止。

事實上這不只是孩子身上才會出現的特殊行為。且不論我們應該怎麼稱呼這種行為，其實我們在職場上也經常會看到一群人，刻意疏遠或排擠某個特定同儕，或者在上司對部下的上下關係中（至少從部下的角度來說）不斷遭受不合理的對待，從這個狀況我們都能略窺一二。譬如媒體新聞會棒打落水狗，或者網路輿論對個人的抨擊意見，這些豈不也算是同樣類型的事嗎？

人類的社會關係中，不論是排除、攻擊或行使權力，都是一種處理問題的手段（且不論是否是最佳的手段）。經由所有人們一塊「合作」、「協調」來執行這個手段，也算是一種社會行為。正在社會化過程的孩子們做出同樣的行為，這一點都不奇怪。然而要撲滅「絕對的惡」，恐怕就沒那麼簡單。

就算如此，考量到這種狀況逐漸加劇後的嚴重性，當然是不能放任不管的。更要緊的是，或許趁著大人介入、東扯西想之前，讓事情回歸到原點，恢復到「孩子的領域」中的麻煩或糾紛。孩子們本身又會如何處理呢？「霸凌」的高峰通常發生在小學五、六年級到中學一、二年級這段期間，當孩子到了這個年紀，如何自行處理同儕之間的麻煩事，發揮自己的自律性就顯得相當重要。

（一）孩子彼此之間的因應

有半數因行動而引發

　　根據「中學生、高中生的生活與意識調查 2012」（NHK），針對★ 43 的問題，其中回答「C. 曾經聽過、看過朋友被欺負」的中學生有 181 名，高中生有 96 名，並且詢問他們「對於這種狀況是怎麼反應的」。他們的回答則如下★ 44 所示。

　　「霸凌」這件事，光靠當事人彼此之間是不易解決的，關鍵是周遭人們的介入。對於「霸凌」這件是，人們經常反覆強調包括「周遭人們視而不見」、「大多數人的旁觀或者暗中助紂為虐」，如★ 44 表格中顯示，整體的 48.4% 的人回答「3. 什麼也沒做」。不過我們應該關注的是，其餘的半數的學生會採取某些行動的這個事實。

★ 44：聽聞霸凌事件的反應

	全體	中學生	高中生
1. 告誡施加霸凌的人	12.5	13.3	19.8
2. 幫助或鼓勵被霸凌的人	32.9	32.0	33.3
3. 什麼也沒做	48.4	47.5	49.0
4. 加入欺負	1.8	1.1	3.1
5. 跟老師商量	19.1	19.3	18.8
6. 跟學校的心理輔導商量	2.1	1.7	3.1
7. 跟父母商量	15.9	15.5	16.7
8. 其他	1.8	2.2	1.0
9. 不知道、未回答	1.4	1.1	2.1

資料來源：NHK〈中學生、高中生的生活與意識調查 2012〉

瓶子中的紅酒是當作「只剩下一半」，或者「還有一半」，這種看法
的差異，會依照光線聚焦在哪一方，帶來的差異相當大。

「大家都視而不見！」如此憤慨的説辭，從結果來說，這種心理帶來
的效果，豈不是讓越來越多人覺得：「原來如此，大家都視而不見
呀！」更重要的是，聚焦在仍有半數的孩子「視而不見」或「助紂為
虐」這個事實。或許這就是能引發孩子採取行動的力量吧！

合理的勇氣行動

孩子們行動的詳細內容，其中會採取「1. 告誡施加霸凌
的人」的行動有 15.5％。如同人們常說的，確實有不少孩子
坦承因為害怕「一旦牽扯進去，下次就換自己被霸凌，所以
就當作沒看到」，但是我們從數據來看，就知道事實不僅如此。
當孩子成長到中學、高中，有不少孩子是能夠鼓起勇氣的。

其中孩子所採取行動比例最高的，就是：「2. 幫助或鼓勵被
霸凌的人」，當他們察覺霸凌狀況時，有三分之一的孩子會這
麼做。「霸凌」行為中，把孩子逼到絕境的最大理由是「孤立」，
而挺身而出是相當合情合理的拔刀相助，不少孩子都表示自己就
是因此而得救。這「1」與「2」，是孩子們在自己的關係世界裡
所做出的努力（兩者搭配的話，應是成為相當大的力量）。

不能錯失最大的資源

與其讓成人從外部介入，祭出所謂「霸凌對策」，更重要

的反而是「1」與「2」那般，把目光聚焦在孩子們由內而發的力量。「被霸凌的孩子→施加霸凌的孩子→悄悄助紂為虐的旁觀者群→在合格圈外毫不關心的人群」，人們對「霸凌」階層結構的理解，缺少了孩子這一層，豈不是錯失解決問題的最佳捷徑嗎？其實，只要讓會採取行動的孩子越來越多就行了，這不光只是為了「減輕霸凌」，倘若孩子們能透過「霸凌」，彼此告誡提醒、彼此伸出援手，這些經驗將成為能量，促使孩子們的社會化更加成熟、茁壯。

　　「霸凌」是孩子社會化（成人化）的過程中所產生的社會行動，隨著社會化的進展而逐漸解決，這是最順應自然的道理。事實上，如果追溯到霸凌經驗率的演變，可看出隨著孩子的學齡增長，霸凌的狀況會緩緩遞減（★45）。也就是說，「霸凌」會隨著孩子們的社會化成長而趨緩。這應該是解決霸凌問題最主要的關鍵。

（二）教師的因應處置

試著把焦點聚焦在教師的努力上

　　由於現代的「霸凌」現象是發生在校園，自然而然會要求教師來處理。根據 NHK 的調查（第 524 頁★ 44），曾經聽說過、目擊過霸凌狀況的學生中，有 19.1％回答了「5. 跟老師商量」。另外孩子「7. 跟父母商量」（15.9％）時，家長若想有所行動，大概會跟教師聯繫吧！前面我們雖然提過，孩子們大多不太讓大人踏入自己的小圈圈，即便如此孩子們還是會跟教師商量，報告關於其他孩子的「霸凌」行為。

這份調查的內容，很可惜沒有進一步深入追究到最後有多少孩子覺得「幸好當時自己毅然決然跟老師商量」？這樣的結果，將是影響日後是否有更多孩子採取行動。

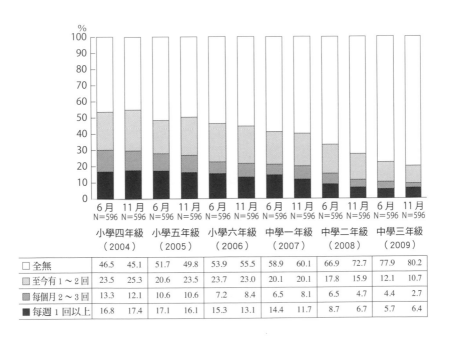

★45：排擠同儕、無視、在背後說壞話的經驗率

| | 小學四年級
（2004）| | 小學五年級
（2005）| | 小學六年級
（2006）| | 中學一年級
（2007）| | 中學二年級
（2008）| | 中學三年級
（2009）| |
	6月 N=596	11月 N=596	6月 N=596	11月 N=596	6月 N=596	11月 N=596	6月 N=596	11月 N=596	6月 N=596	11月 N=596	6月 N=596	11月 N=596
□ 全無	46.5	45.1	51.7	49.8	53.9	55.5	58.9	60.1	66.9	72.7	77.9	80.2
▨ 至今有 1～2 回	23.5	25.3	20.6	23.5	23.7	23.0	20.1	20.1	17.8	15.9	12.1	10.7
▦ 每個月 2～3 回	13.3	12.1	10.6	10.6	7.2	8.4	6.5	8.1	6.5	4.7	4.4	2.7
■ 每週 1 回以上	16.8	17.4	17.1	16.1	15.3	13.1	14.4	11.7	8.7	6.7	5.7	6.4

資料來源：國立教育政策研究所學生指導‧研究中心《霸凌追蹤調查 2007～2009》2010 年

森田洋司等人從日本全國小學五年級至中學三年級，隨機抽出 6906
位學童為對象，針對霸凌進行多角化問卷調查（森田 1999）。這份調
查詢問遭受霸凌的學童，當時教師是怎麼應對的。孩子的回答「老師
不知道霸凌狀況」的有 46.9%、「老師什麼也沒做」的有 9.4%、「老
師試圖要消除霸凌狀況」則有 41.9%。

之所以有半數孩子回答「老師不知道霸凌狀況」，大概是因為有很多
孩子不願跟老師商量吧！（這份調查中，遭到霸凌的學童，有四分之
三並沒有向師長商量。）然而一旦師長得知這種狀況，大部分都會努
力消除霸凌，最後得到的結果如下：「霸凌消除」有 23.3%、「霸凌
狀況減輕」為 42.1%、「狀況沒有改變」有 28.2%、「霸凌變得嚴重」
為 6.5%，也就是 65%有得到某些效果。

為何處理霸凌問題如此艱難

　　「霸凌」問題處理起來之所以棘手，問題不在個別的孩子，
而是因為集體問題的緣故。除此之外，學校裡每天都發生著五
花八門的狀況。這看似安穩的學校生活，其實平靜水面下有一
條名為「霸凌」的魚兒蠢蠢欲動，並不會因為人們緊盯著水底
下，就能確實掌握，但不會因為補捉到狀況，狀況就不會發生。

　　學校有些孩子常請假、有些孩子愛遲到卻怎麼也改不掉，
尤其有些孩子還是個麻煩製造器，還有孩子甚至不願踏入教
室。更嚴重的是，有些班級陷入學級崩壞的風雨飄搖之中。一
旦有學生順手牽羊，校方就會接到店家的聯絡。班上會有孩子
情緒不穩定、令人擔憂，也有孩子因為家庭狀況複雜，讓教師

必須多加留心，師長還必須面對家長監護人的抱怨。學校其實就是這樣風波不斷的世界，「霸凌」也只不過是浪濤中的一部分浪花。在重重困難圍繞之下，教師們致力處理「霸凌」問題，如同森田等人的調查所呈現的那樣，對這類問題經驗最豐厚、知識最豐富的，就是這群貢獻於教育的教師們。這並非意味著社會大眾要敦促教師去解決，而是要相信教師們的努力，支持他們並成為後盾，這才是解決問題之道。

造成棘手案例的 3 項條件

當然，凡事不可能全都百分之百、滴水不漏，解決問題一定有時會失敗、有時會觸礁。就如同「狀況變嚴重」比例有 6.5％一樣，總會有事與願違、落空的時候。倘若狀況演變成精神醫學層次的問題，這部分令人棘手的案例，由於以下這些條件，風險也會跟著升高。

① **學級崩壞等引發風波，導致全體風雨飄搖的狀況**

給予陷入困難的校方與教師們，社會層面上的後盾，是重要的一環。

② **被欺負的一方，肩負著某種負荷因素（譬如發展障礙、親子關係不協調等）的狀況**

需建置一套支援體制來處理孩子的負荷因素。

③ **把發生的現象，套用在單純的「被害 VS. 加害」對立框架中，試圖去處理、或被強迫去處理的狀況**

輿論對於「霸凌」的憤怒與正義感，可能會加強這種狀況。

（三）站在家人立場的因應方式

最要緊的就是冷靜

　　有時候孩子會自己向家長坦承遭到霸凌，有時候家長則會從別處聽聞，當家長得知自家孩子遭遇如此對待，想必不會有哪位父母還能夠平心靜氣。倘若說「霸凌」帶給孩子的是「無力感」，那麼帶給家長的，則通常會是「憤怒」。對施加「霸凌」的孩子感到氣憤、對那個孩子的家長感到生氣、以及針對無法護住自家孩子的師長感到不滿。當怒火超出限度，家長甚至會失控地把怒氣發洩在自己孩子身上：「你怎麼不早一點告訴我！」或者大罵：「被人打了，難道你就不會還手嗎！」

　　雖說父母會發怒是無可厚非，然而一旦被捲入怒火的漩渦中，等於根本無法保護自己的孩子，因此家長必須保持冷靜。學校中發生的事情，其實家長並沒有餘地能夠介入（這一點，更讓家長在一旁乾著急）。即使家長闖進教室裡，其實也是沒轍，唯有跟師長攜手合作，家長才能守護好自己的孩子。關鍵就在於這個時候，雙方是否能夠協調配合。

比起真相，更需要的是安心

　　孩子們告訴父母自己遭到霸凌的內容，跟學校師長所看到的、或從其他孩子口中聽到的，經常會有所出入。由於對人心理中微妙的五味雜陳，以及半無意識狀態下的團體心理作用，就彷彿帶著一種虹彩，會隨著移動而變換顏色。會隨著個別的體驗方法、看法、感受方式的不同，而產生差異。在這樣「羅

生門」之中，到底誰說的才正確、哪一個才是真相，但若是太過拘泥於追究這些，恐怕就會迷失了出口。與其徹查事件、區分出黑白是非，最要緊的是讓自己孩子安心下來，過得精神奕奕。孩子所渴望的是安心，千萬別本末倒置了，而忘記這才是真正的目標。

問題要在學校內解決，就交給師長們去努力。家人能給孩子的保護，是運用只有家人才能辦得到的方法，讓孩子在家中得到安心與放鬆。如同「不上學」項目中所提到的，想要讓孩子在充斥各種壓力的學校生活中撐下去，關鍵是讓家庭成為一個穩固、溫暖又安心的「大本營」。孩子遭遇「霸凌」這種棘手問題，對他們來說這樣的環境更顯重要。教師跟家人個別分擔責任、相互合作，才是幫助孩子獲得安心並恢復精神的支持。

當自家孩子成為霸凌的一方

同樣的道理，當父母得知自家孩子去「欺負」人，是「霸凌」的罪魁禍首時，恐怕也沒有任何一位家長能若無其事。當他們反駁：「不會吧！」或「只有我家孩子絕不會這麼做。」這其實是出自天性的父母之心。一想到自己孩子可能是遭到中傷或被冤枉，家長說不定還會冒出一股「怒氣」。不過，即便如此還是請家長必須先冷靜。

請家長再度反思，試著穩下心緒之後，再來追究真假對錯。（大聲怒斥「你搞甚麼鬼！你想幹什麼！」，或者相反地「你不可能會這樣做吧！你應該沒做吧！」對孩子這樣質問都是不行的。）只要家長平靜地詢問，其實有不少孩子會乖乖地坦承。當孩子並沒有惡意，只是跟隨團體心理隨波逐流而作

出那些舉動，不過一旦被親密的大人指責錯誤，孩子大概就會恍然大悟，察覺自己的行為不當。接下來只要孩子發覺自己的行為傷了父母的心，他們就會自己主動改正。最後的解決之道，就是只要向對方受害的孩子低頭認錯，或許事情就能塵埃落定。雖然凡事沒這麼容易就圓滿收場，但是只要沒有行差踏錯，大概會有不少人會採取這樣的模式吧！

事情不可淪為大人之間的紛爭——從二分法轉為自由開放

　　另外父母聽了孩子的一番話後，或許會湧出這樣的情緒：「我認為不該一面倒地，把過錯都怪在我家孩子頭上。對方本身也有問題，但是我們家孩子卻被烙上『霸凌』這樣的印記，只有我家孩子被當做壞人，這一點我不能接受。從這點來說，我們家孩子反而是受害者。」

　　自家孩子的說辭，跟從對方父母或教師口中聽到的說法之間有落差。霸凌事件中具有的「虹彩傾向」、「羅生門傾向」，在這裡也浮上了檯面。不過如果不斷深究誰是惡人、哪一方是受害者，恐怕會迷失了出口。倘若繼續糾結下去，原本應該屬於孩子個人範圍的「霸凌」問題，最後卻把孩子們拋在一邊，淪為大人之間的紛爭。

- - - - - - - - - - - -

　　無論是越過孩子跑去干涉，或者把孩子們捲入糾紛裡，大人之間的糾紛不但無法解決「霸凌」，甚至會給孩子帶來莫大負面影響。因為孩子在這種場合中，親身體會了身邊親近的大人們的「彼此不信任」，而孩子恐怕會把這種對「人」的不信任，化為自己的一部分。

如果把「霸凌」視為絕對之惡，那麼就只會陷入二分法對立關係的框架：施加霸凌的人是「完全的加害者（＝惡）」，遭到霸凌的人則是「完全的被害者（＝無辜）」。然而現實中的「霸凌」，是無法被這樣一個框架限制住的，這不但具備多樣性，裡頭所潛藏的微妙因素，不是單純「加害 vs. 被害」就能一筆述盡的。倘若被二分法框架侷限，那麼包括被霸凌之子的父母、施加霸凌之子的父母，以及家長與學校之間，便會形成對立與彼此不信任關係，甚至可能會陷入膠著之爭。如何擺脫這樣的框架，是相當要緊的。

. . . .

（四）對被霸凌的孩子的支援與照護

首先要擬定規則

倘若霸凌狀況依舊層出不窮，那麼最需解決的就是制止這種狀況，這也是最緊要的支援工作。這種時候，沒必要定義那是否屬於「霸凌」。就算不到「霸凌」的程度，包括暴力、誹謗中傷或騷擾（視若不見或排擠，也屬於騷擾的一種），且不論這些行為的理由為何，每個人都應該遵守不向對方出手的規則。一旦允許這些行為，教室恐怕淪為一個人人無法安心的地方。因此大人必須告訴孩子們，這樣是不行的。

. . . .

這樣的規則應該在新的班級團體形成初始，新學年新學期開始之際，讓教師讓學童都知道這些規則，而不該是發生霸凌之後才亡羊補牢。凡事只要把在一開始感受到的東西，趁著心情還新鮮的時候，更容易

聽進心裡頭去。這時師長請勿使用「霸凌」這個詞。因為「霸凌」太過於抽象，諸如「不允許有人霸凌他人」、「霸凌行為是不對的」，這些話語孩子們早就聽膩了。更重要的是舉出具體的「行為」，讓「這些行為是不可以的」成為孩子們之間約定成俗的規則。孩子們遵守規則的緣由，不再是因為高舉著理念或道德理論，而是大家都懂得唯有透過這樣的模式才能保護自己，這便是社會規範存在的本質理由。除此之外，大家遵守著這樣的想法：「萬一發生霸凌行為，我們能夠毫不猶豫地跟師長商量，師長一定會進行處置的。」

即便現實並非簡單到光靠這些就能消除「霸凌」，但至少發揮出抑制的力量，也能夠增添孩子們的安心感。如果能事先讓大家知道具體的理由，那麼當發生違反規則的狀況時，教師也就較容易進行指導。就如同前述，這將會激勵孩子、讓他們獲得發自內心的勇氣。

· · · · · · · · · · · ·

將孩子從孤立無援感中拯救出來

當「霸凌」狀況曝光時，在這樣規則下，能阻止局面演變下去。一旦這樣也無法遏制下去，可以採取緊急回避手段，讓孩子休息停課。除了確保安全，師長也仔細聆聽孩子的傾訴與所描述的內容。如此一來，或許大人也會有所共鳴：「原來如此，這樣真是太過分了，這孩子應該很難過吧！」自然而然會流露出安慰的話語：「你那時很難過吧！」、「真是太嚴重了呀！」這樣的共鳴能夠將孩子從孤立無援中拯救出來。

然而有時候事情並不一定能如同理想，即使本人單方面控訴自己蒙受傷害，但經過對照後才會發現，即便不是半斤八兩，

但霸凌雙方在行動上都有重重問題。甚至讓人懷疑,該不會是受害者意識太過度。然而碰到這種狀況,大家不能沒頭沒腦地挑出這個問題,只能安然接受:「既然如此,狀況還真是不得了呀!」

你搏鬥得漂亮!

除了確實接受霸凌的嚴苛之處,也應懷著敬畏之心告訴孩子:「面對如此困難的局面,你居然一個人咬著牙撐下來了!」、「其實你很厲害!」,告訴孩子「你搏鬥得漂亮」。遭到「霸凌」的一方,陷入深深的無力感中,該如何將他們稍微從底部拉上來一些,也就是「賦能(empowerment)(●審定註:是指個人、組織與社區藉由一種學習、參與、合作等過程或機制,獲得掌控自己本身相關事務的力量,以提昇個人生活、組織功能與社區生活品質。)」是相當重要。他們能夠獨自忍受那般悲慘的狀況,而且還能活到現在,不過,本人卻沒有察覺自己所擁有的「力量」。負責支援的一方,大多關注在孩子所遭受的傷害,卻漏掉了他們所具備的力量。然而唯有把目光聚焦在這一點,才是「賦能」的開始。

遭到霸凌的孩子有時甚至會覺得「都是因為自己沒用」、「都是自己的錯」,與其怪罪欺負人的一方,反而更加怪罪自己本身。人類這種存在是無法忍耐「事情毫無原由與意義」,與其毫無理由、毫無道理地被欺負,還不如把一切問題癥結讓自己來扛,這樣反而能讓自己忍受得住。這種心理狀態跟無力感,與自我否定感是彼此連動的。

碰到這種狀況，大人應該告訴孩子：「錯不在你，錯的人是霸凌的一方。」讓孩子從自責中解放，這也是對他們的一種幫助。不過這種時候必須留意的是，絕不能對孩子說：「對方是加害者，而你是被害者。」結果反而過度強調孩子的被害者心理。同樣地，周遭人們也不要強調孩子的「內心創傷」。孩子若自行理解成：「自己是被害者（犧牲者）」或「自己是受傷的存在」，這不但無助於「賦能」，還很容易陷入將一切問題套用在「被害 vs 加害」的對立框架中。

光是霸凌，是無法奪走目光的

　　多數的情況，當周遭人們因應處理讓「霸凌」消失，孩子遭到的打擊就會由重減輕。最重要的是如何善加因應。當「霸凌」能成為過往，心靈的能量就能驅動，往未來邁進。

　　雖說如此，我們必須知道，即使打擊減弱了，受傷的心情恐怕會延續下去。這樣一來「霸凌」不但會越演越烈，幾乎會引發其他不易解決的問題。絕不可被「霸凌」奪去目光，而要拓展視野，善加掌握孩子所體驗的世界。

第 17 章
其它精神醫學問題

最後，將簡單介紹幾個前面沒機會提到的兒童精神醫學問題。

1 兒童憂鬱症

為什麼兒童憂鬱症患者會增加？

成人精神醫學中，無論是研究或臨床方面，一直以來的研究主題都是以思覺失調症與躁鬱症為主。

兩者都是某種生物性「原因」所引發的疾病，在傳統的診斷裡都被放在「內因性精神疾病」的分類裡。在已經不太使用「內因」這個詞彙的現代社會中，這些都跟某些「因素」有關的思考模式，並沒有任何改變。

思覺失調症的發病高峰為青春期後半到剛進入成人期的這段期間。躁鬱症則好發於成人期。兩者都是成人常見的精神疾病。不過，這兩種極具代表性的精神疾病，在兒童身上卻極為罕見。為什麼具備某些因素，卻不易於嬰幼兒或兒童期發病呢？

所謂的因素，充其量只是「危險因子」（或稱為必要條件）。就臨床來看，發病時還必須加上「負荷條件」。因此，或許我

們可以解讀為是因為這些疾病在嬰幼兒或兒童期時，都還未出現負荷條件。既然如此，負荷條件到底是什麼呢？

不過，在現代社會中，無論是思覺失調症或是躁鬱症，對兒童來說都已經相當常見。不只好發於成人，罹患憂鬱症的兒童更是不在少數。因此，本章想針對此點進行分析。

只看症狀就進行診斷

首先可以想到的就是診斷系統的改變。

有別於傳統的診斷方式，操作型診斷可以排除一個人的性格特徵、發病前的生活狀況、生活方式與發病原因等。只要出現「憂鬱情緒」或是「失去對事物的興趣或喜悅」等症狀，並且持續兩週以上，就通通都會被診斷為「憂鬱症」（憂鬱症型障礙）。

不過，這些都是在面臨某些情況時，每個人都會出現且不具任何特定性的症狀。單憑這些症狀便加以診斷，將會使憂鬱症無限上綱，不斷加大憂鬱症的範圍。

就算是小孩子也不可能 24 小時都維持在活潑開朗的狀態下，一定會因為某些狀況（父母生病、家庭失和、校園霸凌等）而感到意志消沉、元氣盡失，對任何事物都感到無趣。這樣的狀況持續越久，意志消沉的狀態也會拉得越長。因此，出現符合憂鬱症操作型診斷的孩子與日俱增的情況，也不足為奇。

負荷條件出現重大改變──從勤勉到社會性

第二就是前面也有提到的「負荷條件」。

單憑某些因素是無法引發憂鬱症的，必須加上某種心理、社會性的負荷條件，若應付不過來的話，就會發病。而釐清此一負荷條件，便是憂鬱症臨床研究的重要課題。因為這與預防息息相關。

　　找出所有典型的負荷條件後，會發現其共同點是過度在意在那個時代與社會中，人們共同擁有的社會世俗價值觀與規範所引發的失衡。以下列舉的就是最具代表性的例子。

過去的代表實例

在「霸凌」的單元裡也有提到，從戰前到高度成長期，大多數人都將對社區、職場等共同世界的歸屬感視為理所當然。將扮演好自己所隸屬的共同世界裡的角色，及獲得他人的認可視為一種價值，將顧慮他人（不要造成同事的困擾等）或勤勉性格視為一種規範。因此出現了許多積極地將這些價值觀與規範轉化為屬於自己的事物、對自己的歸屬懷抱強烈的認同感、對自己扮演的角色抱持巨大責任感、努力工作的人，戰後高度成長期的支柱就是這些人。

不過，這些並非通通都是好的。過度的話，巨大的責任感會讓你不敢把事情交給其他人而選擇默默承受，認真的性格會變得不知變通，勤勉的性格就變成不敢輕易休息、不敢有絲毫鬆懈的強迫性格。失衡因此而生。男性為了完成職場上的「職務」，女性為了完美扮演社區、家庭裡的「主婦角色」所付出的過剩努力，就變成了引發憂鬱症的負荷條件。在早已一體化的工作崗位獲得升遷調動，因為買了新房子搬離早已一體化的生活圈。這些隱藏在成功背後的失落感，經常成為壓倒駱駝的最後一根稻草。自己再也無法完美扮演自己的角色，只給周遭的人添麻煩所導致的罪惡感，將人逼上了絕路。好發於 60 年代末～ 70 年代的憂鬱症，大多都可歸類於此。

若根據以上論述，不需要工作，也沒有被賦予任何社會角色的孩子，就不會遇到上述的負荷條件。因此即便具備相關因素，但在兒童期發病的情況實屬罕見。

　　問題是 1990 年代～ 2000 年代的這段期間，這類憂鬱症（被稱為憂鬱質）消失，取而代之的是「現代型」的新型憂鬱症（精神科醫生樽見伸稱之為「輕鬱症」）。這是因為社會所擁有的共同價值觀與規範，都有了巨大轉變。

　　進入高度消費社會後，比起對共同體的歸屬感與整體性，人們將個人、私密性視為更重要的價值。勤勉的倫理（規範）也隨之消失，轉化為「社會性」的倫理。雖然「社會性」的倫理也有提到對他人的顧慮，但已經不再是過去那種「不要在工作上給同事添麻煩」這種，對自己所扮演的角色所產生的顧慮，而是轉化為不要給他人帶來不愉快或厭惡感，對他人的顧慮變得更加個人與私密。因此，即便「過度在意存在於社會中的價值觀與規範這類，造成引發憂鬱症的「負荷條件」依舊相同，但因為其價值觀與規範都有了重大轉變，病徵也會有所不同。

對人際關係感到厭倦？

現在的代表實例

　　對任職的職場與單位的歸屬感與整體感變得淡薄，只是扮演好被賦予的角色（職務），除了領薪水外，在工作上感受不到任何積極意義。若是符合自己的興趣或能從中獲得成就感的工作，就會認真去做。最後的結果也近乎完美。反之則會幹勁全失。最淺顯易懂的例子，就是公司來了個神經超大條的新同事，光是站在他旁邊就覺得痛苦，因而導致身心失調。上司卻不了解我的痛苦，為了不落人口

實，只好將公司的規則強壓在自己身上。早上爬不起來，想吐沒食慾。最後因出現憂鬱傾向跑去看醫生。憂鬱質好發於處於事業高峰的中高年上班族，但上述的情況則常見於剛出社會的年輕人。前者在出現失調後，為了繼續上班，通常會延緩就醫，常常拖著拖著就變成重症。後者只要一出現失衡，就會選擇逃避工作，故多屬輕症。不過，這並不代表年輕人就會恢復得比較快，這是因為他們想早點痊癒重回職場的內在動機相當薄弱（自癒力失去效用）。

若從舊有的價值觀角度來看，輕鬱症看起來或許有點像在「耍任性」，但本人卻處在痛苦深淵中。生活在現代社會中的每個人，多多少少會將共通的價值觀或規範當成自己專屬的東西，卻也因此對「為什麼會變成這樣？」感到困惑，甚至痛苦不堪。

在高度成長期中扮演重要角色的整體性、勤勉性的價值觀或規範，在達到高度成長期的目標進入尾聲後，很多人都出現「憂鬱質」的傾向。因此，若就這點來看，或許可以說「輕鬱症」的好發代表是高度消費社會所帶來的現代價值觀、規範正逐漸失效。

因此，做為現代病型變化的代表，於兒童期發病的可能性也隨之增加。輕鬱症的發病年齡，降到青少年期以下甚至是兒童期。不過，我手邊並沒有證據可以加以佐證。跟憂鬱質相同，若輕鬱症發病的主要負荷條件，跟憂鬱質一樣都是工作的話，那照理來說孩子應該不太會發病。

只不過，前面提到的現代「社會性」倫理（規範）都已經深植孩子心中。一不小心過頭的話，對擁有相關因素的兒童來說，就有可能會成為引發憂鬱症的負荷條件。在現實社會中，

的確也能看到跟大人一樣「對人際關係感到厭倦」的孩子。

藥物非首選

　　兒童憂鬱症與日俱增，大多數都與第一個因素（診斷系統的變更）有關，某些病例可能還會加上了第二個因素（負荷條件的改變）。不過，無論是哪種情況，這些症狀的背後或多或少都受到某種壓力的影響。

　　「憂鬱症使用藥物治療的效果較好」，這樣的論調曾喧騰一時，不過事實上並沒有那麼簡單。就兒童來說，藥物療法並非首選。首先要找出孩子是在什麼樣的情況下失去原有的活潑開朗，再來尋求解決之道。很多孩子都是因此康復的。就長遠來看，若想讓孩子以堅韌柔軟的態度克服一切壓力（稱之為「韌性（resilience）」），並藉此讓心靈有所成長的話，就必須提供能促進其發展的相關支援（若有學者專家的參與，就可以稱為心理療法）。若持續過度抑鬱或壓抑（不斷在內心踩剎車的狀態）甚至失眠的話，就必須尋求藥物協助。

2　兒童「精神官能症」障礙

　　在傳統的診斷分類裡，被放入名為「兒童神經症」或「情緒障礙（emotional disturbance）」分類裡。而在古典的三分法，則會被定位在「心因性（環境因性）」的兒童精神失衡總稱。

　　不過，其實是（1）與生俱來的「氣質」（生理因素）、（2）發展過程中的「人格」（發展因素）與（3）「環境狀況」（心

理、社會因素）三者之間的交互作用引發的失調。雖然不能單純歸咎於環境，但在發病或治療過程中，心理、社會因素都扮演了舉足輕重的角色。雖然在 ICD － 10 裡還留有「精神官能症」這個分類，但 DSM 裡「精神官能症」這個標籤已經消失，此一群體也被收進各式不同的分類裡。（●審定註：精神官能症（psychoneurosis）：各種因自體感受到的內在心因性精神壓力因素，導致身心不適的「臨床病症」，統稱「精神官能症」。包括有焦慮症、憂鬱症、強迫症、身心症、恐慌症等，不包括妄想與幻覺與幻聽，其行為也不會讓人在社會上難以接受，俗稱自律神經失調。精神官能症（psychoneurosis）：各種因自體感受到的內在心因性精神壓力因素，導致身心不適的「臨床病症」，統稱「精神官能症」。包括有焦慮症、憂鬱症、強迫症、身心症、恐慌症等，不包括妄想與幻覺與幻聽，其行為也不會讓人在社會上難以接受，俗稱自律神經失調。）

以下為其代表案例，將依發展過程的前後順序加以說明。

（一）選擇性不語症

分為幾種類型

一般來說，好發於幼兒期到小學低年級。語言發展沒有太大的問題，在家可以跟家人正常溝通，但離開家到幼兒園、學校等社會場域就不說（說不出）半句話。有些孩子不但無法進行對話，甚至連動都不敢動。

可分為「在家滔滔不絕」跟「在家會開口，但說沒兩句就沉默」兩種。後者多半是因為發展遲緩等語言溝通能力、自信

不足所造成的。這樣的恐懼帶來了不語。若是這種情況的話，語言發展的相關協助就變得很重要。

自我意識的力量

「在家滔滔不絕」則跟「自我意識」的萌芽有關。幼兒在獲得語言能力的同時，也開始會將內心各式各樣的欲望、感情、想法傳達給其他人。換句話說，就是開始有了表現主體「自我」的意識，又稱為自我意識。因此，可以將選擇性不語當作是幼兒一生下來，就產生了人類與生俱來的大麻煩，也就是「自我意識」的現象。

說話意指對外表達自己內心想法（對外呈現自我）的行為。不過，自我意識這種對外展現自我的行為，通常都伴隨了某種顧慮、緊張、不安（在正式場合中，當著眾人面前說話時會覺得緊張，就是因為自我意識發揮了作用）。我們也因此開啟了不要讓「自己」暴露在毫無防備情況下的防護罩，學會帶有保護色的語言表現（語言發展的第 5 階段，第 173 頁）。

若想讓剛獲得語言表現能力的幼兒，即便處在家人以外的社會場域中，也不會因為過度緊張而說不出半句話來，需符合以下兩個條件：（1）剛萌芽的自我意志不會過度發揮作用。（2）熟悉此一社會場域或抱持親切感。

若因某些因素而出現缺乏（1）或（2），甚至兩個條件皆不符合的情況，就會產生所謂的選擇性不語。只有（2）的問題且情況較為嚴重的話，就會出現不想上學的情況。選擇性不語則需搭配（1）的條件。

若是在家會講話的孩子

擁有溝通欲望及表現能力，在跟親密家人共處一室時，就會滔滔不絕的孩子也不在少數。

因為還沒學會在沒有任何防護的情況下表現自己的說話技巧，或許就因此形成了在不需要保護罩的親密場合，就會講個不停，在認為需要保護罩的社會場域就保持沉默「all or nothing」的狀態。這樣的孩子看起來內向纖細，但也讓人感受到其維持一貫沉默的頑固「自我」。這跟自我意識的強度息息相關。

不要一下子就要求孩子進行語言交流

面對這種選擇性不語的孩子，會出現抱持著「既然在家可以正常說話的話，說不定哪天在外面就會自己開口」的想法，所以一點都不以為意的家庭。不過，也會看到對「在家都很正常，一出門就不講話」這樣的落差，感到強烈不安與焦慮的家庭。一般來說，前者的心態較值得鼓勵，後者只會對孩子在外面都不講話這件事越來越煩躁。不過，這並不代表可以因此坐視不管。

這樣的孩子並不是不想溝通，而是因為他們心中才剛萌芽、纖細且不懂人情世故的自我意識在從中阻撓。因此，必須製造機會讓孩子能跟家人以外的他人進行溝通。

只不過，不要一下子就要求孩子進行語言交流，可以透過遊戲等不需語言的溝通方式，讓孩子累積跟他人進行親密交流

的經驗（專門用語為「遊戲療法」）。很多孩子一開始會小心
謹慎地以非語言表現來溝通，但到後來就能侃侃而談了。我們
一定要珍惜這樣的表現方式。

（二）強迫症

不安情緒引發的想像力疾病

因為腦中經常浮現「手上有細菌」、「是不是忘記鎖門」
的念頭，而出現不斷洗手、確認是否上鎖的反覆行為。雖然大
腦知道「已經洗過了，應該沒事」、「剛剛已經確認過鎖上」，
卻依舊無法消除這樣的想法或觀念，導致心理狀態跟行動都因
此受到限制。這些強迫性的印象、觀念不時浮現，甚至揮之不
去，是自己的意識無法控制的。

因此，簡單來說，強迫症就是一種「想像力的疾病」。

發展心理學家維高斯基（Vygotsky）（1896 － 1934）透過
繪畫研究發現，兒童的想像力要等到 9 ～ 10 歲時才能畫出具
體事物。或許這就能解釋為什麼不滿 10 歲的孩子，很少出現
所謂的強迫症。

因為強迫症所帶來的內心想像，都與不安有關。所以，我
們或許能從隱藏在孩子精神生活中的某種緊張不安、不知該如
何因應所產生的巨大恐懼，轉化成手很髒或忘記上鎖這些「可
以自行處理的小小不安」的角度來進行解釋。若日常生活中有
讓孩子明顯感到不安的事物，這些都可說是孩子因為社會的不
確定感（或是自我不確定感）所造成的不安。

反覆「確認」的情況越來越嚴重

　　孩子會在9～10歲時，發現自己生活的世界充滿不確定性，也可以說是一個不安的世界。這是與在父母安全懷抱裡的幼兒期不同的新發現，孩子也因此產生了不安的情緒。強迫症患者反覆「確認」的動作，可以說是為了找回社會踏實感的努力。

　　髒汙或是忘記上鎖，在現實中都是可以因應處理的不安。不過，因為超過了自己的想像，就算進行了洗手、確認是否上鎖的因應行為，也無法消除內心的不安。這就是強迫症的難處。這樣的行為反而造成想像力的現實感（栩栩如生的感受）不斷膨脹，讓反應行為變本加厲的惡性循環。

　　這種無效又戒不掉的反應被稱為「強迫行為」。而在這樣反覆「確認」的情況下，反而產生了「失去踏實感」的矛盾。

具體的協助對策

　　有3種方法可以幫助這樣的孩子。

① 協助孩子面對內心不安

　　若孩子的不安是來自環境狀況，先不細究其「原因」，而是要想辦法提供協助。不要用消除原因的醫學典範角度來思考，而是想辦法減輕內心負擔，藉此提升自然治癒能力，加快復原速度。若忍受不確定感的能力出問題的話，如同在憂鬱症治療的章節所述，必須透過促進精神層面的成熟度，來提升其「復原力」。

② 斬斷想像力跟強迫行為的惡性循環

　　比方說，試著讓孩子去摸可能沾了細菌的髒東西。雖然想立刻洗手，但規定孩子只能固定時間或是限定洗手的次數。反覆練習後，可以逐漸延長規定時間，減少洗手的次數，藉此擺脫前述的惡性循環。

　　這就是將學習生理學、行動分析學的學說導入「放膽去做，其實沒那麼可怕喔」、「只要稍微忍耐一下就會慢慢習慣，沒事的！」等等的生活智慧，所衍生出的專業治療技法（名為「暴露與反應抑制法」）。

● 審定註：暴露與反應抑制法，為認知行為治療中的一種方法。暴露指讓病患把他所害怕的行為赤裸裸的暴露到他面前，反應抑制則是指抑制或延遲當他遇到此行為時強迫自己的反應，例如強迫症的人，遇到水龍頭就一定要洗手，可讓患者看到水龍頭（暴露），但不可馬上洗手或不准洗手（反應抑制）。

　　孩子的強迫症為家人帶來的痛苦，包括反覆跟家人進行確認，俗稱「捲入型」（跟家人沒完沒了確認自己的手有沒有弄髒等）。溫柔包容孩子不安的同時，跟孩子說好「只能確認幾次」也很重要（親子之間要做這樣的決定有其難度，所以可以請醫師或心理師參與其中）。

③ 藥物支援

　　有幾種抗憂鬱藥物可有效治療半數以上的強迫症。「為什麼有效？」、「是所謂的對症效果還是原因效果？」等問題，目前都尚未獲得釐清。雖然孩子使用抗憂鬱藥物時必須小心謹慎，但若單靠①、②效果有限的話，就值得一試。

（三）恐慌症

兒童期極為罕見

在沒有任何特殊因素的情況下突然出現心悸、心跳加速、胸痛、胸悶、呼吸不順、呼吸困難、窒息感、過度換氣等症狀。雖然接受過各種身體檢查，卻找不到原因。因此，被認為是心理失調，發作時會伴隨強烈的恐懼感。從古以來被稱為「心臟神經症」。兒童期相當罕見，基本上是青春期以後才會出現的疾病。

多半會以心臟、呼吸症狀呈現出來，因此常會讓人聯想到生命受到威脅以及死亡的恐懼。「死亡的恐懼」對人類來說是很常見的。就這點來看，與其說是跟某種特定心理壓力、狀況有關的症狀，不如說是因為浮現「活著很痛苦」的想法而出現的症狀。

精神壓力與不安引發腹痛、頭痛等身體症狀這件事，對兒童來說並不罕見。因為孩子常會以「身體」狀況來呈現「內心」的狀況。問題是為什麼兒童期很少看到類似恐慌症的心臟、呼吸症狀呢？

這或許是因為兒童期大多仰賴雙親，孩子是在雙親的保護下才能逃過種種死亡的威脅。到了從這樣的關係獨立出來，自己的生死要自己負責的發展階段，也就是進入青春期後，才會出現懷抱著「死亡恐懼」的恐慌症。

藥物治療＋不要勉強

恐慌症在發作時，一定能在短時間獲得控制，不會造成任何

生命上的危險。但由於伴隨強烈恐懼感，以及不知何時會發作的預期性不安心理，這樣的不安情緒往往又會導致恐慌症發作，形成一種惡性循環。同時也會衍生出因為不知何時發作的不安情緒而不敢搭電車、不敢去學校的問題。因此，為了緩和不安情緒而使用抗焦慮及抗憂鬱藥物，就成了最基本的治療方式。

　　單靠藥物當然是不夠的，必須減緩孩子抱持「活著很痛苦」的負面情緒。很多人生這種病，都是因為硬逼自己努力（太過努力）的人。

　　一開始為此感到憂心的大人，在知道並非身體性的問題後，就會心生懷疑，認為孩子「拿生病當藉口」、「耍性子」、「又發作囉？」。不過，這些其實都是天大的誤會，這些孩子單純只是無法選擇逃避或靠耍性子來發洩。因此，最重要的就是重新檢視孩子的日常生活，盡量不要讓孩子把自己逼到絕境，並多找機會讓他們放鬆。

（四）社交焦慮（對人恐懼）症

無法拿捏中間距離

　　對社交場面感到過度不安或緊張，因而選擇逃避。面對親密的家人或完全沒有交集的陌生人時，不會有太大的問題，但若是班上同學或是搭同一班電車的乘客，就算沒有任何親密關係或直接交流，卻還是很容易因為這種會讓自己意識到某種「交集」的「中間距離」感到苦惱。

　　社交焦慮也分為兩種，一種是因自己軟弱「內心」所苦，而產生的過度緊張與不安，另一種則是對外界感到苦惱，擔心

周圍的人會討厭自己產生的緊張與不安。

後者會認為會被周遭的人討厭，都要怪自己造成別人的不快。理由可能是自己的眼神很奇怪（自我視線恐懼）、鼻子形狀很醜（醜貌恐懼）、散發討人厭的體臭（自身體臭恐懼）等。對自己的「身體（外表）」感到苦惱，甚至對此堅信不移（這種類型稱為「青春期思覺失調」）。

其所呈現出來的症狀五花八門，但都是青春期（青少年期）出現的疾病，與青春期心性、青春期發展課題等息息相關。

近代自我意識的無限擴張

日本社交焦慮的臨床歷史相當悠久。起源於大正時代，森田正馬所命名的「神經質（疑病症）」（後來稱為「森田神經質」）以及他所研發的森田療法。

典型範例

來自鄉村，背負全村期待的優秀青年，在大都市的菁英人士與近代文化的包圍下努力讀書、工作。不知不覺中就出現了站在大家面前就會臉紅的恐懼（臉紅恐懼），也因為這樣的緊張不安情緒，而開始害怕站在眾人面前……。這讓擁有強烈上進心、力求完美而深受周圍肯定的青年，出現了隱藏在自負心下對都市人的自卑感，受到一點小刺激就會發病。

「臉紅」代表的是對「丟臉」的恐懼。簡單來說，擔心自己是鄉下土包子、擔心自己會成為全村之恥，所產生的不安以及都市生活的緊張感，成為了形成社交焦慮的心理層面因素。

森田制訂的治療原則「維持現狀」，讓青年從近代自我意識的無限擴張跟自負中解放，重回日本傳統自然觀的世界，也就是所謂的「故鄉」。

「其中之一」跟「唯一」的對決

　　二次大戰結束後，森田定義的社交焦慮（臉紅恐懼）案例減少。取而代之的是類似青青春期思覺失調的症狀，不知道別人怎麼看自己所產生的不安日益增加。面臨進入即將獨立、進入社會的青春期，就會開始在意周邊的社會團體是否會接納自己？自己能不能獲得周遭認可？換句話說，就是擔心能否安全融入「其中之一（One of them）」的課題。

　　與此同時，也會遇到是否能確認一個身為獨立「個體」的自己、「唯一（only one）」的自己。由於這兩大課題之間有互相矛盾的地方，因此在整合過程中出現的挫折，都可視為社交焦慮。自我意識太過強烈的話，前者就無法順利發展。太弱的話，後者就會出問題，想一想其實還蠻棘手的。

　　前面也有提到，遇到「心」是自己的，但卻「不如己意」的情況時，就是青春期（第 16 章－ 3）。社交焦慮的症狀如容易緊張、動不動就臉紅、不自然的眼神、體臭等，展現出的就是不如己意的痛苦。

· · · · · · · · · · · ·

　　臉紅、視線、容貌、味道等會成為不安的焦點，應該是因為青春期對「性」的覺醒與交流。

· · · · · · · · · · · ·

552

輕症化卻變成繭居族

60～70年代深受矚目的「青春期思覺失調」這類嚴重的社交焦慮，（雖然沒有實際統計）感覺在現代社會已不常見。70年代以前的青春期少年少女，都得對抗必須融入社會關係的世界所產生的緊張與不安，這樣的心理負擔會讓症狀更加惡化。不過，進入現代社會後，因為從很早開始就會努力想去逃避這一切，會惡化到如此程度的案例，自然就隨之減少。

雖說社交焦慮的症狀減輕，但或許只是轉變為「社會性繭居族」。從當今的育兒特色來看，無論好壞都很難學會社會性、對人的堅韌性格，造成社交焦慮的案例日益增加。支援方式跟針對社會性繭居族提供的協助，有其相似之處（請參考第14章－4）。

結合理論與實踐的
精神醫學入門書

　　不太記得醫學書院的白石正明先生拜託我寫這本書是多久以前的事了。他希望我能寫一本同樣由醫學書院出版的《看護用精神醫學》（暫譯，中井久夫、山口直彥著）的兒童精神醫學版。中井醫生也跟我說：「我那本書裡面省略了兒童的部分，就交給你了。」

　　中井醫生的著作雖然冠上了「看護用」三個字，但不只是護理人員，更深獲各方好評，不斷再版。我自己也買了一本放在身邊參考。接下這任務時，就已經有了兒童版不可能三兩下就完成的心理準備，但沒想到真花了不少時間才完成。

　　雖然這些都要怪我文筆不好、學術不精，但還是想跟大家解釋一下。

（一）這是一本獨力完成的書籍

　　一般來說，教科書式的醫學書籍都會依其主題，委託該領域的專家來執筆。分工越細的話，邀請各領域的專家進行撰寫時，內容就益發準確。不過，問題就出在完成的稿子各自獨立，找不到任何關連性，看不到整體的樣貌。

本書想盡可能避開這個問題。就實際的臨床經驗來看，不僅萬事萬物都有所關連，也需要一個綜觀全局的廣闊視野。因為這本書是由我獨力完成，所以花了不少時間跟心力。

　　話雖如此，我並非無所不知，撰寫的內容有深有淺。雖然力求不要遺漏任何重點，但獨自作業不可能完美無缺。若有遺漏之處，再請大家給我批評指教。

（二）是一本容易閱讀的書籍

　　在兒童臨床照護中，包括保育人員、教育人員、雙親等等，非專業醫療人員的參與程度相當高，更扮演了舉足輕重的角色。因此，希望這是一本讓沒有任何精神醫學的專業知識與經驗的一般讀者，也能輕鬆理解並加以實踐的精神醫學書籍。

　　不過，簡單易懂並不等於眾所皆知的內容。雖說眾所皆知的常識必然簡單易懂，但卻沒什麼價值。本書記載許多有別於既有觀念的全新想法與觀點。因為不是眾所皆知的既有觀念，對很多讀者來說，可能覺得陌生又很艱深。為了讓這些內容變得更簡單易懂，作者也必須充分理解消化後，才轉化成自己筆下的文章，否則一般讀者還是看不懂。這樣的消化是需要時間的。

　　若書中有出現讓大家覺得艱澀難懂的部分，就請大家把它當成是我這個作者消化不良所造成的結果。

（三）是一本結合了理論跟實踐的書籍

醫學探討的不僅限於生命現象與生死問題這類大原則或是深奧的哲學問題，與此同時，醫學也是看著眼前這位出現腹痛症狀的病人，思考該進行何種治療的個別實踐性世界。

精神醫學也是如此。一方面探討人類精神生活與「心」的定義等原則性問題，另一方面又要解決「太郎總是靜不下來」這個問題的實踐世界。

上述兩者原本是緊密連結的，但一直以來卻總是被分開討論（如「實踐重於理論」的說法）。因此，本書想將兩者加以連接。從前者出發，經過不斷累積後，就能與後者相互連結。因此，增加了本書不少的頁數，也花了我不少時間。是否完美結合，就交由各位來判斷了。

基於（二）跟（三）的理由，本書選擇了從第 1 章開始按部就班加深讀者的理解。希望大家將本書當成是「閱讀用教科書」而非「參考用教科書」。讓不具備任何相關知識的讀者，都能輕鬆閱讀。為了滿足讀者們各自的關心與需求，本書不管從哪個章節開始看，都不會有太大的影響。另外，為了這樣的讀者，相關重點我都會書中不厭其煩地反覆提及。無論從哪個章節讀起，都能立刻掌握重點。基於相同理由，為了讓大家可以立刻參考其它相關論點，我也不時插入了「請參考 XX 頁」的說明。畢竟關連性與整體性是很重要的。

本書的付梓承蒙許多人的照顧。

首先是本書引用並參考許多學術論文，要在此致上最誠摯的謝意。精神醫學是累積了長久以來的臨床與研究歷史，才會有今日的成果，沒有這些前人之恩，就不會有這本書的出版。雖然也參考了不少全新研究，但將傳統學說與現代的問題意識加以對照並重新省思，也是很重要的。

　　第二，也要向在寫稿過程中幫我潤稿的精神科醫生以及非精神醫學專業的朋友們說聲謝謝。各位懇切的批評、建議與鼓勵，都是支持我走到今天的力量。

　　第三則是要感謝在臨床時接觸過的孩子跟家長們。雖然不知道我幫了大家多少忙，回頭省思時，也發現自己犯下了不少錯誤。不過，這些交流（包括失敗經驗）都成為無可取代的精神食糧，支持我完成這本書。除了臨床外，更要由衷感謝那些願意花時間跟我聊聊或是寫信跟我分享的當事人，各位的寶貴經驗都讓我獲益良多。希望這本書可以稍微解決大家內心的疑惑。

　　最後，沒有白石編輯的強大力量，這本書就無法完成。雖然一開始說過這本書是由我「獨力完成」。但仔細想想，應該說是跟白石編輯的「共同創作」。

　　最後的最後，因為我忙著工作，總是無暇顧及旁人。為了兒童臨床，常常忽略了自己的家人。為了寫書，也讓這樣的情況更加變本加厲。在此，也要向家人致上最深的謝意。

滝川一廣

參考文獻（日文書籍，書名皆暫譯）

- 赤塚行雄編《青少年不法行為・犯罪史資料 2》刊刊堂出版社、1982 年
- 綾屋紗月〈來自發展障礙的當事人——無所不在的刺激　崩壞的我〉青木省三等編《成人期的廣泛性發展障礙》中山書店、2001 年
- 池田由子《兒童虐待》中公新書、1987 年
- 肯納《幼兒自閉症研究》十龜史郎等譯、黎明書房、1978 年
- 川崎二三彥等《英國兒童虐待因應對策——視察報告書》兒童彩虹情報研修中心、2008 年
- 天寶・葛蘭汀《自閉症才能開發》Cunningham 久子譯、學習研究社、1997 年
- 黑川新二〈語言發展探討〉《敞開心門》第 8 號、自閉症父母會全國協議會、1980 年
- 黑川新二等〈自閉症症狀嬰兒照護〉《育之科學》第 11 號、2008 年
- 戴夫・葛司曼《論殺戮：什麼是殺人行為的本質？》安藤和見譯、筑摩學藝文庫、2004 年
- 小峰茂之《明治・大正、昭和年間的親子自殺醫學考察》小峰研究所、1937 年
- 杉山登志郎《以兒童虐待為名的第四類發展障礙》學習研究所、2007 年
- 鷲見聰《解開發展障礙之謎》日本評論社、2015 年
- 滝川一廣《家庭裡的孩子 學校裡的孩子》岩波書店、1994 年
- 滝川一廣《上學的意義・休息的意義》日本圖書中心、2012 年
- 滝川一廣《兒童養育及其臨床》日本評論社、2013 年 a
- 滝川一廣〈發展障礙的變遷——做為起點的亞維儂野孩子〉內容出自下村晴彥等編《發展障礙支援必備手冊》金剛出版、2013 年 b
- 田嶌誠一《兒童福祉機構內暴力問題之理解與因應》金剛出版、2011 年
- 切斯（S. Chess）或湯瑪士（A. Thomas）《兒童氣質與心理發展》林雅次監譯、星和書店、1981 年
- 辻悟編《青春期精神醫學》金原出版、1972 年
- Didier Jacques Duch'e《兒童精神醫學史》藤元登四郎譯、そうろん社、2005 年
- 中井久夫《分裂病與人類》東京大學出版會、1982 年
- 中井久夫、山口直彥《看護用精神醫學　第 2 版》、醫學書院、2004 年
- 賽珍珠《母親啊！請不要嘆息》松岡久子譯、法政大學出版社、1950 年
- 皮亞傑《智能心理學》波多野完智等譯、みすず書房、1998 年
- 望田研吾〈各國的霸凌問題及芬蘭・英國的預防對策〉《教育與醫學》第 61 卷 2 號、2013 年
- 森田洋司《霸凌的國際比較研究》金子書房、2001 年
- 森田洋司編《日本的霸凌》金子書房、1999 年
- 帕特里夏・賴特森《我是賽馬場的主人！》猪熊葉子譯、評論社、1972 年

〔 好家教 SH0164 〕

從兒童精神醫學
理解發展遲緩孩子的內心世界

作　　者 / 滝川一廣
翻　　譯 / 王薇婷
選　　書 / 梁瀞文
責任編輯 / 梁瀞文

行銷經理 / 王維君
業務經理 / 羅越華
總 編 輯 / 林小鈴
發 行 人 / 何飛鵬
出　　版 / 原水文化
　　　　　台北市民生東路二段141號8樓
　　　　　電話：02-2500-7008　傳眞：02-2502-7676
　　　　　網址：http://citeh2o.pixnet.net/blog　E-mail：H2O@cite.com.tw
發　　行 / 英屬蓋曼群島商家庭傳媒股份有限公司城邦分公司
　　　　　台北市中山區民生東路二段141號2樓
　　　　　書虫客服服務專線：02-25007718；02-25007719
　　　　　24小時傳眞專線：02-25001990；02-25001991
　　　　　服務時間：週一至週五上午09:30-12:00；下午13:30-17:00
　　　　　讀者服務信箱E-mail：service@readingclub.com.tw
劃撥帳號 / 19863813；戶名：書虫股份有限公司
香港發行 / 香港灣仔駱克道193號東超商業中心1樓
　　　　　電話：852-2508-6231　傳眞：852-2578-9337
　　　　　電郵：hkcite@biznetvigator.com
馬新發行 / 城邦（馬新）出版集團
　　　　　41, Jalan Radin Anum, Bandar Baru Sri Petaling,
　　　　　57000 Kuala Lumpur, Malaysia.
　　　　　電話：603-9057-8822　傳眞：603-9057-6622
　　　　　電郵：cite@cite.com.my

城邦讀書花園
www.cite.com.tw

書名頁插畫 / 原けい
美術設計 / 鄭子瑀
製版印刷 / 卡樂彩色製版印刷有限公司

初　　版 / 2020年12月17日
定　　價 / 680元
ISBN　978-986-5752-88-0

有著作權．翻印必究（缺頁或破損請寄回更換）

Authorized translation from the Japanese language edition, entitled
子どものための精神医学
ISBN: 978-4-260-03037-3
著： 滝川 一廣
published by IGAKU-SHOIN LTD., TOKYO Copyright© 2017
All Rights Reserved. No part of this book may be reproduced or transmitted in any form or by any means, electronic or mechanical, including photocopying, recording or by any information storage retrieval system, without permission from IGAKU-SHOIN LTD.
Complex Chinese Characters edition published by PARENTING SOURCE PRESS A DIVISION OF CITE PUBLISHING LTD. Copyright© 2020 through HONNO KIZUNA, Inc., Tokyo and FUTURE VIEW in Taipei.

國家圖書館出版品預行編目資料

從兒童精神醫學，理解發展遲緩孩子的內心世界／
滝川一廣著；王薇婷譯 . -- 臺北市：
新手父母出版：家庭傳媒城邦分公司發行，
2020.12
面； 公分 . -- （好家教；SH0164）
ISBN 978-986-5752-88-0 （平裝）

1. 兒童精神醫學

415.9517   109016537